路新宇 著
中华人民共和国医师资格证书编码
141101050003922

徒手祛百病

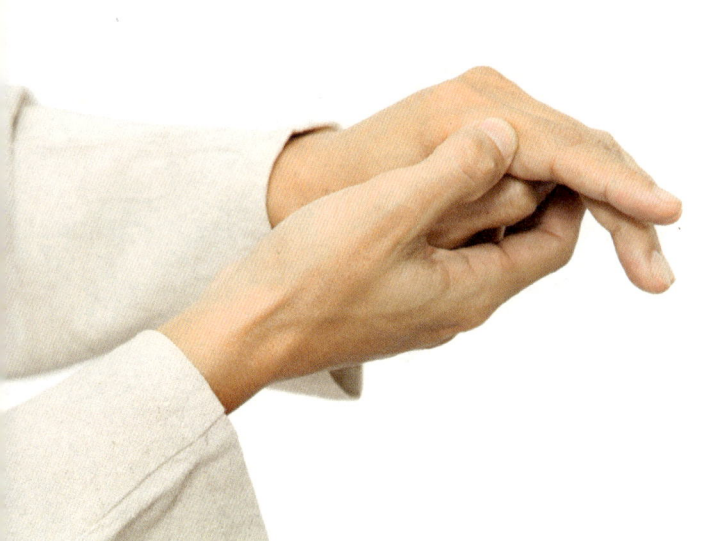

吉林科学技术出版社

放下目的和企图心，
温柔地与身体对话，
默默接受身体的任何反应，
静静等待它的任何变化。

——路新宇

推荐序

学会"经络处方",健康不外包

正安文化倡导"健康不外包",通过恰当的学习,人人都可以掌握呵护健康、远离疾病的能力,所以,正安文化搭建的学习平台希望"赋能予人"。

2014年,路新宇老师在正安文化开设"经络课"。非医学专业人士能否将健康掌握在自己手里呢?他的理解是,要放下与疾病对抗的念头。念头决定行为。

当今的医疗模式,不论患者还是医者都已习惯以疾病为导向,但传统中医却是以重建身体内在和谐为导向的,这就决定了"治疗"模式的不同。

以疾病为导向,医者想的是怎么"治服"疾病,干掉"癌肿",患者想的是"我"怎么那么倒霉。

以重建身体自身和谐为导向,当身有不适时,患者会承认是自身的问题,如食饮不节、起居不规律、虚邪贼风的侵袭、情绪的焦躁等因素导致了脏腑功能的失常。而医者通过调理患者内在脏腑的功能，来恢复其身体的和谐，从而使不适的表现消失，甚至患者自己改变一下过去的不良行为，疾病也就消失了。

路老师的课很受欢迎，因为听他的课，"三观尽毁"！

"经络不要从上至下整条按，因为浪费气血；拔罐要有的放矢、精准选穴，不要群拔，那样做白白耗散身体的气血"……

"三观尽毁"?!是我们没有深度思考气血对身体的重要性，打着对身体好的旗号来折磨它。

我很赞同路老师的观点：温柔地与身体对话。比如摩腹，他让你用推毫毛的力度，用最慢的速度来操作。我们主观上习惯了想让身体怎么怎么样，以致暴力地、有目的地对待身体，但身体同意了吗？还不如放下念头，让身体彻底放松，恢复它的智能（本能），也许你会与宇宙瞬间同体。

看路老师的书，你会发现他喜欢将貌似复杂的问题简单化。

他认为经络是脏腑的延伸，本身不是治病的，只是通道而已，因此它们的畅通是必需的。各种中医疗法的终极作用，无外乎一个"通"字。经络畅通意味着气血可以正常地运行，可以正常投射出脏腑的功能，间接证明身体是健康的。这让我想起了庖丁解牛所用的那把刀，在牛身体里的各种缝隙里游刃有余，十九年依旧锋利无比。设想一下，体内的气血游走身体各处，一路顺畅，能量一定极少有损耗，这是活到天年的必要条件。

将经络概念简化，疏通经络的方法也极其简单。十二经络有易堵塞的穴位，不通时，这些穴位会有疼痛的表现。只要你动动手，就可以随时给自己做体检，防患未然。

中医治病，难在辨证，需要搜集很多身体信号，才能确定是哪一个脏腑出了问题，或者是哪些脏腑之间的关系不和谐。路老师提出的"经络处方"将这个难点绕了过去，普通人可以不用辨证，通过疏通经络来恢复对应的脏腑功能，让治病这个问题马上简单了。

比如痛经，中医辨证之后的真实原因可能是寒凝、气郁、血虚，等等。换个角度想，如果肾气充盈，自会驱散寒邪；肝的功能正常，何来气郁；脾化生气血的功能正常，那么就不会有血虚。所以痛经的经络处方是疏通肝经、脾经、肾经的易堵塞穴位，恢复这三个脏腑的功能，交给身体本能去自我调节。这个"处方"逻辑上讲得通，实际效果也超乎想象。

这本书提供了四十多种家庭常见病症的经络处方，非医学专业人士凭此做一个"内行"的家庭保健医生，足矣！

传统的中医、崭新的思维，让管理健康成为每个人的必备技能。

梁冬

戊戌年立冬

作者序

让自己和家人健康，
才是一生最大的成就

　　经常有朋友问我，经络穴位那么复杂，作为中医小白（初学者）能学会吗？我说："能否学会不在于老师，而取决于你想学到什么程度。我相信愿力！"

　　有了愿力，再加上学习和实践，非医学专业人士一样可以学会中医。

　　学习中医有什么好处？因为我们只有学会觉察到身体"未病"的状态，才可能动手把疾病消灭在萌芽中，不会任其长成"已病"，以至于四处求医，饱受不能替自己身体做主的痛苦和无奈。而对于"已病"的自己和亲人、朋友来说，我们完全可以运用自己掌握的中医经络知识来为自己开"经络处方"，以疏通经络，增强排病能力，加速痊愈。

没有梦想，就好比没有目的地，所有的行动都不知道方向，做的是无用功。成就梦想需要动力，只要身体的不适足够痛，对中医的爱足够深，不论什么专业、不管有无基础，肯定可以学会中医。

2007年8月，我确定将传播中医养生知识作为毕生努力的方向。不久，偶然牙疼，我无意中发现默默无闻的大肠经手三里穴是经络的易堵塞穴位，进而幸运地找出十二经络都有这样易堵塞的穴位，如此，作为非专业人士保养身体就有的放矢了。后来慢慢开始讲课，科普中医，一路走来，好像是冥冥之中的安排，其实都是最初那个一刹那念头的指引。

不要迷信所谓的"权威"与"药物"，实践自会出真知。孔子说："学而时习之，不亦说乎？"佛家讲："信、愿、行。"研习中医最容易体会到这个过程——学习、实践、印证、感悟、升华。

实践中医之法很容易，先从自己家人做起，比如我爱人腿抽筋，点揉一次承山穴就搞定了；孩子小时候发烧，正好实践"吮痧"，结果我家小朋友没用过抗生素……

要学好中医，一定要读经得起时间和历史检验的经典，比如《黄帝内经》《伤寒论》《金匮要略》《神农本草经》。

我发现，不学习这些经典，就不会打下坚实的基础，掌握再多的奇招妙法，也如空中楼阁，难以灵活应用。比如，《黄帝内经·灵枢·经脉篇》说："经脉者，所以能决死生，处百病，调虚实，不可不通。"有些朋友自我疏通十二经络后，某些病痛意外消失了，而原理就来自这句话。中医的技法多样，可是认真思考，发现最终的作用都落在一个"通"字上面。

因为对古文不求甚解，以致我们阅读古代中医经典的时候难免有心理障碍。我的经验是打开书，静下心来朗读，慢慢体会古人的智慧。比如《黄帝阴符经》，只有三百多字，第一句话："观天之道，执天之行，尽矣"。十个字，所有的道理都讲清楚了。

读经，会让我们向圣人靠近，而"混迹"于圣人的朋友圈，何乐而不为！

功夫是怎样练成的？目标明确，持续实践，时间累积。很多人调理身体追求立竿见影的效果，想法没错，但是希望晚上种下一颗种子，第二天早晨推开窗就已经硕果累累，这可能吗？调理身体，我们容易高估短期的努力，却低估长期的坚持。一个月记下361个穴位并灵活应用，这是天才，但我们大多数人并非天才。不过，如果我们坚持每天记一个对自己有用的穴位，一年后就能够铭刻在心，胸有成竹了。

另外，我觉得学习、践行中医更应该落实在生活行为中，坚持"食饮有节、起居有常、不妄作劳"，应用中医经络之法来防患未然，用实际行动去慢慢帮助自己和身边的人。

我不聪明，有时还挺笨拙；我不勤奋，为生计奔忙，难以保证每天学习；我不认真，缺乏钻研精神。但我自己都没想到，在研习中医，奔赴健康的这条路上，我竟然快乐地坚持了下来。

《徒手祛百病》这本书的内容，是我用了九年多的时间实践总结出的心血，是我授课的内容，这个内容系统地讲解超过 50 次。我相信阅读本书的朋友，不管您是不是医学专业人士，只要抱着一颗助己助人的热心肠，坚持践行老祖宗传下来的经络养生祛病之道，定会成为全家人健康的守护者。我可以，您也一定行！

　　感恩十年来因中医而结缘的各位老师和朋友！感谢听我分享中医知识的每位学友！

　　信中医！用中医！爱中医！

路新宇
2018 年 9 月

目录

第一章
徒手通经络，最快增强人体自愈力

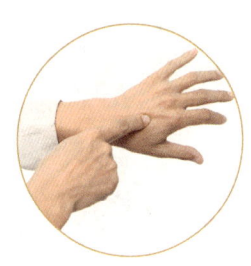

002　打通经络，
　　就能恢复人体强大的自愈本能

004　经络经过身体哪里，就能调治此处的疾患
　　——"经脉所过，主治所及"

005　经络是五脏六腑的镜子：
　　身体有什么问题，都会在经络上反映出来

009　我是如何发现经络易堵塞穴位
　　——痛点的

012　审身体微恙，方能徒手祛百病

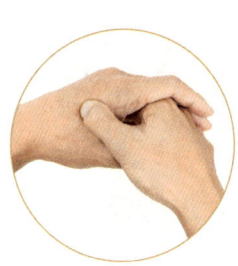

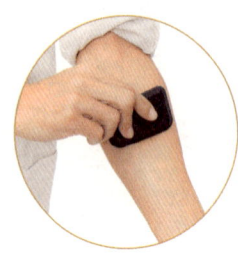

第二章
身体差,《黄帝内经》中自有多种外治法

016 中医的七大治疗方法,都是为了打通人体经络

018 刮痧——驱寒排毒的首选

022 拔罐——大部分慢性疾病都可以通过拔罐来调理

027 针刺——对气血深层次的导引

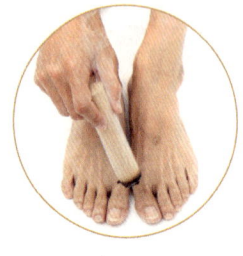

029 艾灸——身体长期虚、虚胖、寒湿重,一灸了之

032 导引——通过六字诀、太极拳等方法让身体气通血畅

033 按摩——按、压、揉、推、擦、摇、抖、扳、盘、运

第三章
献给懒人的一劳永逸强身法

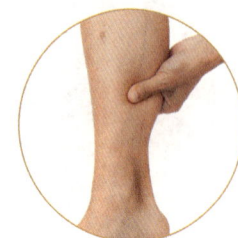

038 腹常轻摩——唤醒五脏的强大自愈力

041 手常抓握——养肝强筋

目录

043　常捏小腿——减缓衰老，走路有劲不抽筋

045　耳常搓——补肾补脑，耳聪目明

047　肛常提——提高生殖系统功能

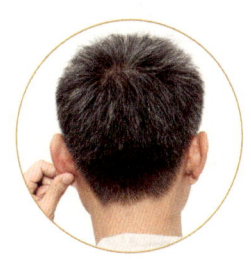

第四章
身体常见问题经络调理方

052　常见疼痛调理

073　消化系统疾病调理

087　五官科疾病调理

103　女性常见病调理

119　男性疾病调理

129　亚健康调理

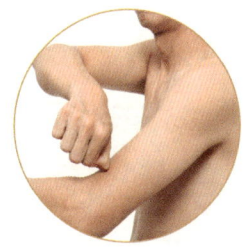

第五章
有病早知道——经络体检法

154　探查经络痛点：
　　　盲人都能学会的有效自我体检法

156　"经络体检法"有哪些手法

159　使用"经络体检法"要注意什么

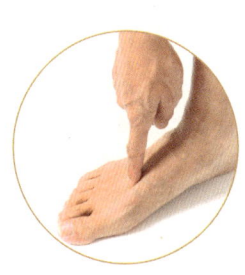

003

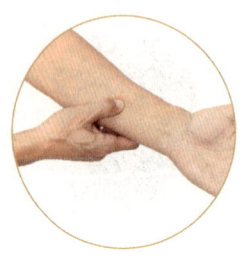

第六章
如何使用
"肝经、肺经、脾经体检法"

166 如何探查、疏通肝经的易堵点，让身体每天有使不完的力气

174 如何探查、疏通肺经的易堵点，强大身体的呼吸功能

180 如何探查、疏通脾经的易堵点，有效减缓衰老

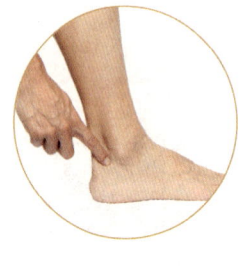

第七章
如何使用
"心包经、三焦经、肾经体检法"

192 如何探查、疏通心包经的易堵点，让坏情绪离开你的身体

201 如何探查、疏通三焦经的易堵点，促进人体代谢正常

210 如何探查、疏通肾经的易堵点，减缓人体的衰老

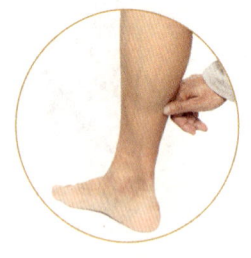

目 录

第八章
如何使用"膀胱经、胃经、胆经体检法"

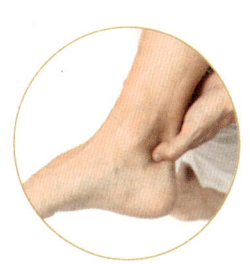

222　如何探查、疏通膀胱经的易堵点，
　　　让身体"最大的排毒通道"畅通无阻

233　如何探查、疏通胃经的易堵点，
　　　养好身体的后天之本

241　如何探查、疏通胆经的易堵点，
　　　为其他脏腑提供能量

第九章
如何使用"心经、小肠经、大肠经体检法"

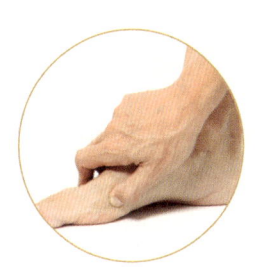

254　如何探查、疏通心经的易堵点，
　　　清除心脏发病隐患

262　如何探查、疏通小肠经的易堵点，
　　　保护心脏，消除颈肩疾患

271　如何探查、疏通大肠经的易堵点，让人体排泄正常

后记

279　愿人人身心都有大福报

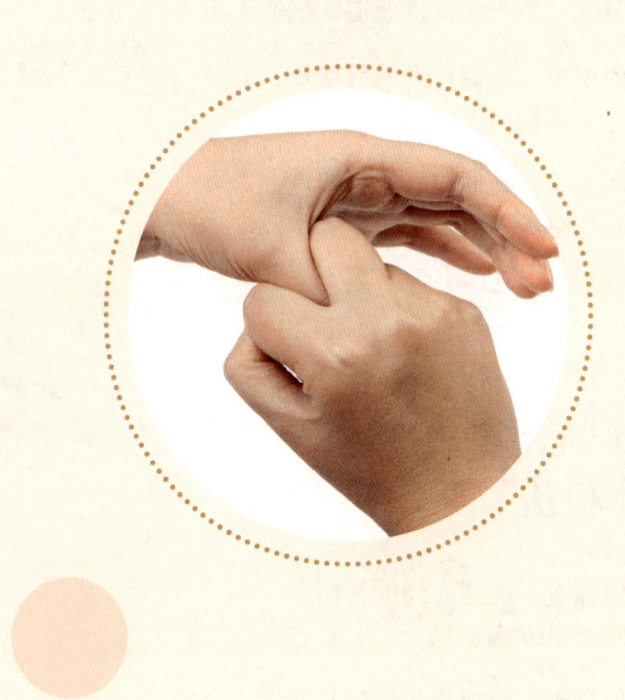

第一章

徒手通经络，最快增强人体自愈力

◎ 打通经络，就能恢复人体强大的自愈本能

◎ 经络经过身体哪里，就能调治此处的疾患——"经脉所过，主治所及"

◎ 经络是五脏六腑的镜子：身体有什么问题，都会在经络上反映出来

◎ 我是如何发现经络易堵塞穴位——痛点的

◎ 审身体微恙，方能徒手祛百病

打通经络，
就能恢复人体强大的自愈本能

什么是健康？《黄帝内经·素问·上古天真论》是这样描述的："是以志闲而少欲，心安而不惧，形劳而不倦，气从以顺，各从其欲，皆得所愿。"

在古人看来，一个健康的人志向坚定，不追求不切实际的欲望，心定神足，没有什么畏惧，虽身体劳累，但心里却不觉疲倦。

人为什么会生病，除了先天的不足以及外在细菌、病毒的伤害，更多地来自于对欲望的过度追求，不是吗？短短的一生中，我们需要的不多，想要的真的太多。

很多慢性疾病为什么迁延不愈，与我们身心的分裂有极大关系。

由于对未来不确定之事的担忧，对过去苦痛之事的恐惧，很多人以为只有获得了更多的物质、地位才能安心，于是疲于奔命。《心经》说："心无挂碍，无挂碍故，无有恐怖，远离颠倒梦想。"念头少、欲望小，对过去、未来不忧虑，心中杂念少了，身体气血的消耗自然也会少。

第一章
徒手通经络，最快增强人体自愈力

我从事中医科普工作，偶尔会有连续三天的课程安排。对此，有的学员问我："您站着讲三天，不累吗？"我回答："宣讲的是健康知识，大家听得欢喜，给我的赞许和掌声就是一种能量，让我充满力量。站了三天，除了脚后跟有点累，全身很舒服。"这就是"形劳而不倦"。

什么叫"气从以顺，各从其欲，皆得所愿"？从精神层面上来说，指的是任何时候，事情做得很圆满，心情很轻松，心里没有什么堵着的东西，这样就能气从以顺。

"各从其欲"就是在"气从以顺"的情况下，你的五脏六腑均能正常发挥各自的功能，保证身体正常的运转，心里所想都能实现。

中医认为，只有保证经络通畅，气才能在身体里自在地运行，让身体的脏腑处在和谐的状态。

什么是"自愈力"？人们常说，服用某种药物或者保健品可以提高机体的"自愈力"。其实，只要疏通经络，人的身体自会"气从以顺，各从其欲，皆得所愿"。自愈力不需要靠外来的东西来提高，我们要做的是保证全身经络的畅通，恢复人体的自愈本能。

经络经过身体哪里，就能调治此处的疾患
——"经脉所过，主治所及"

《黄帝内经》讲"经脉所过，主治所及"，指的是在人体某条经络路线上发生的问题，都可以通过疏理这条经络的易堵塞穴位来解决。正所谓"通则不痛，痛则不通"。

换句话说，按照"经脉所过，主治所及"的理论，可以减少辨证的烦恼。例如痛经，辨证发现可能是由气滞血瘀、气血两虚等多种因素引起的，但不论何种原因，从脏腑功能和经络循行路线来看，都与肝、脾、肾的失常状态有关，所以疏通肝经、脾经、肾经，对于恢复肝、脾、肾的功能，必然有令人惊喜的结果。

再比如痛风，有人发作的部位在大脚趾与脚掌连接的关节处，恰恰在脾经的路线上，这时可以以疏通脾经为重点；而有的患者红肿疼痛的部位在脚踝内侧，是肾经路线，这时疏理肾经的易堵塞穴位就可减轻疼痛……

按照经络处方操作，非医学专业的朋友避免了辨证的困扰，可以在家中自己动手辅助调理疾患。当然，中医讲究整体治疗，对于具体病症还要请专业医师当面辨证诊断，对症治疗。

经络是五脏六腑的镜子：
身体有什么问题，都会在经络上反映出来

当我们真正了解十二经络的堵塞点在身体的分布位置后，调理身体真的就可以事半功倍，就可以建立整体观，不再"头痛医头，脚痛医脚"了。

《黄帝内经·灵枢·经脉》说："经脉者，所以能决死生，处百病，调虚实，不可不通。"

打个比喻，经络就像道路、像河道……如果道路拥堵，交通就会不畅；如果河道堵塞，水质就会变坏，就会造成污染等严重后果……

试想一下，如果人体内的经络不通，就会造成气血运行出现阻碍，养分不能布达全身，垃圾无法及时清除，五脏六腑的功能就会受到很大影响。时间长了，疾病就扎根在人体内了。

如今，不论大城市还是小县城，早晚高峰都会在固定的路口堵车，而在人体内，与五脏六腑相通的十二经络也有这样固定的堵塞点。因为一旦脏腑的功能不在最佳状态，经气的运行就会异常，经络就会在固定区域出现堵塞，这时，敲击或者按揉堵塞部

位，就会有酸、麻、胀、痛等感觉。而经过按揉、针刺、艾灸、刮痧、拔罐等中医外治的方法疏通这些堵塞点后，痛点就会消失，相关脏腑的功能就会恢复正常。

　　比如有时身体劳累过度，心脏不舒服时，按揉心经的易堵点——肘关节的少海穴和腕部的四穴——灵道穴、通里穴、阴郄穴、神门穴就会有痛感，这时如果我们施加按揉，待这些点的痛感逐渐消失，就意味着整条心经开始通畅。心经通畅了，自然心慌、胸闷的症状也随之缓解了。

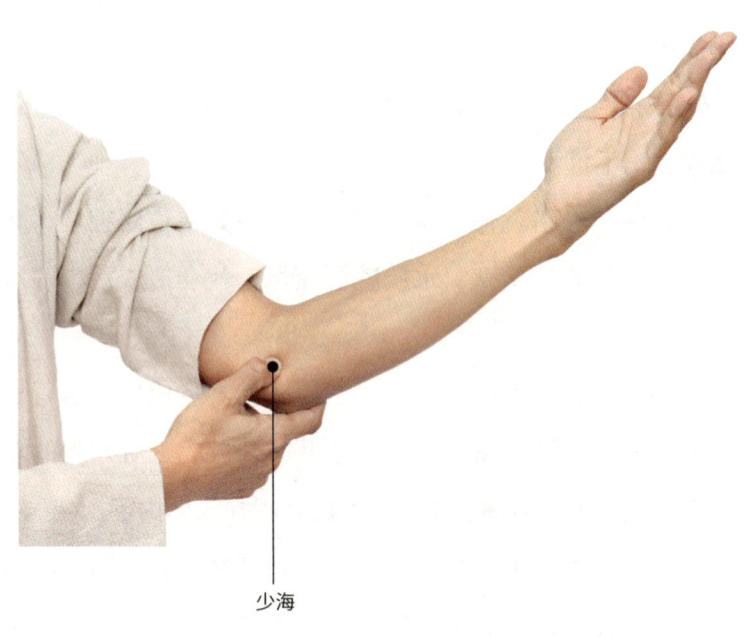

少海

心经易堵点——少海穴

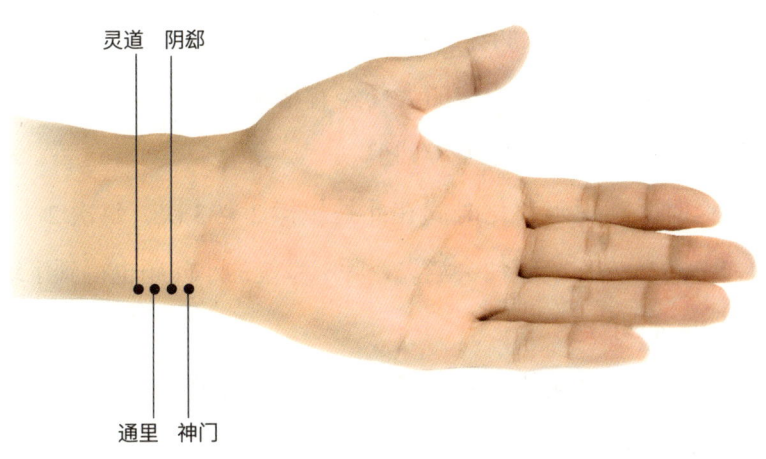

心经易堵点——灵道穴、通里穴、阴郄穴、神门穴

又比如，我们将虎口向上，前臂微屈45°，以手臂立起来的路线作为纵向坐标，另外一只手的食指、中指、无名指三指并拢，将食指放在肘关节的横纹处，在无名指旁边和纵向坐标交会处标记一下。然后，另一只手握拳，用指关节垂直发力，敲击这个"标记点"，往往多数朋友在敲击 5～10 下后，感觉痛不可摸。

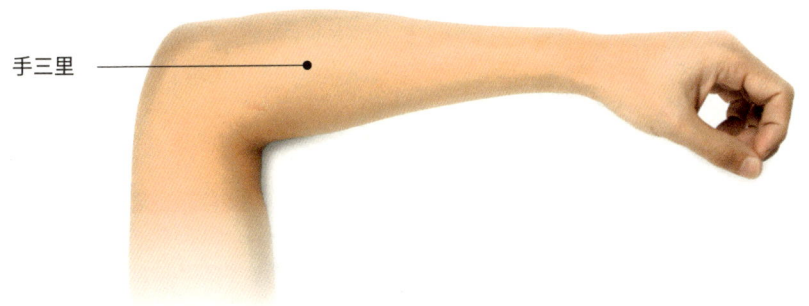

大肠经易堵点——手三里穴

这个痛点就是大肠经的易堵塞穴位——手三里穴。为什么敲击此处会疼痛呢？这说明你的大肠经有堵塞，肺功能有点弱，呼吸系统容易出问题，排便也不顺畅。

这时，利用碎片化时间在此处按揉2～3次，每次2～3分钟，1～3天左右痛感便会消失，呼吸系统的小问题也得到了缓解，排便功能也好了。

经络就是脏腑的一面镜子，当脏腑机能紊乱的时候，经络也会出现各种拥堵，反之亦然。

所以，身体不舒服时，我们首先要检查相关经络的堵塞点——痛点，然后进行自我疏通。这样，即使是非专业人士也能将疾病消灭在萌芽状态，同时也强大了相关脏腑的自愈能力。

我是如何发现经络易堵塞穴位
——痛点的

我是如何发现易堵塞穴位的呢？缘于一次牙痛。

2007年冬天，我突发牙痛，当时想起《四总穴歌》中的"面口合谷收"，于是自己按揉患侧的合谷穴，可是没有任何反应。我想，既然大肠经路线经过牙齿，而且我所疼痛的是下牙，怎么合谷穴没有一点反应呢？于是，我顺着肘关节用拳头轻敲大肠经在手臂上的循行路线，刚敲两下，手三里穴的位置已经疼痛难当了，而上下的穴位却没有反应，令人惊奇的是牙痛减轻了。我又忍痛继续敲打、按揉手三里穴，这时再按合谷穴，也出现了一丝痛感，于是我一直按揉手三里穴，十来分钟后，牙痛消失了。

这次经历对我触动太大了，让我重新见识了中医简便效廉的特点。

在大学跟师学习针灸穴位的时候，我一直以为按准穴位后，会有酸、麻、胀、痛等感觉，但我牙痛的时候，为什么按压合谷穴没反应，而手三里穴却出奇地疼痛呢？这就说明经气在手三里穴堵住了，不能传导至合谷穴，所以它没有反应。可是，手三里

徒手祛百病

穴附近还有上廉穴和下廉穴，它们为何也没有痛感呢？难道说手三里穴有区别于其他穴位不同的作用吗？

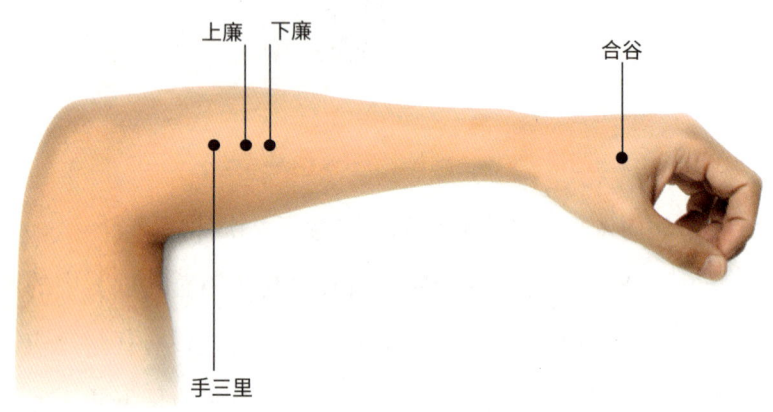

大肠经易堵点——手三里穴、合谷穴

后来我为身边的亲朋敲打手三里穴，结果发现差不多个个都有痛感。我还发现，通过对手三里穴的刺激后，有的朋友肠道功能得到了改善，排便变得正常了。（有的人即使没有肠道症状，但从经络"通则不痛，痛则不通"的道理来说，按压手三里穴出现痛感，大肠功能多少也有一些问题，只是还没有显现的症状而已。）

通过以上实例我明白了一点，只要身体存在隐患，虽然没有明显不适表现，但经络就会有反应，并以酸、麻、胀、痛等感觉告知我们。如果我们忽略身体的这种本能呼唤，病情就会往深里发展。我想如果其他经络也有这样的穴位，那就应该具有普遍意义，就能够告诉我们经气在经络中运行得是否顺畅。于是，经过多年的摸索、整理、实践，我逐渐发现每条经络上都存在2～4个容易堵塞的穴位。

这些穴位多分布在肘、膝、腕、踝关节附近，一旦身体出现问题（即使在身体没有异常感觉时），敲打它们时就会给我们提供信号。目前，人体十二经络常见的堵塞穴位是39个，多数朋友会有30个左右。

审身体微恙，
方能徒手祛百病

中医治病特别强调"审微恙"。何谓"审微恙"？"审"是通过蛛丝马迹发现真相的意思。"微恙"是人体的小疾、小病，可能小到身体都没有感觉。

事实上，任何疾病在发生或发作之前都会有一个长期潜伏、持续生长的过程。好比夏季沿海地区的台风，最开始只是南太平洋的一个"小气团"，一路向西北方向发展，这个过程中裹挟各种能量，最终成为热带风暴、台风、超级台风，进行大肆破坏。疾病对身体的危害也是这样的。

《金匮要略》说"上工治未病"。未病是什么？未病不是没病，是待在身体里面尚未成形的病，好比是强台风灾害形成前的"小气团"。我们探寻自己身上的经络堵塞点就是发现身体"未病"的一种便捷方法，这是老祖宗代代相传下来的。

第一章
徒手通经络，最快增强人体自愈力

日常生活中，只要我们自己随时探查经络的痛点，及时疏通经络，不仅能消除身体的隐患，已有的长期慢性疾病也会随着身体自愈力的提高而减轻和得到自然地控制。这样，我们就不会生活在对疾病的恐惧中，可以坦坦荡荡做自己身体的主人。

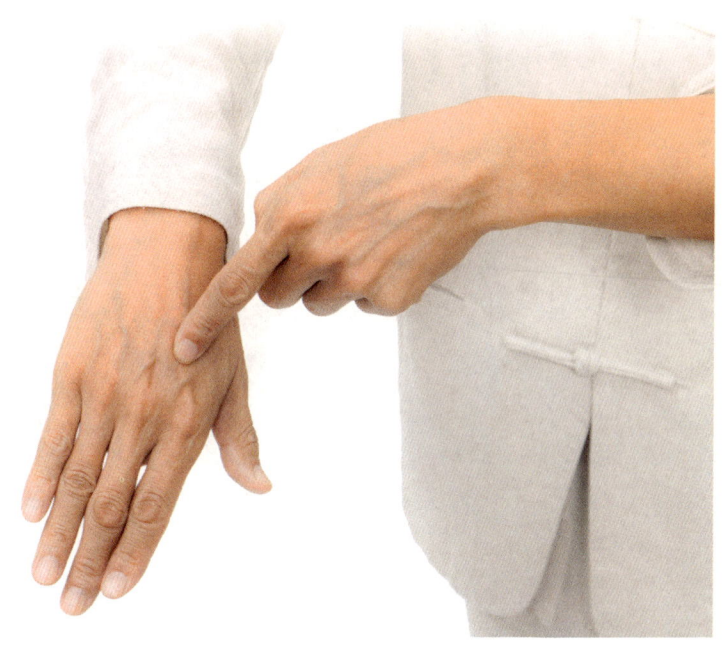

在探查到的痛点处敲揉、点按3～5天后，多数人的痛感可消失，意味着经络畅通，人体脏腑的隐患（微恙）消除了。

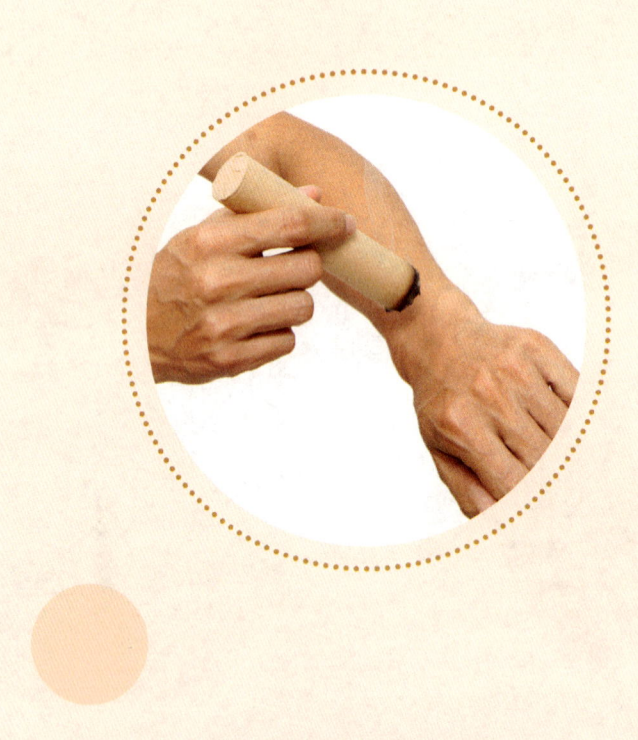

第二章

身体差,《黄帝内经》中自有多种外治法

◎ 中医的七大治疗方法,都是为了打通人体经络

◎ 刮痧——驱寒排毒的首选

◎ 拔罐——大部分慢性疾病都可以通过拔罐来调理

◎ 针刺——对气血深层次的导引

◎ 艾灸——身体长期虚、虚胖、寒湿重,一灸了之

◎ 导引——通过六字诀、太极拳等方法让身体气通血畅

◎ 按摩——按、压、揉、推、滚、摇、抖、扳、盘、运

中医的七大治疗方法，都是为了打通人体经络

大家在找中医看病时，往往习惯了让医生开方抓药，觉得看了病没开药，好像挂号费白花了，病也等于没看。殊不知这是一个误区。

事实上，开药只是中医多种治疗手段的一种，高明的医生会根据你身体病邪所在的层面、病势的发展变化而采取不同的治疗方法。

《黄帝内经·素问·阴阳应象大论》中讲："故邪风之至，疾如风雨，故善治者治皮毛，其次治肌肤，其次治筋脉，其次治六腑，其次治五脏。治五脏者，半死半生也。"

什么意思呢？是说疾病侵入人体的层次或者疾病的发展是按照人的皮毛、肌肤、筋脉、六腑、五脏的次序进行的。

作为医生，应在疾病的早期觉察到并加以干预，这样才能取得理想的治疗效果。如果病情扩展到了五脏，治疗起来就比较麻烦了。

第二章
身体差，《黄帝内经》中自有多种外治法

按照病邪在人体内传递、深入、变化的层次，中医也发展出了相对应的治疗技法，如砭（刮痧）、拔罐、针刺、灸法、导引、药物、按跷（按摩）等。各技法作用病位不同，各有所长，但它们的终极目的只有一个，那就是恢复经络畅通，保持人的身体和谐健康。

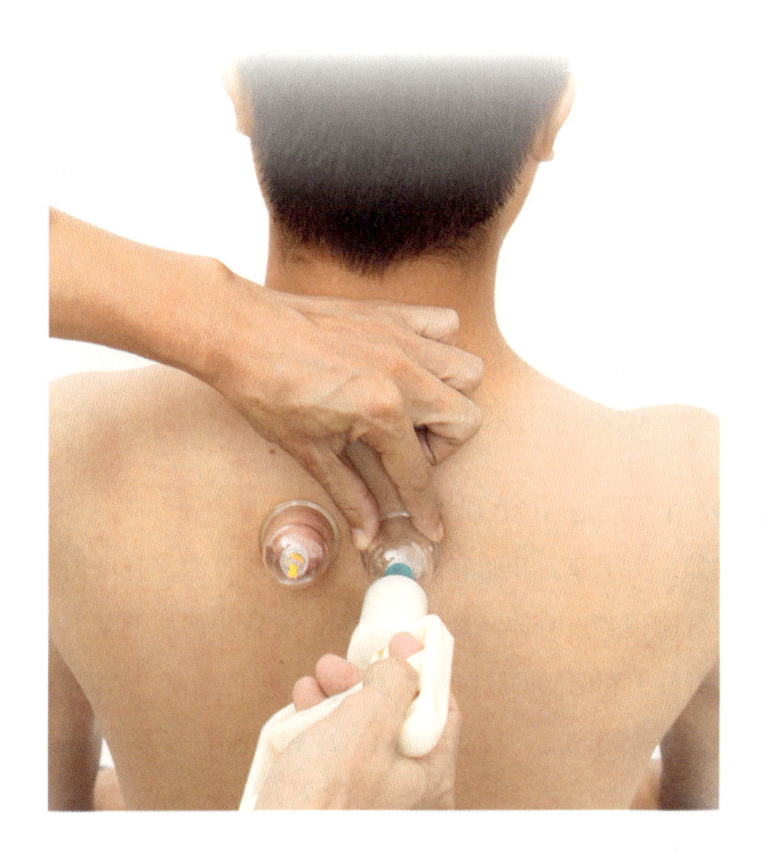

刮痧
——驱寒排毒的首选

刮痧，是通过刮拭经络，将体内垃圾以"痧"的形式排出到体表，以促进经络畅通，让脏腑的功能恢复正常。

刮痧时能否出痧
——把毒排出来取决于两个条件

第一个条件是病位在肌表。

比如，受了寒，开始有点打喷嚏，流清鼻涕，有点怕冷，这说明寒气刚侵袭进身体。这时只要你沿着背颈部从上至下地刮拭督脉（脊柱）和两侧的膀胱经（身体防备外邪的第一道屏障），多数人就会有痧出来，而症状也随之减轻，感冒发烧的隐患就消除了。

如果错过了这个时机，不久可能就会出现发烧、咳嗽、喉咙痛、头痛等症状，因为外邪从肌表入里了。

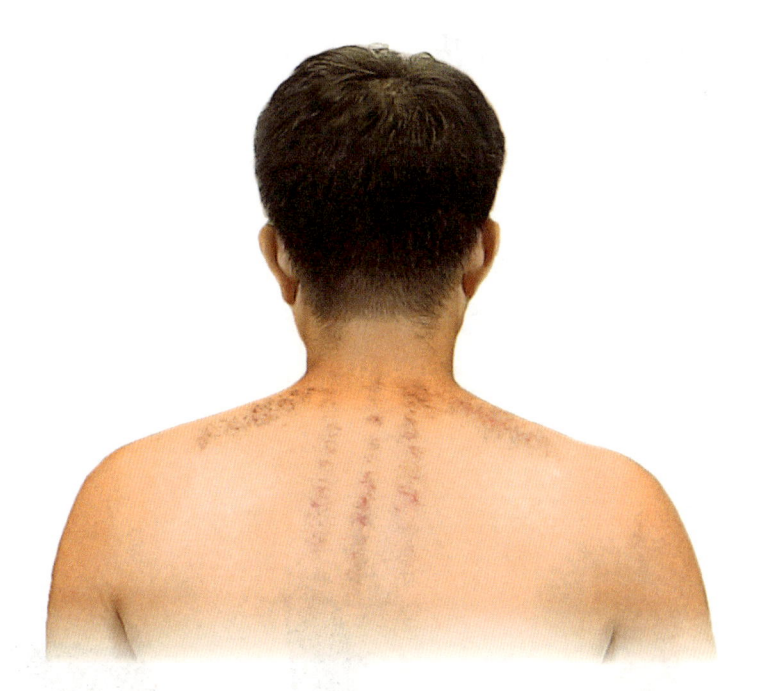

第二章
身体差，《黄帝内经》中自有多种外治法

刚受了寒，在督脉和两侧的膀胱经刮痧，感冒的隐患就能彻底消除。

第二个条件是你的身体正气比较充足。

刮痧时，如果你的身体正气比较充足，轻轻刮拭，靠身体的本能力量就会将体内垃圾清理出来。

请记住，为了出痧而刮痧，力量很大，不仅疼，而且效果也不尽如人意。其实，正确的刮痧是不疼的，而且痧不是医者刮出来的，是通过医者的手法引导，主要靠患者自己的气血推出来的。

刮痧的本质在于导引气血，出不出痧，由你的身体决定。身体健康不出痧，正气不足不出痧。

刮痧的工具及手法

工具：

（1）刮痧板（不用纠结刮痧板的材料）、边缘圆润的汤匙。

（2）刮拭的时候要先涂抹润滑的介质，比如特制的刮痧油、润肤油。此外，厨房的橄榄油、植物油甚至清水都可以临时使用，以免刮拭的时候弄破皮肤。

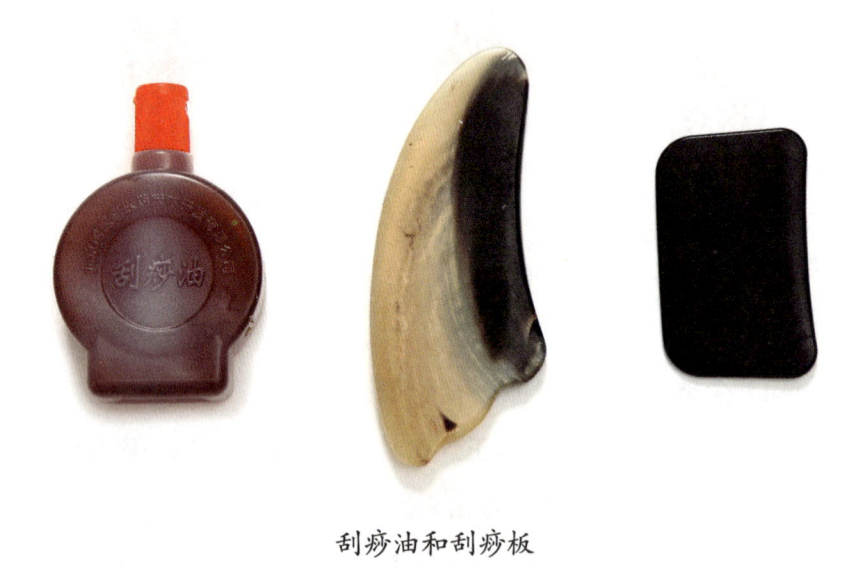

刮痧油和刮痧板

手法：

（1）持刮痧器具，沿经络走向每次刮拭 3 厘米，刮拭 10～20 次，至痧象不变化为止；再刮拭，直至没有痧出来。

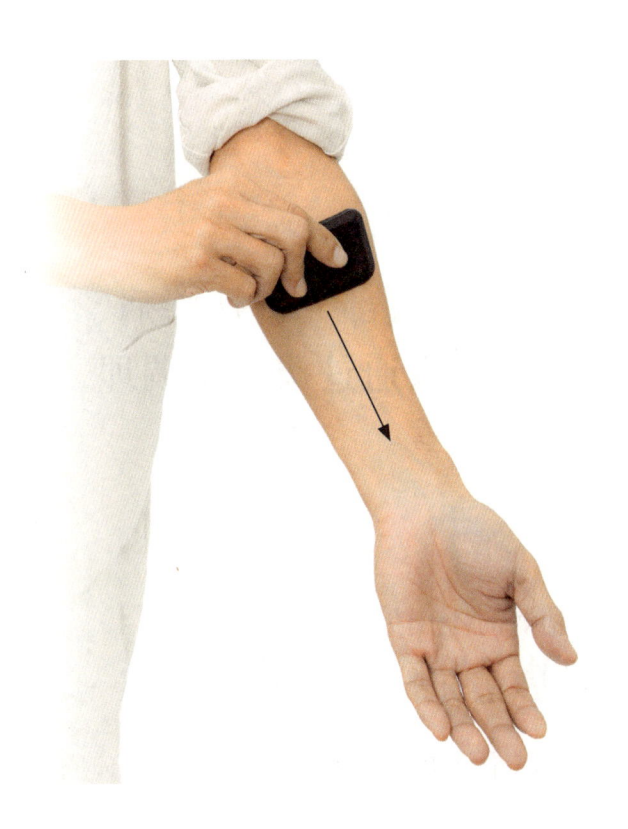

（2）刮局部穴位时，固定一点，从上至下按照同一方向多次刮拭。

什么样的人不适合刮痧

注意：心脏功能弱、患有皮肤病、怀孕、患有癌症、血小板低、紫癜、血压过高的人，应该由专业医生判断是否适合刮痧，并由他们操作。家庭自我操作要慎重。

拔罐
——大部分慢性疾病都可以通过拔罐来调理

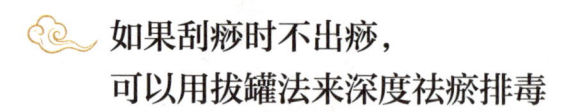

如果刮痧时不出痧，可以用拔罐法来深度祛瘀排毒

如果你平时身体平时比较虚——正气弱，刮痧时不出痧，很有可能是病位不在肌表，而是在肌表更深处，此时可以拔罐来排毒强身。

拔罐有散除身体瘀结、加速新鲜血液流动、排出身体垃圾、散寒（将寒气清出体外）的作用。

比如你有长期的颈椎病，肩背部僵硬板结，如果刮拭半小时还没有反应，说明病位深，气血调动不过来。这时在后背两侧的天宗穴、肩井穴拔罐 15 分钟，可能就有黑紫色罐痕（也可能初次拔罐没有任何反应，第二天再拔，或者连续拔几天罐痕的颜色才变化），但坚持下去，颈椎就会舒服很多。在我的经验中，用拔罐法调理颈椎病的效果非常不错，大家平常不妨一试。

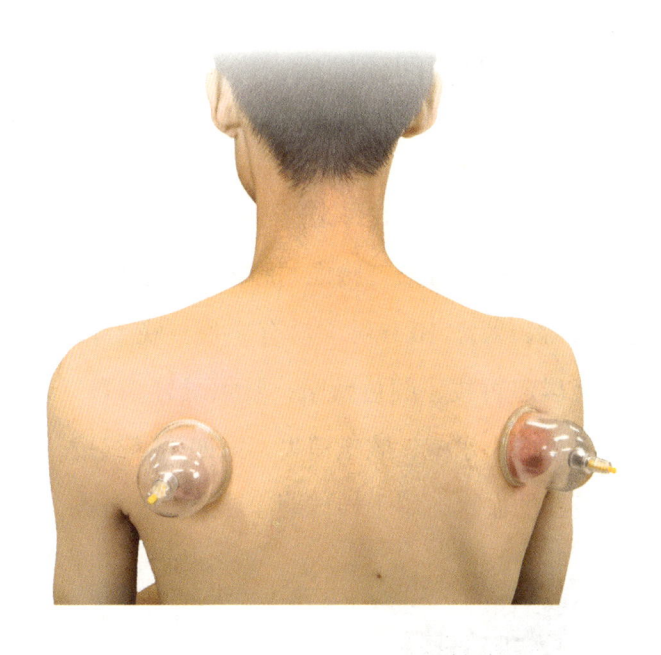

在天宗穴、肩井穴拔罐，调理颈椎病的效果非常不错。

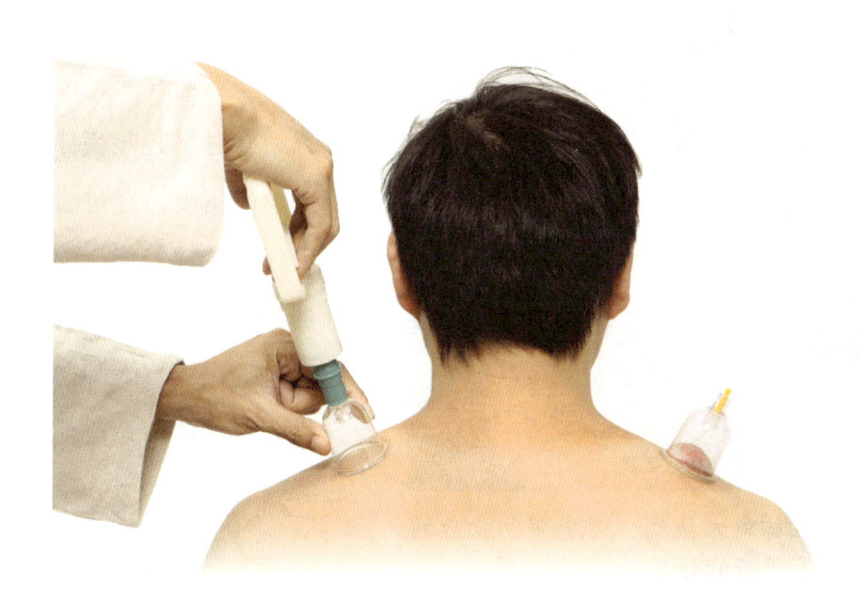

拔罐除了能调理颈椎病，还能调理咳嗽等慢性老毛病

举个例子，有一次，我母亲感冒痊愈后，第二天早晨有些咳嗽，于是我就在她后背第三胸椎的肺俞穴（双侧肩胛骨内角旁开两指宽）拔罐，留罐10分钟，没有罐痕。晚上再拔，颜色变暗红。第二天晨起再拔，颜色紫暗，咳嗽减轻。第三天晨起又拔，结果出现密集的小水疱，咳嗽消失。第四天继续拔，部分水疱破溃，流些淡红的血水，用干棉球蘸净。第五天再拔，渗出几滴鲜血，说明穴位局部恢复正常。之后，破溃的皮肤很快结痂，现在局部皮肤看不出任何变化。

为什么老人家有这样的反应？前几年，母亲曾经有过晨起咳痰伴有血丝的情况，经过辨证治疗、疏理经络、配合药物，貌似痊愈了，而通过这次感冒，肺俞穴将残存的体内垃圾彻底清理干净了。

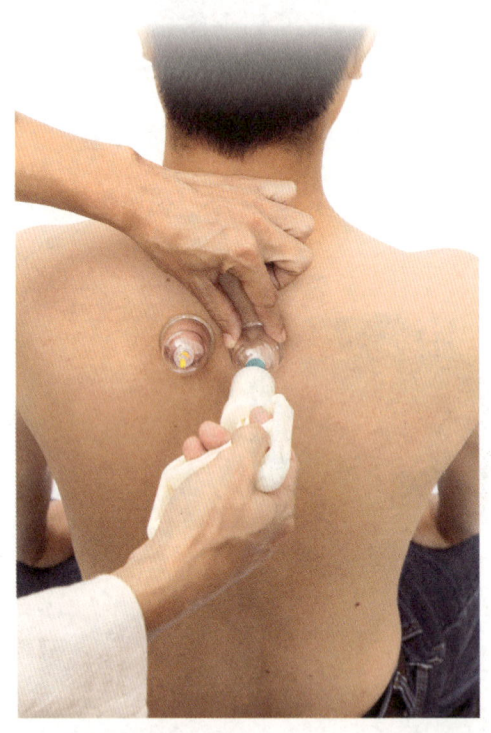

在肺俞穴拔罐，对感冒初愈后的咳嗽有很好的效果。

第二章
身体差，《黄帝内经》中自有多种外治法

你如果平时身体虚弱，那么比较适合在后背脊柱两侧的"背俞穴"拔罐。其实，大部分慢性疾病，都可以在相对应的"背俞穴"上来拔罐进行调理。

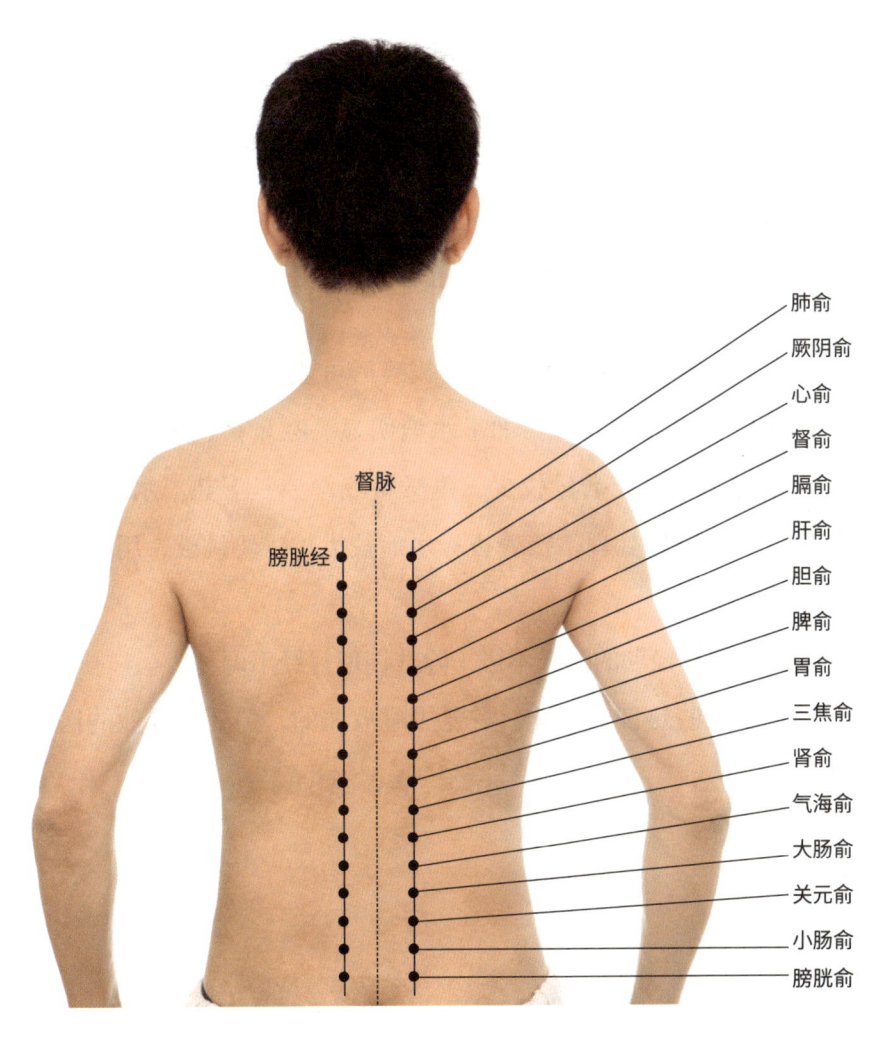

膀胱经上的"背俞穴"

025

平时拔罐不要超过四个拔罐器

应用拔罐法为自己和家人调理身体时，建议不要一次使用超过四个拔罐器，不需要全身群拔，以免无谓地消耗气血。

要知道，在需要的穴位上精准操作才是有效合理的调理方法。

平常操作时，我的经验是用抽气枪抽气三下，留罐 10 ~ 15 分钟，拔两天歇一天，至罐痕消失为止。

拔罐后出疱是好事

有的人体态丰腴，湿气大，拔罐后可能会出水疱，出疱是好事，是体内除湿的表现。如果水疱明显、数量多、色白是寒湿；如果水疱不明显、数量较少、色微黄或浑浊是湿热。水疱较小、密集，可以不用处理，接着拔；水疱较大，需要挑破，用碘酊消毒，涂抹紫药水。

女性朋友经期的时候不拔（除非调理月经不调）。

对于某些热证、实证，需要拔罐放血的，需要请专业的医生来操作。

针刺
——对气血深层次的导引

针刺是用针深层次刺激穴位来疏通经络，使气血能够正常循行，恢复脏腑本来的能力，从而针到病除。

我的经验是，在痛感明显的穴位处针刺，留针 10 分钟，起针后再敲击、探查，若这个穴位的痛感明显减轻，说明气血的运行已经顺畅了。当然，病情的轻重、复杂程度，针灸师的水平，决定了见效的速度。

有一次，我爱人因走路过多，导致小腿肌肉僵硬、酸痛。当时我敲击她小腿上方的合阳穴，轻轻三下已经疼痛难当了，于是我在此处进行针刺，用提插、捻转的方式行针，得气后留针 10 分钟。当起针之后，再敲击合阳穴，结果痛感完全消失，她的小腿瞬间轻松起来，这说明气血通过拥堵"路段"，已经布散到整个小腿了。

通过这件事，我也发现了合阳穴是膀胱经的易堵塞穴位。

什么是"得气"呢？这是中医针刺时的一个专业术语。针灸针刺入肌肤后，医生要提插、捻转，这称为"行针"。行针的过程中，针尖与人体肌肉组织发生作用，如果出现如鱼吞钩的拉拽感，即为"得气"。只有得气了，调治效果才显著。如果进针后像扎在豆腐里一样没有任何感觉，效果就不理想。

请注意，对于初学者来说，针刺需要由专业医师来操作。

艾灸
——身体长期虚、虚胖、寒湿重，一灸了之

艾灸能调什么病

多年的中医科普，很多朋友都懂得不少健康知识，有时提到某某病痛，人们会脱口而出：艾灸吧！现在，人们的饮食肥甘，又喜食大量寒凉的饮品和反季节水果，熬夜，夏天长期使用空调、风扇，这样的生活习惯导致越来越多的人体内寒湿较重，**身体抵抗力差**，很多人极易上火（口舌生疮、咽喉肿痛等），更有甚者虚阳外越，如有血压增高、身体虚热、手脚凉等症状。在中医看来，**这就是典型的阳虚（阳气虚弱）。**

正如著名中医李可老先生说过的一句话："阳虚者，十之八九；阴虚者，百不见一。"**艾灸，正是专门调理身体阳气虚弱的好方法。**

什么是艾灸？就是用艾绒、艾条在穴位上以直接灸或悬灸等方式给予温热刺激，随着热度的渗透，加速气血在经络的运行而

达到恢复身体健康的一种方法。

所以，灸法特别适合虚证、寒证、瘀证。

如何艾灸

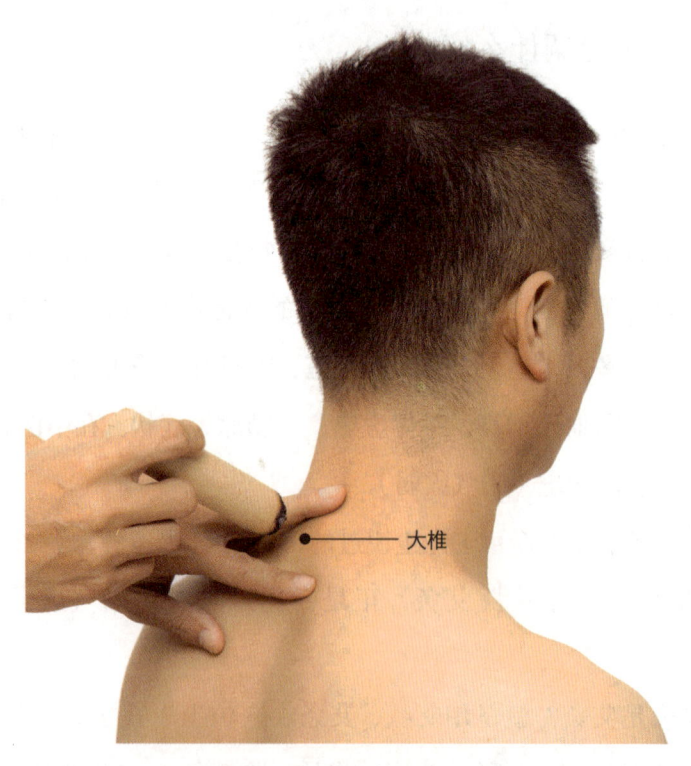

在家里，你给自己或家人灸时，比较方便的操作方式是用艾条悬灸——一手持艾条，另一只手食指和中指置于穴位两侧，艾条的火头接近穴位，以被灸部位感到舒适为宜。

艾灸大椎穴

艾灸时的注意事项

给自己或家人艾灸时，体位一定要舒适，不要对着任何风口。

艾灸后可能会起疱，这是水湿出来的表现。水疱可以自然地干瘪，也可以刺破，消毒。有人体内寒大，感知能力下降，艾灸时要注意避免烫伤。

每次艾灸的时间要以身体感受为主，比如灸腹部的穴位，施灸后要有全腹温热舒畅、直达深部的感觉。

如果灸后出现下牙痛及下牙龈肿痛，可以疏理与疼痛部位同侧的大肠经的易堵塞穴位；上牙痛及上牙龈肿痛，可以疏理同侧胃经的易堵塞穴位。

导引
——通过六字诀、太极拳等方法让身体气通血畅

　　导引术是指通过六字诀、太极拳、五禽戏、八段锦等各种让身体放松的方法，让身体气通血畅、身心和谐的一大方法。

　　大家可以去研究中国传统的导引术，我们会发现一个共同点：活动节奏不快，多数与呼吸相配合；长期练习，会让肌肉柔软有弹性，不松弛、不紧绷。

　　物无美恶，过则为灾。现在，有些人过度强调健身，跑步、游泳、自行车，美其名曰"强化心肺功能"，殊不知，过度的运动会增加脏腑的负荷，气血都去供应外在了，内在的气血运行却很差。要知道，人体气血的总量是固定的，如果过度运动，气血大量供养四肢，内脏必然会缺气血。

　　在我的经验中，我发现在不少肌肉发达的朋友中，他们肌肉之间缝隙捏拿时会有强烈痛点，这说明气血不通。

按摩
——按、压、揉、推、滚、摇、抖、扳、盘、运

按摩是指通过手法作用于身体来调理疾病的方法，现代人也称为推拿。

现代医疗推拿的常用手法是：按、压、揉、推、滚、摇、抖、扳、盘、运。在本书中，应用的手法比较简单，掌握敲、点、揉法即可。

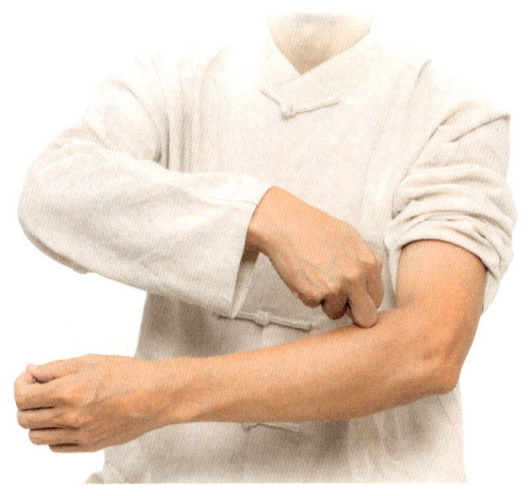

敲法

徒手祛百病

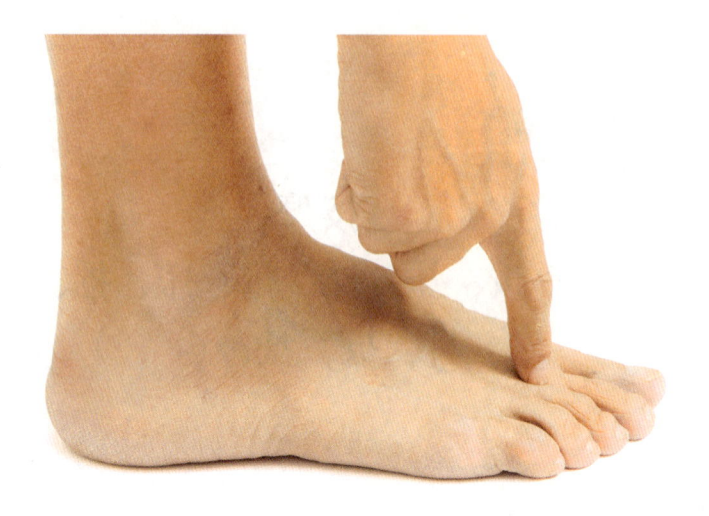

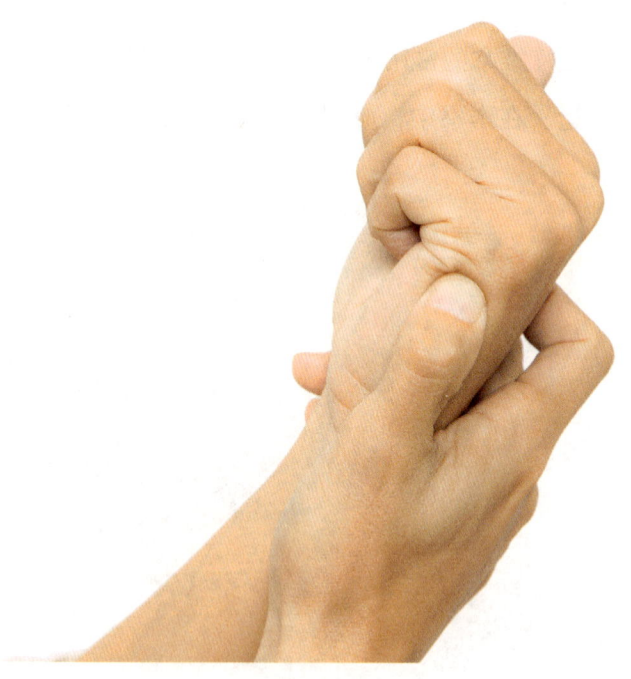

点法

揉法

第二章 身体差，《黄帝内经》中自有多种外治法

有人以为按摩、推拿是放松肌肉，做过后身体会变轻松，其实按摩除了可以解决很多软组织、关节疾患外，对内科慢性病也有很好的调理作用。

《黄帝内经·灵枢·经脉》中讲："经脉十二者，伏行分肉之间，深而不见。"所以经络的畅通意味着对应的脏腑功能是正常的。

按摩时，慢慢将结节、筋节揉散，舒缓僵紧的肌肉、肌腱，使"分肉"之间的关系恢复常态，促进气血的合理运行，调动脏腑的机能。

20世纪60年代流传一本书叫《脏腑图点穴法》，是王雅儒老师口传的一本经典按摩书籍。王老一生以腹部点穴为主，肢体按摩为辅，治疗多种疾病。这就是通过外在经络穴位的调理，而恢复内在脏腑功能的实践验证。

在按摩时，恢复肌肉的柔软，使经络畅通是主要目的，所以我一直倡导要非暴力地按摩。对身体的作用力量越大，身体就会自动地产生抗力，反而使肌肉僵紧。所以我们要养成温柔地与身体对话的习惯，不要抱着功利的思想来对待身体，否则欲速而不达。

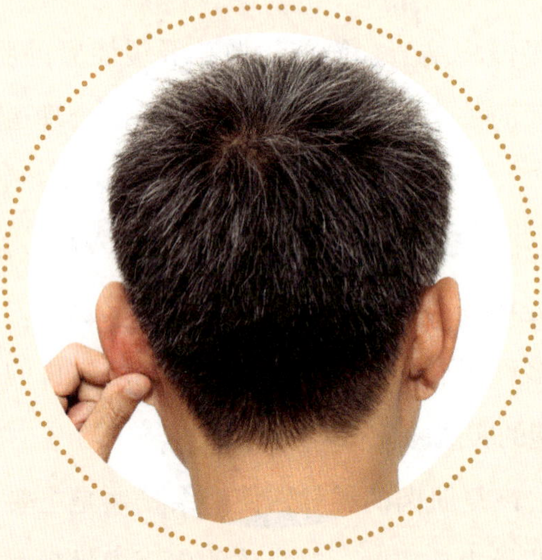

第三章

献给懒人的
一劳永逸强身法

◎ 腹常轻摩——唤醒五脏的强大自愈力

◎ 手常抓握——养肝强筋

◎ 常捏小腿——减缓衰老，走路有劲不抽筋

◎ 耳常搓——补肾补脑，耳聪目明

◎ 肛常提——提高生殖系统功能

腹常轻摩
——唤醒五脏的强大自愈力

【方法】

摩腹的时候,要把自己的腹部当成小婴儿来对待,速度要慢,力度特别轻,唯恐手重了会伤到孩子娇嫩的肌肤,好像在使推毫毛的劲一样,有种手掌与腹部皮肤似挨上非挨上的感觉。

很多人揉腹时会比较机械地摩擦腹部,仿佛在完成一个任务似的,这往往没什么效果。如果我们像对待孩子一样来轻揉自己的腹部,这种带着爱的力量的方法会特别见效,大家可以试试看。

【作用】

摩腹的作用很多,最重要的是唤醒脏腑的自愈功能。从全息的角度来看,腹部可以投射全身,摩腹也可以算给全身做一次调理。

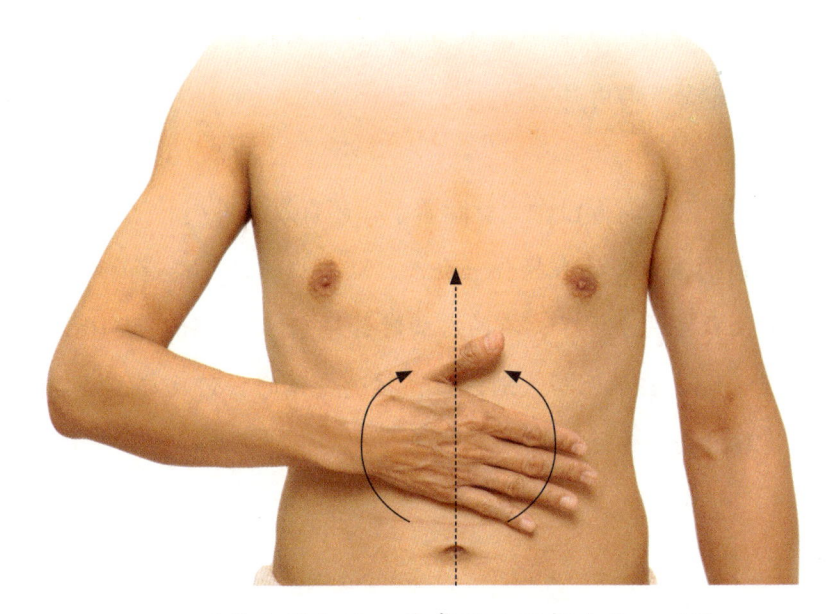

第三章
献给懒人的一劳永逸强身法

睡前和晨起后,手掌置于腹部皮肤,以肚脐为圆点,向上至胸骨剑突,向下至耻骨联合,顺时针摩腹81圈,再逆时针摩腹81圈。

另外,身体还有十二个"募穴",位于胸腹部,是脏腑之气结聚、募集之处的特定穴。与背部的"俞穴"相似,刺激募穴一样可以起到调节脏腑的作用。

【精彩答疑】

问:腹部按摩,平时不都是用力的吗?不用力,手掌与皮肤似挨上非挨上,能有用吗?

路老师答:有没有用处,有何用处,只有实践之后才有发言权。我们的功利心太强了，不如利用摩腹的机会，放下目的与企图心，平心静气与身体对话。

问：摩腹的时候没做完就睡着了，还有效果吗？

路老师答：有的人操作一会儿，就微微出汗了；有的人晨起做完马上就去洗手间了；有的人顺时针摩完，逆时针刚摩10下就睡着了……这些都无妨，别纠结，接受身体的任何反应，坚持下去，身体自会给你好报。

手常抓握——养肝强筋

【方法】

肩、肘自然放松，双手五指张开，握拳、伸直为一次，频率为 90～120 次/分。

开始练习时，不要贪多，适可而止；每日坚持，抓伸次数自会提高，直至达到一次抓伸数千下。

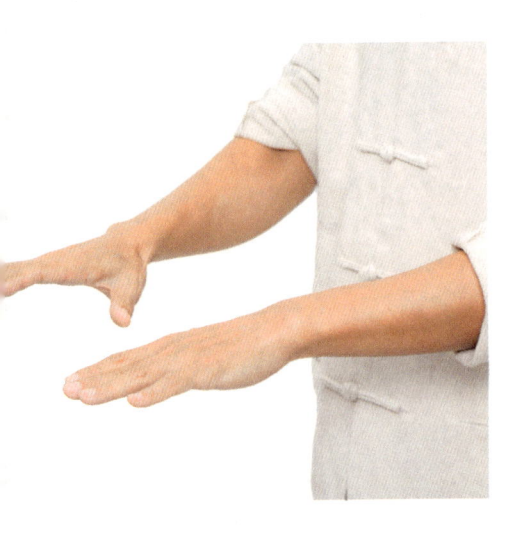

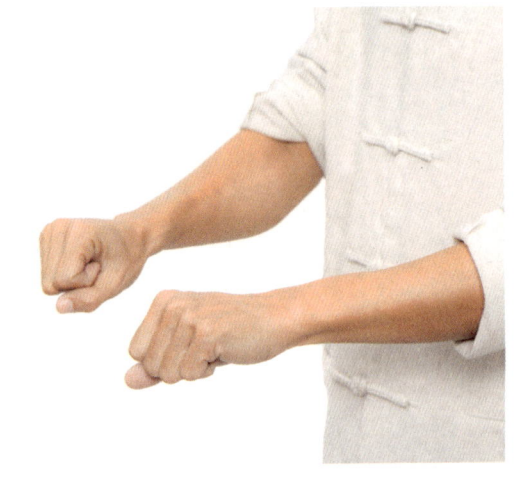

【作用】

指尖有上肢六条经络——心经、小肠经、心包经、三焦经、肺经、大肠经的起止点，通过快速抓伸练习，可以刺激这些穴位，对脏腑功能有很好的保健作用。

《黄帝内经·阴阳应象大论》说："肝变动为握"，所以屈伸的动作还可以养肝强筋，既舒缓情绪，又让身体放松，一举多得。

另外，脚趾也可以做类似的动作。上班累了或睡觉前躺在床上，脚趾尽力地弯曲、伸直，一会儿工夫，小腿和脚就有热感了，也是很好的养肝强筋之法。

常捏小腿
——减缓衰老，走路有劲不抽筋

【方法】

从膝关节下方开始，用手依次向下充分捏拿小腿肌肉，僵硬、有酸痛的地方可多捏揉几次，坚持几日后则会慢慢变软。

【作用】

很多人的小腿肌肉是僵硬的，痛点也有很多，这种情况表明气血在小腿运行不畅。

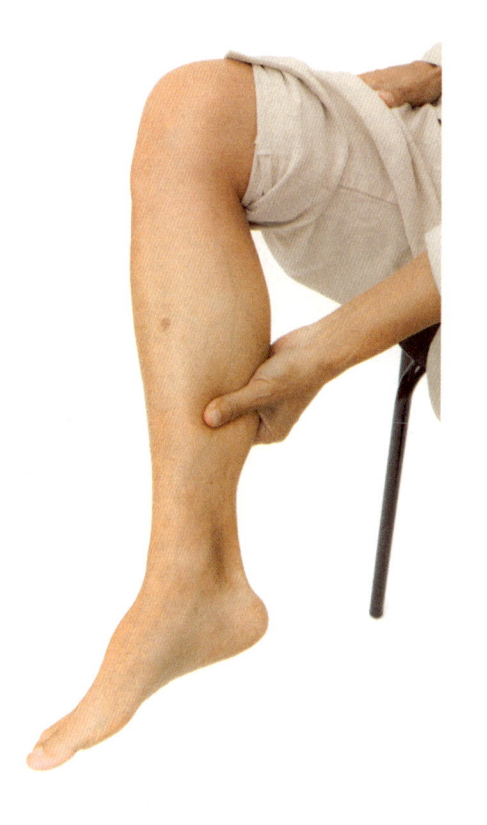

为什么人老腿先老，中老年人容易小腿抽筋，而且单纯补钙的效果不理想？根本原因就是小腿循行的脾经、肝经、肾经不通，脾、肝、肾的功能有点弱。而将小腿捏软后，小腿会变得柔软有力，走路步伐轻快。坚持下去，你会发现胃口也开了，睡觉也变好了，人每天也特别有精神。

另外，按照全息理论，如果将小腿看作整个身体，那么小腿后方中央的膀胱经的承山穴就是腰痛点，因为它对应着身体后部中间区域，点揉此处可以缓解腰酸、腰痛、腰无力。同理，小腿柔韧有力也代表整个身体柔韧有劲。

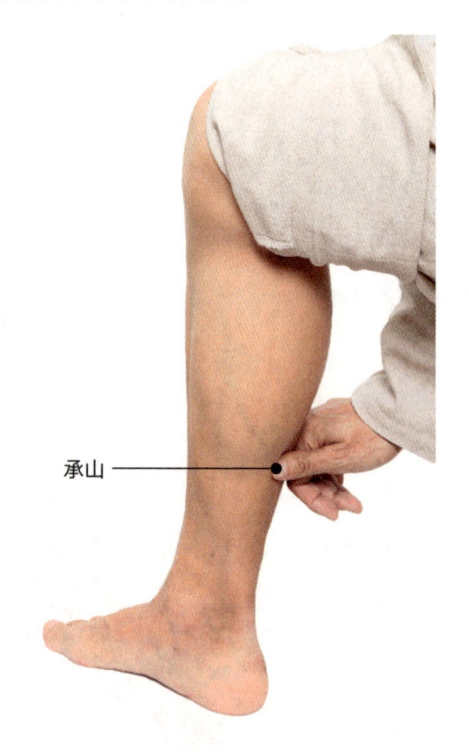

点揉承山穴，可以缓解腰酸、腰痛、腰无力等症状。

耳常搓
——补肾补脑，耳聪目明

【方法】

双手拇指与食指侧面配合，由上至下搓耳，至耳朵发热为宜。另外，搓耳时，哪处有痛点要多揉，不要只想着按揉耳朵，要想自己正在对全身进行保健。（耳朵是人体的全息反射区）

【作用】

《黄帝内经·阴阳应象大论》中说："……肾在窍为耳"。比如双侧耳鸣，则是肾虚的一种表现，常揉双耳，耳鸣的症状就能得到改善。

另外，《黄帝内经·金匮真言论》中说："心开窍于耳"。常按揉耳朵能增强心脏功能，预防心脑血管疾病的发生。

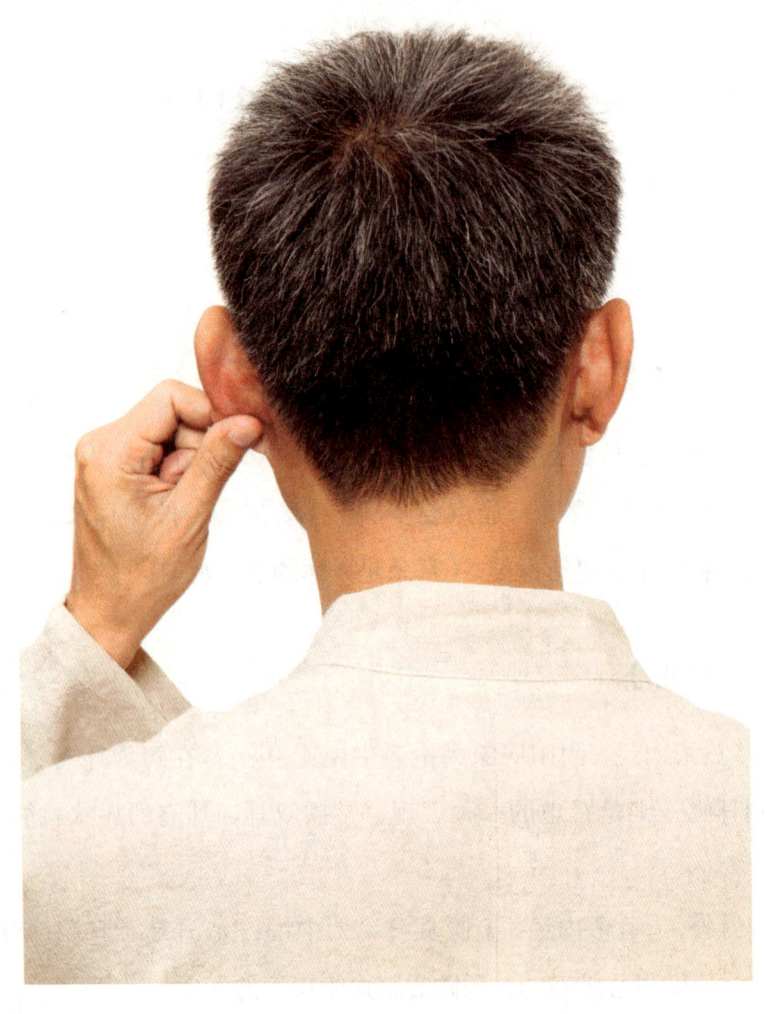

搓耳,不仅能强壮五脏六腑,还对心、肾特别有保健作用。

肛常提
——提高生殖系统功能

【方法】

缓缓吸气，同时提肛，连同会阴一起上升（好像忍大便时的状态），停留10秒钟，然后呼气，同时轻轻放松。每次反复5分钟，以小腹部产生温热感为宜，每日3次。

【作用】

提肛，古称"撮谷道"，随时随地都可以进行，不受时间、地点、环境的限制，或蹲、或站、或坐、或躺皆可。

"撮谷道"是从古流传至今的养生之术。"谷道"即肛门，古人将肛门称之为"五谷残渣之泄道"，而"撮"就是做肛门收缩上提之法。

"撮谷道"好似在给盆腔做按摩，这种养生方法在使盆腔肌肉得到锻炼的同时，可以防治痔疮、肛裂、脱肛、便秘等症。此外，坚持"撮谷道"对于男性的前列腺炎、前列腺肥大、阳痿、早泄，女性的盆腔炎、月经不调、白带异常、性冷淡等生殖系统疾患也有很好的防治作用。

以上五种小动作非常便于懒人们平时操作，是一种整体的调理身体之道。每个人的身体体质是不一样的，所患疾病也是千变万化的，所以，我们要根据不同的情况灵活为自己和家人选择调理方案。请记住，没有哪一种方法比另外一种方法更好、更见效，只有适合自己个人感觉的，才是最好的。

另外，不要老想着身体有病时反正有药物和名医来救自己。身体是自己的，要像对待孩子一样对待自己的身体，不要把身体这个"孩子"交给外人去抚养。

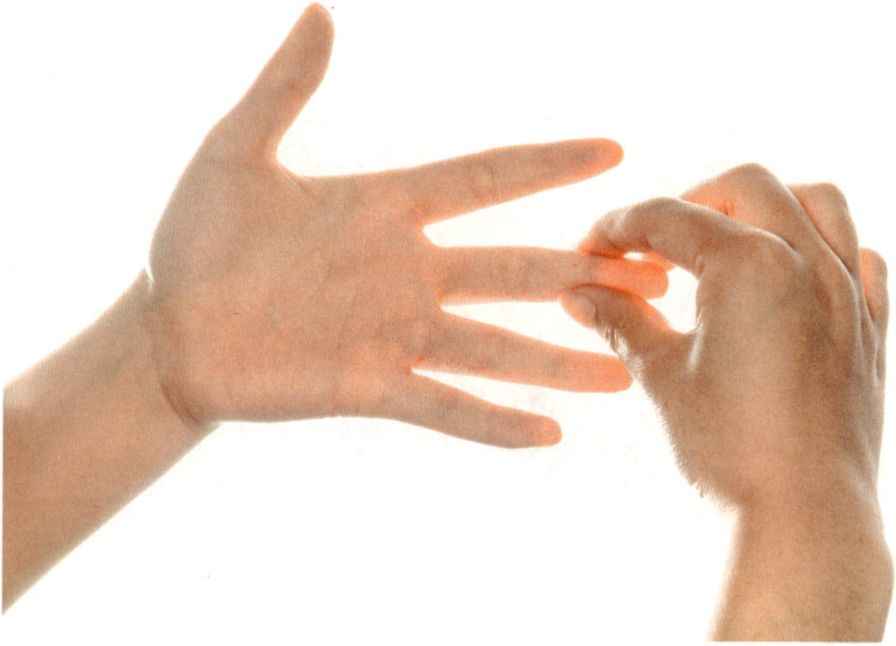

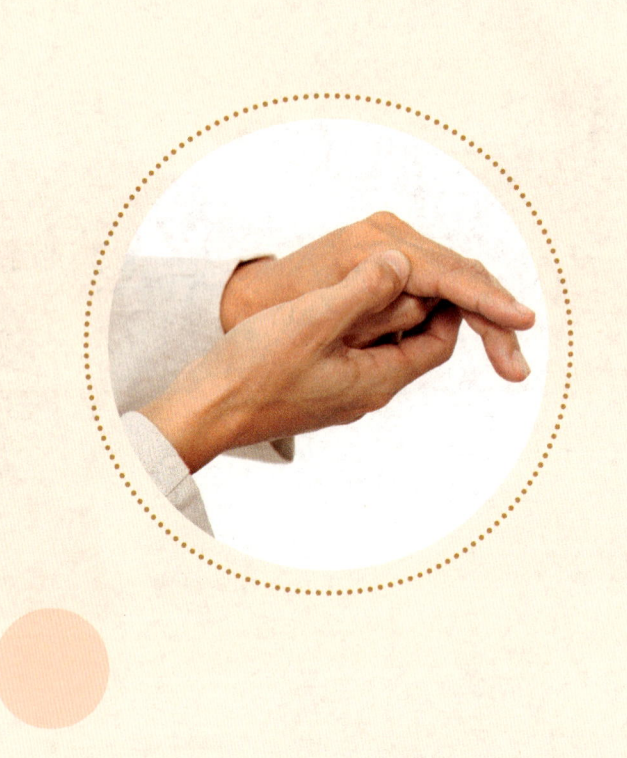

第四章

身体常见问题经络调理方

◎ 常见疼痛调理

◎ 消化系统疾病调理

◎ 五官科疾病调理

◎ 女性常见病调理

◎ 男性疾病调理

◎ 亚健康调理

常见疼痛调理

☁ 牙疼经络调理方

1. 上牙疼

快速自查方法：

以敲击或点揉的手法探查同侧腿部胃经的易堵点髀关穴、梁丘穴、内庭穴（第二脚趾与第三脚趾之间的趾蹼缘处），找到疼痛点。

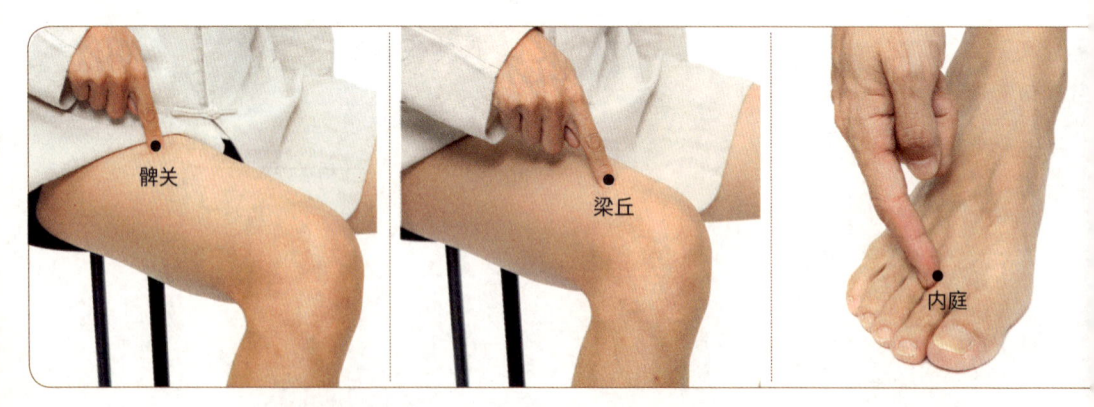

胃经易堵点——髀关穴、梁丘穴、内庭穴

快速自疗方案：

在探查到的痛点处敲击或点揉 3～5 分钟，直至牙痛减轻。

2. 下牙疼

快速自查方法：

以敲击或按揉的手法探查同侧手臂大肠经上的易堵点手五里穴、手三里穴、合谷穴，找到疼痛点。

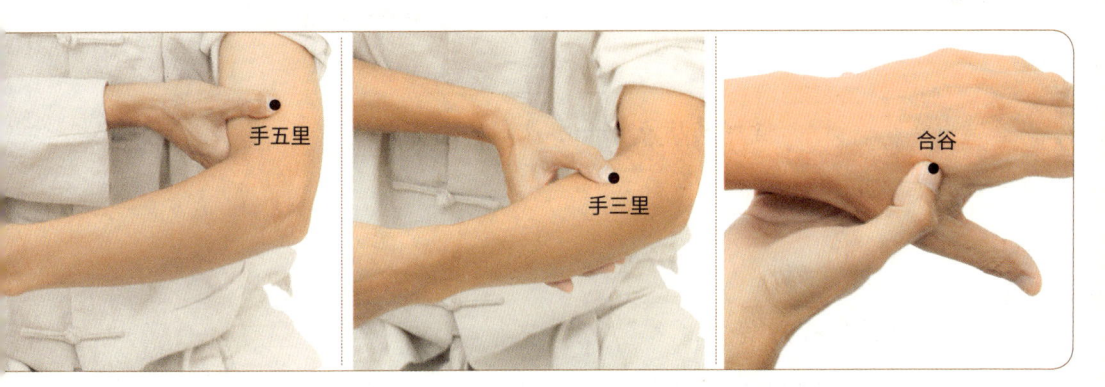

大肠经易堵点——手五里穴、手三里穴、合谷穴

快速自疗方案：

在探查到的痛点处敲揉 3～5 分钟，直至牙痛减轻。

3. 牙齿松动或咀嚼时牙疼

快速自查方法：

以点揉手法探查同侧肾经上的易堵点水泉穴、照海穴，找到疼痛点。

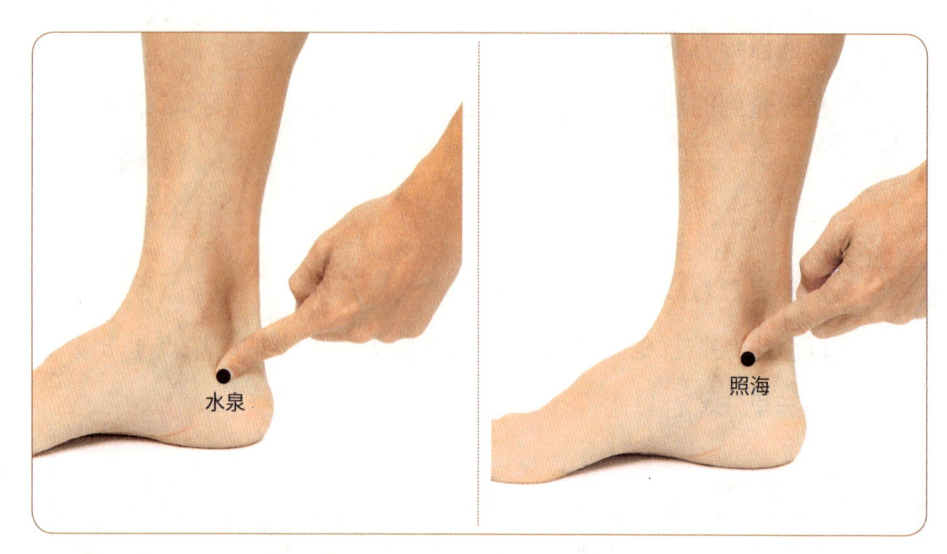

肾经易堵点——水泉穴、照海穴

快速自疗方案：

在探查到的痛点处按揉 3～5 分钟，直至牙痛减轻。

【见效时间】当时。

【说明】

根据"经脉所过，主治所及"的原则，胃经走上牙，而大肠经走下牙，所以上牙疼与胃经有关，下牙疼与大肠经有关。《黄帝内经·灵枢·经脉》中讲："大肠手阳明之脉……入下齿中，还出挟口……胃足阳明之脉……上入齿中，还出挟口，环唇，下交承浆……"。

如果有牙齿松动，可以增加肾经易堵塞穴位的疏理。

偏头痛经络调理方

快速自查方法：

以敲击或点揉的手法探查同侧三焦经上的易堵点四渎穴、消泺穴、翳风穴，以及胆经上的肩井穴、风市穴、悬钟穴、足临泣穴，找到疼痛点。

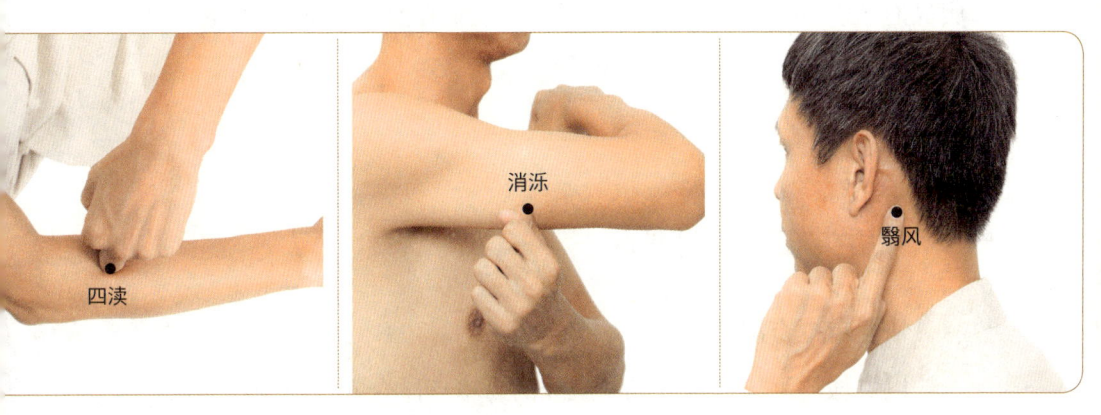

三焦经易堵点——四渎穴、消泺穴、翳风穴

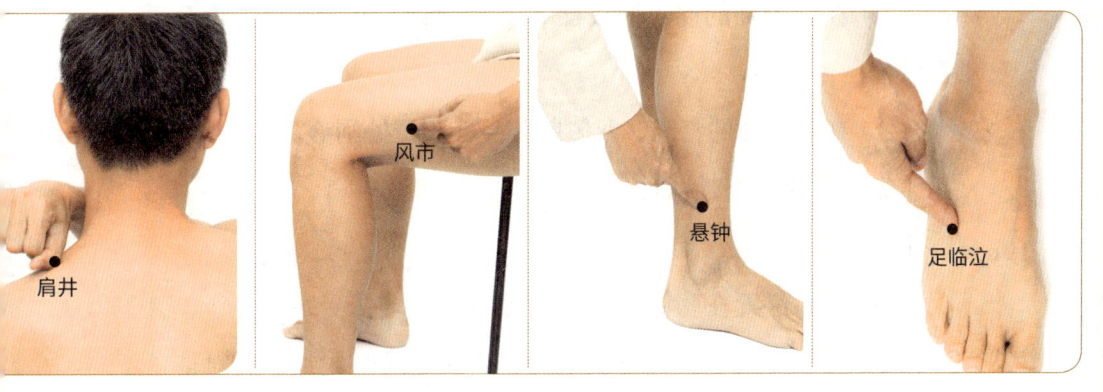

胆经易堵点——肩井穴、风市穴、悬钟穴、足临泣穴

快速自疗方案：

在探查到的痛点处敲揉 3～5 分钟，每日 2 次。坚持几日，直至痛感减轻。

【见效时间】 3 日内。

【说明】

偏头痛的位置在三焦经、胆经的循行路线上，因此与三焦经、胆经有关，如果晚上 9 点钟（三焦经气血旺盛的时间）加重，更说明是三焦经、胆经堵塞所致。

后头痛经络调理方

快速自查方法：

以点揉的手法探查双侧膀胱经的易堵点昆仑穴，找到疼痛点。

快速自疗方案：

（1）在探查到的痛点处按揉 3～5 分钟。坚持几日，直至痛感减轻。

（2）在颈项部的督脉、双侧膀胱经、胆经处刮痧。

【见效时间】 当时见效。

【说明】

后头痛的位置在膀胱经的循行路线上，多在受寒后发作，且多数人伴有颈僵现象，经常表现为午后 3 点的时候加重。对待这种头痛，首选膀胱经的易堵塞穴位昆仑穴，然后在颈项部的督脉、双侧膀胱经、双侧胆经处刮痧，清除聚集在肌表的邪气。

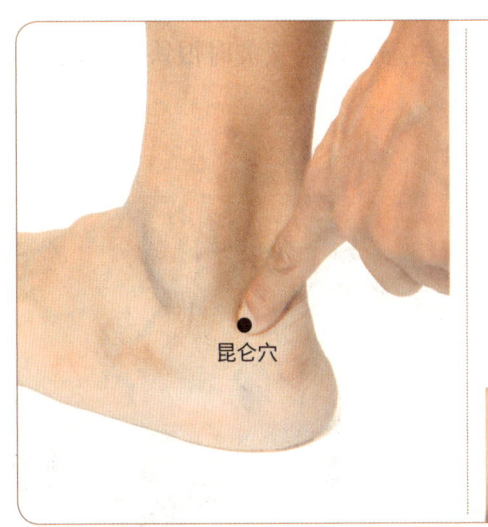

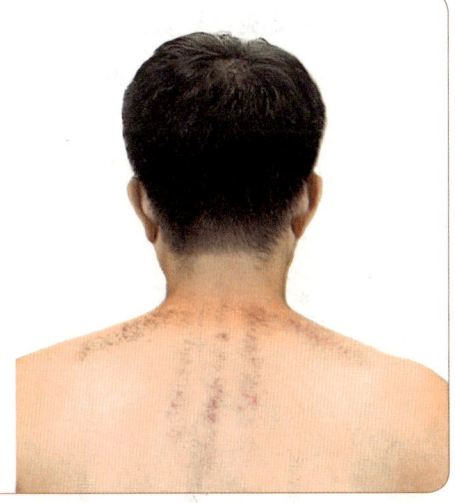

膀胱经易堵点——昆仑穴　　　督脉、膀胱经、胆经刮痧

🌤 前额痛经络调理方

快速自查方法：

以敲揉的手法探查双侧胃经的易堵点髀关穴、梁丘穴，找到疼痛点。

快速自疗方案：

（1）在探查到的痛点处敲揉3～5分钟，每日2次。坚持几日，直至痛感减轻。

（2）中脘穴（位于人体上腹部前正中线上，当脐中上4寸处）是任脉的穴位。前额疼痛时用食指点揉，如有痛感则继续按揉至不痛为止。如果与受寒有关，艾灸中脘穴可以平衡中焦脾胃的寒气。每次艾灸，要灸到胃部充满温热感。如果艾灸时很快腹内温热，说明寒热平衡了，此时可以停灸。

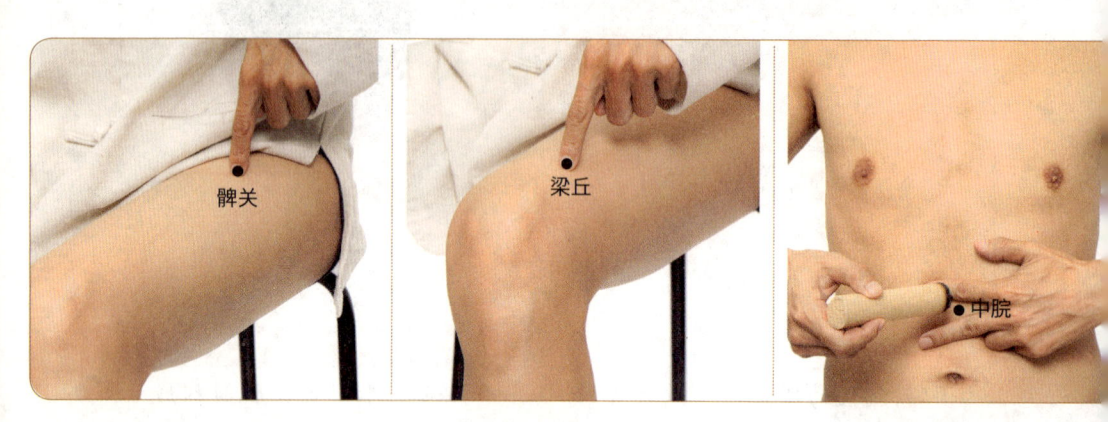

胃经易堵点——髀关穴、梁丘穴　　　艾灸中脘穴

【见效时间】 当日。

【说明】

胃经的循行路线经过前额，所以前额（眼眉上方）疼痛与胃经受损、堵塞有关；疏理胃经易堵塞穴位，恢复胃的功能后可以缓解。

巅顶头痛经络调理方

快速自查方法：

敲击或点揉双侧肝经的阴包穴、太冲穴，以及胆经的肩井穴、风市穴、足临泣穴，找到疼痛点。

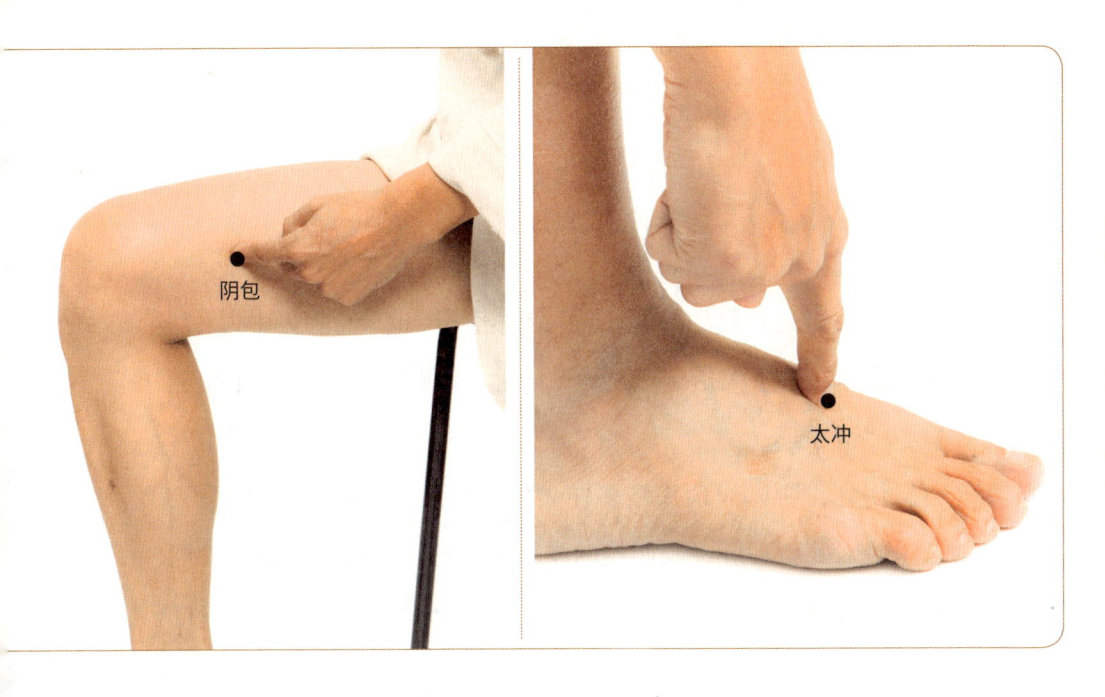

肝经易堵点——阴包穴、太冲穴

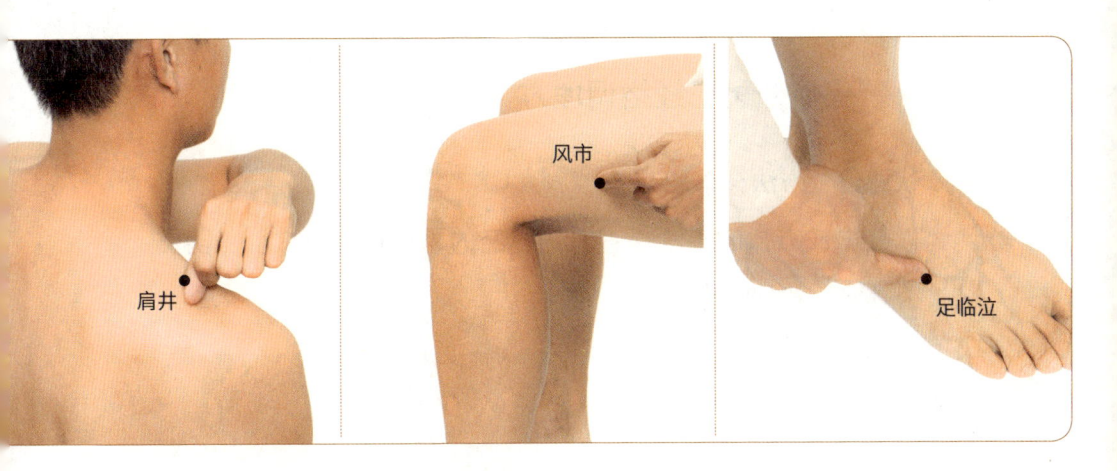

胆经易堵点——肩井穴、风市穴、足临泣穴

快速自疗方案：

在探查到的痛点处敲揉3～5分钟，每日2次。坚持几日，直至痛感减轻。

【见效时间】当日。

【说明】

巅顶头痛是肝经的问题。《黄帝内经·灵枢·经脉》中说："肝足厥阴之脉，起于大指丛毛之际……上入颃颡，连目系，上出额，与督脉会于巅。"

怒伤肝，所以巅顶头痛多在大怒之后发作。而肝胆相照，互为表里，因此疏理肝经及胆经的易堵塞穴位，恢复肝、胆的功能，对治疗巅顶头痛有效。如在疏理肝经、胆经时，出现打嗝、排气的情况，都属于正常现象。

"头痛如裹"经络调理方

快速自查方法：

以敲击或点揉的手法探查双侧脾经的易堵点地机穴、三阴交穴、公孙穴，找到疼痛点。

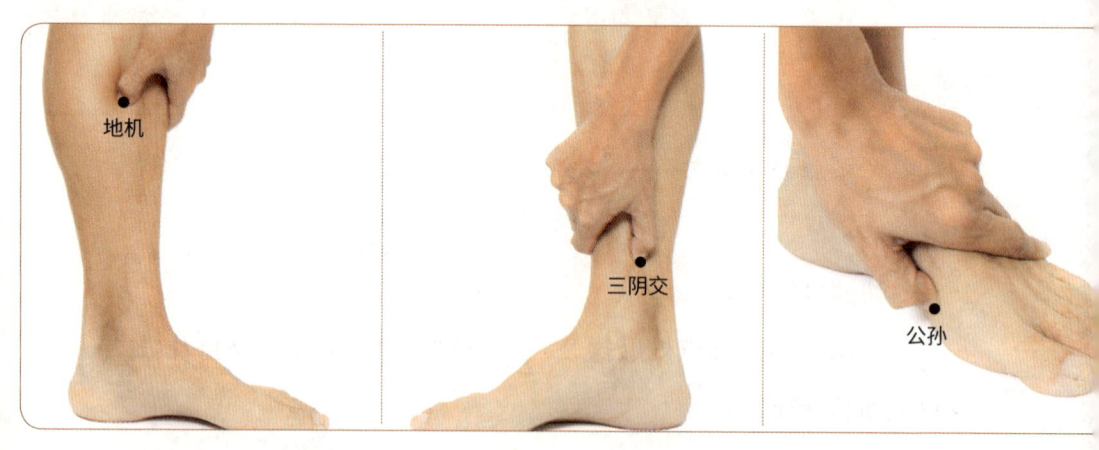

脾经易堵点——地机穴、三阴交穴、公孙穴

快速自疗方案：

在探查到的痛点处敲揉 3～5 分钟，每日 2 次。坚持几日，直至痛感减轻。

【说明】

有一种头痛，无固定部位，头昏昏沉沉，仿佛紧紧裹着一块布，术语称之为"头痛如裹"。这是脾虚湿盛所致，尤其在夏季以南方人多见。在疏理脾经的同时，建议请当地中医当面详细辨证诊治，配合口服中药。

🌀 肩周炎经络调理方

快速自查方法：

以点揉的手法探查患侧小肠经的易堵点肩贞穴。

快速自疗方案：

（1）在探查到的痛点处按揉 3～5 分钟，直至痛感减轻。

（2）在天宗穴处拔罐 15 分钟，拔两天歇一天，待黑紫颜色消失可停止。

（3）用力点按对侧阴陵泉穴下 1 寸 5～10 分钟。

【见效时间】肩部肌肉不僵硬者，当时见效。

徒手祛百病

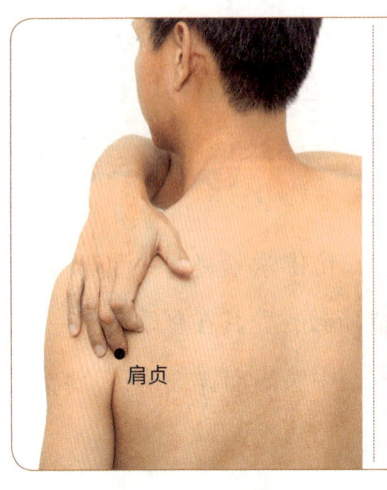

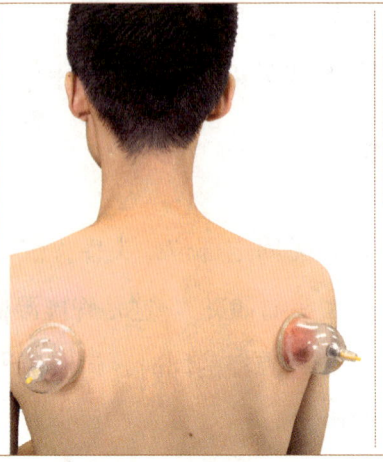

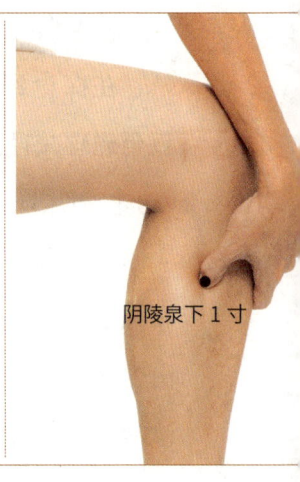

小肠经易堵点——肩贞穴　　　天宗穴拔罐　　　脾经易堵点——阴陵泉下

【说明】

　　肩周炎是令人十分痛苦的疾病。因肩关节活动受限，如欲增大活动范围，则会产生剧烈刺痛，严重时患肢不能梳头、洗脸和扣腰带。

　　中医称肩周炎为漏肩风、冻结肩，而小肠经堵塞，致使气血运行不畅是发生此病的重要因素。小肠经气血凝滞的主要诱因是寒凝，在肩周炎病人患侧小肠经的肩贞穴会有结节，用拇指点揉时刺痛难当，因此要忍痛揉开，待穴位处痛感下降后，方可见效。同时，在天宗穴处拔罐，如果颜色紫黑，说明寒气较重，可以坚持对此穴拔罐排寒、活血祛瘀，以促进局部气血的运行。

　　另外，在阴陵泉穴下1寸的位置有一个奇穴，被《董氏奇穴针灸》称为"天皇穴"。肩关节活动受限的患者，可以按照X型取穴法，即取对侧的穴位，拇指用力点住对侧阴陵泉穴下1寸，患者同时忍痛活动患肢，逐渐加大幅度，待指下穴位处疼痛减轻后，肩部的活动会明显加强。如果阴陵泉穴下1寸痛感不明显，可向下探查，会在地机穴上0.5寸的位置有一处最痛点，这就是《董氏奇穴针灸》中所讲的"天皇副穴"，操作方法同上，多数情况效果立见。

坐骨神经痛（腰突）经络调理方

快速自查方法：

以敲揉的手法探查患侧胆经的风市穴、阳陵泉穴（膝关节外下方，在腓骨小头前下方凹陷中）、悬钟穴、足临泣穴，点揉膀胱经的委中穴、昆仑穴、合阳穴、承山穴，以及肾经的大钟穴、水泉穴、照海穴，找到疼痛点。

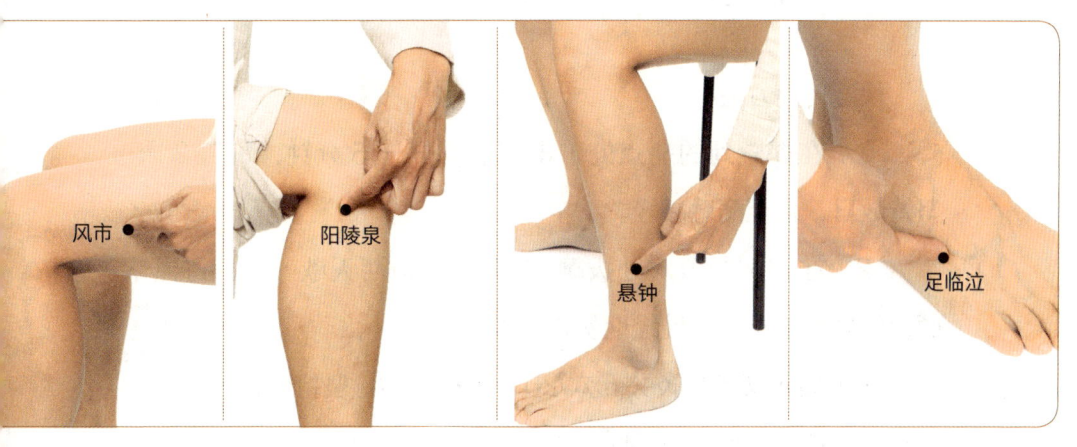

胆经易堵点——风市穴、阳陵泉穴、悬钟穴、足临泣穴

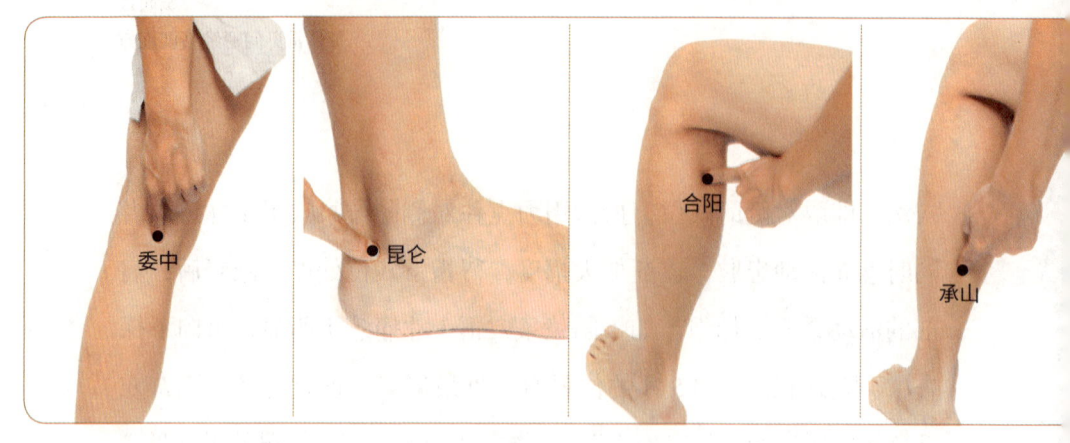

膀胱经易堵点——委中穴、昆仑穴、合阳穴、承山穴

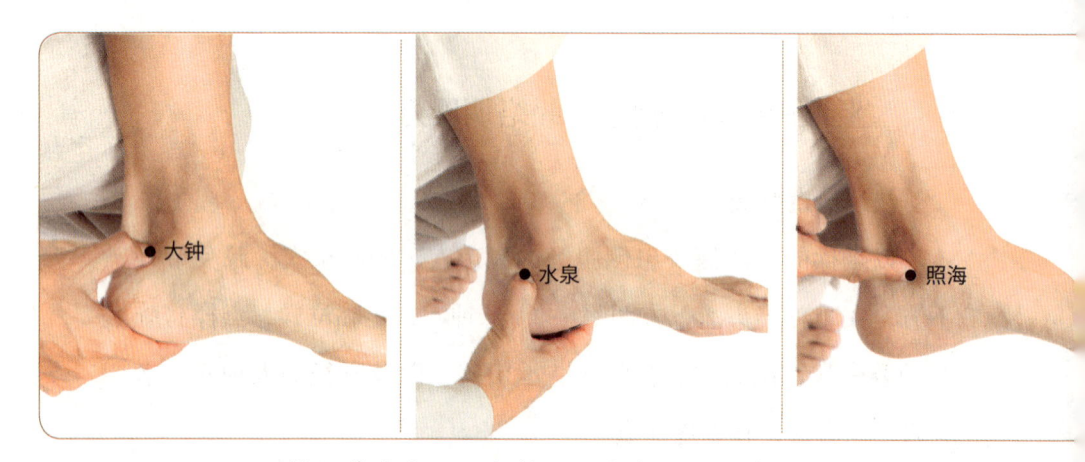

肾经易堵点——大钟穴、水泉穴、照海穴

快速自疗方案：

（1）在探查到的痛点处敲击或点揉3～5分钟，每日2次。坚持数日，直至痛感减轻。

（2）在双侧肾俞穴处拔罐15分钟，拔两天歇一天，待黑紫颜色消失可停止（女性经期勿拔罐）。

（3）晨起艾条悬灸关元穴20～30分钟，坚持数日，待艾灸2～3分钟全腹皆有热感时方可停止。

【见效时间】3～7天。

第四章
身体常见问题经络调理方

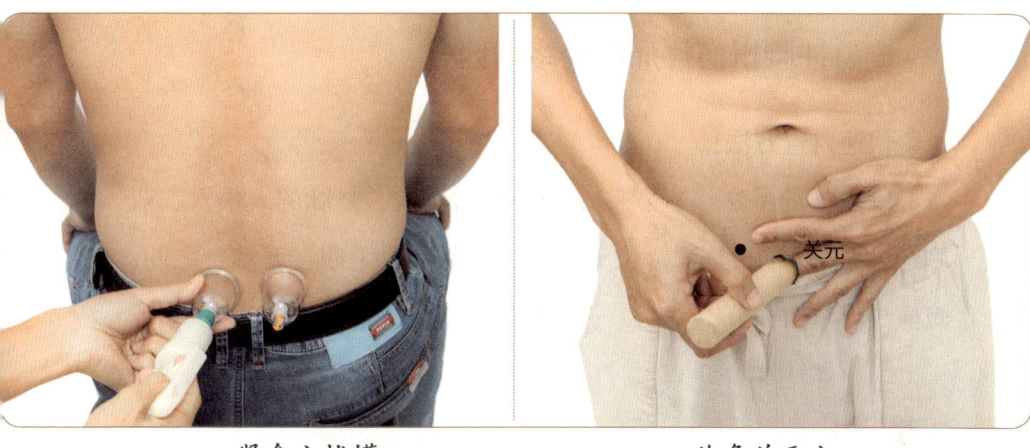

肾俞穴拔罐　　　　　艾灸关元穴

【说明】

坐骨神经痛的疼痛部位常见于腰部、臀部、大腿后侧、小腿后外侧和足外侧。按照经脉的循行路线，下肢后侧是膀胱经的领地，下肢外侧是胆经的区域，因此自我调理时首先疏通胆经、膀胱经。另外，膀胱与肾是表里关系，而坐骨神经痛常与腰椎间盘突出症有关联，疏通肾经、温补肾阳也是缓解坐骨神经痛和"腰突症"的常用方法。

在肾俞穴处拔罐，艾灸关元穴，有强腰固肾、温补肾阳的作用，对于缓解腰肌紧张、下元虚冷效果明显。

膀胱经、胆经易受寒邪侵袭，坐骨神经痛患者平时要注意避寒。而"寒主收引"，影响气血的运行，进而导致局部肌肉因细胞失养而拘挛疼痛。同时，要注意保护腰部，活动幅度不要太大，而不顾自身能力的盲目锻炼也是不可取的。

徒手祛百病

急性腰扭伤疼痛的经络调理方

快速自查方法：

以点揉的手法探查双侧小肠经的后溪穴、督脉的人中穴、双侧经外奇穴"腰痛点"（位于第二、三掌骨及第四、五掌骨之间，腕横纹与掌指关节中点处，一侧两穴）。

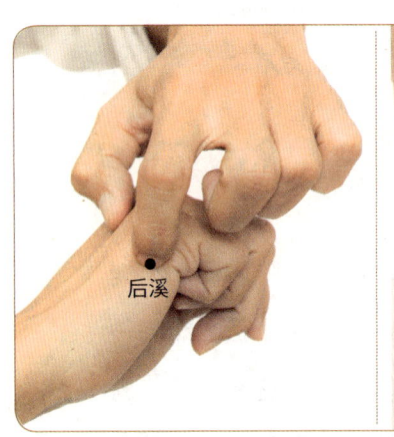

小肠经易堵点——后溪穴　　督脉易堵点——人中穴　　经外奇穴——"腰痛点"

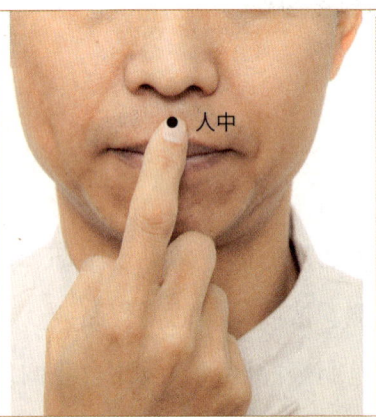

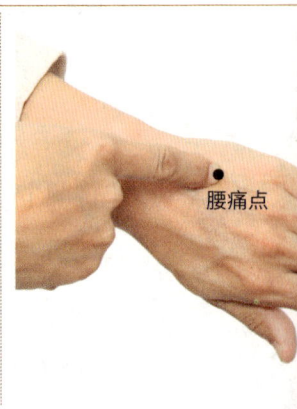

快速自疗方案：

在探查到的疼痛点点揉3～5分钟，边点揉边晃动腰部，直至腰部活动幅度增大为止。

【见效时间】当时见效。

【说明】

急性腰扭伤可以采取疏理经络易堵穴位的方法来缓解疼痛，

以促进受损组织的恢复。当然，在操作前应该排除腰椎骨骼没有骨折等问题。

人中穴，又叫水沟穴，位于鼻唇沟上 1/3 与下 2/3 的交界处，按揉时用食指的指肚稍微用力点揉，切勿用指甲，以免损伤皮肤。而点揉后溪穴和"腰痛点"时，痛感越强烈见效越快。值得注意的是，探查、点揉这三个穴位时均要轻扭腰部，并逐渐增大幅度，随着穴位痛感的减轻，腰部的痛感会逐渐下降。

另外，腰为肾之府，腰部损伤，需要补益肾气来帮助恢复腰部肌肉。眼角内侧是膀胱经的起点，膀胱经在腰部的路线正好经过肾区，而盐水是咸的，按照"酸、苦、甘、辛、咸"五味的对应关系，咸味入肾，有强壮肾气的作用，所以，在眼角内侧点几滴淡盐水是强腰固肾的简便方法。

如上述方法操作及时、得当，可以立即缓解急性腰扭伤的疼痛。

膝关节肿痛经络调理方

快速自查方法：

以敲揉的手法探查患侧膀胱经的委中穴、合阳穴，胆经的风市穴、阳陵泉穴，胃经的髀关穴，以及肝经的阴包穴，找到疼痛点。

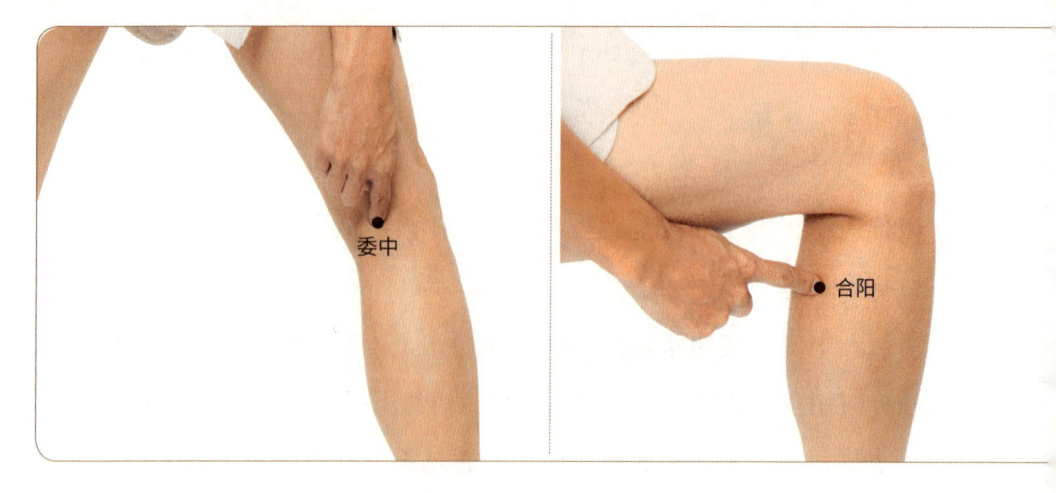

膀胱经易堵点——委中穴、合阳穴

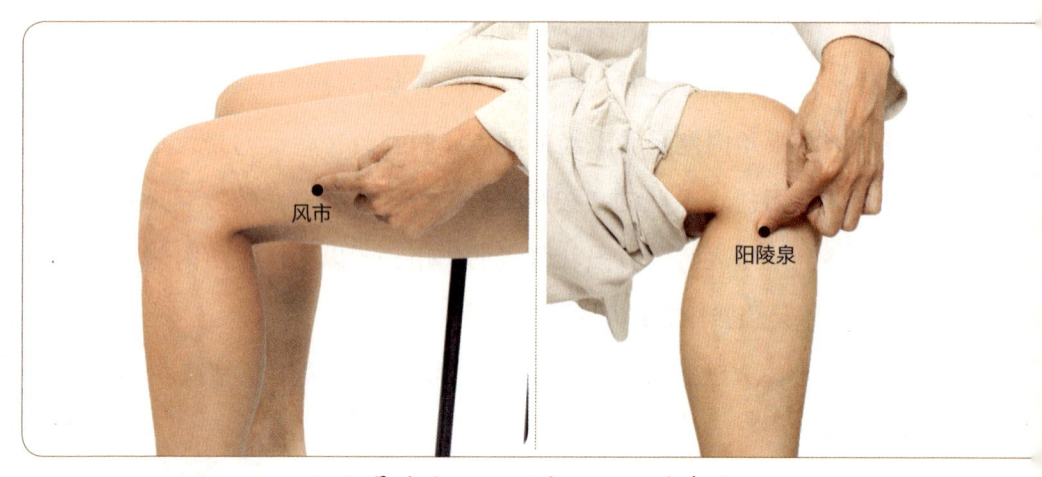

胆经易堵点——风市穴、阳陵泉穴

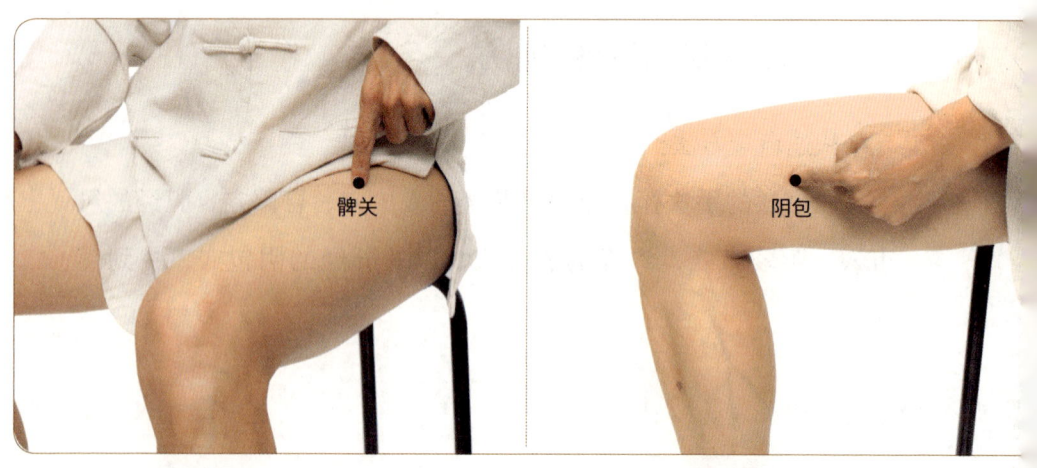

胃经易堵点——髀关穴　　　　　肝经易堵点——阴包穴

快速自疗方案：

（1）在探查到的痛点处按揉3~5分钟，每日2次。坚持几日，待穴位处痛感下降，症状会缓解。

（2）在膝关节上下左右缝隙拔罐，每次拔10分钟，拔两天歇一天，至罐痕彻底消失为止。

【见效时间】3~5天。

【说明】

膝关节肿痛者，老年人多见。通过影像学的检查，排除骨头的退行性改变，只要是软组织损伤导致的膝关节肿痛，就可以通过疏理经络易堵穴位的方法来自我调理。当然，在点揉委中穴、阳陵泉穴、风市穴时会十分疼痛，只有把这些痛点揉开，气血才能顺畅运行。同时，尽可能减少骑车、爬山等需要跳跃和反复上下的活动，这些运动方式都可能引发膝关节问题。对膝关节肿痛患者来说，天气转冷时可以将粗盐与艾绒炒热，装在布袋里热敷关节，每日操作可以温经通络。

痛风经络调理方

快速自查方法：

以点揉的手法探查双侧肾经的大钟穴、水泉穴、照海穴，肝经的阴包穴、太冲穴，以及小肠经的后溪穴；掐揉心经的"蝴蝶袖"、少海穴、"腕部四穴"；点揉脾经的地机穴、公孙穴、太白穴，找到疼痛点。

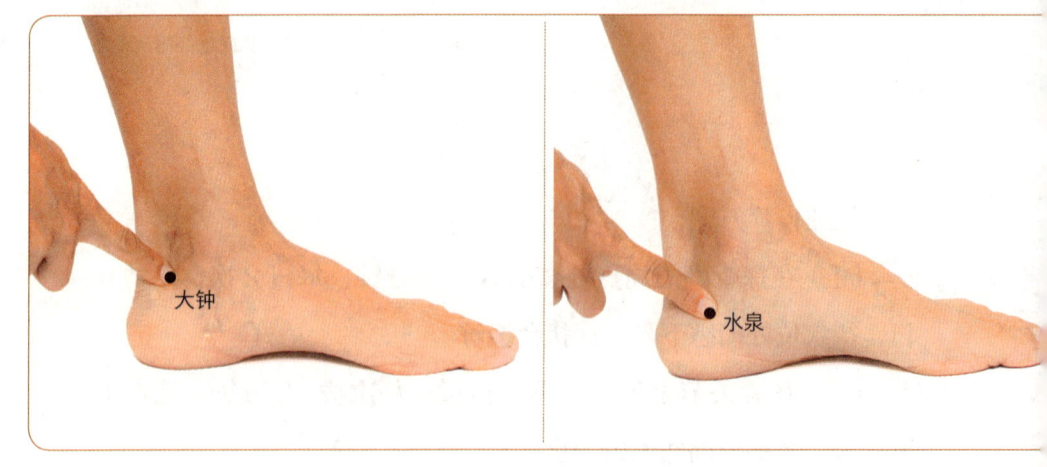

肾经易堵点——大钟穴、水泉穴

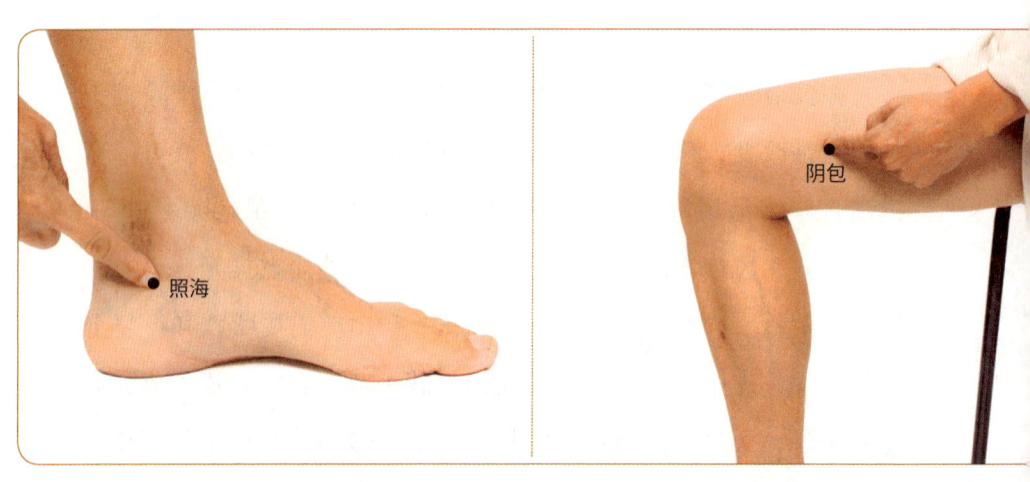

肾经易堵点——照海穴

肝经易堵点——阴包穴

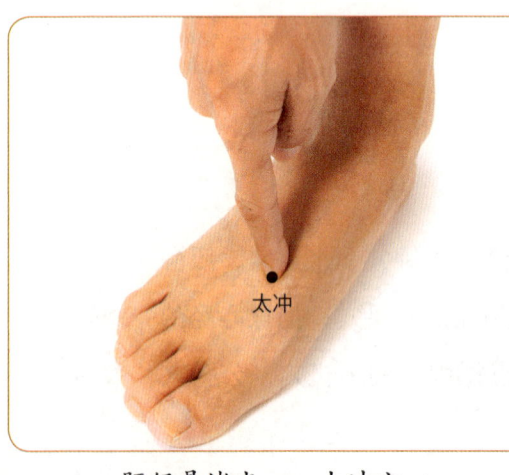

肝经易堵点——太冲穴

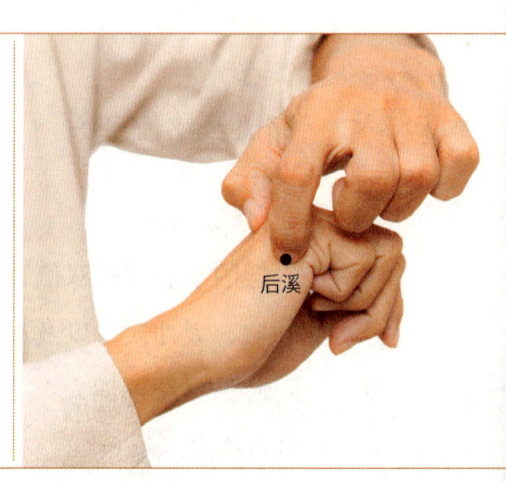

小肠经易堵点——后溪穴

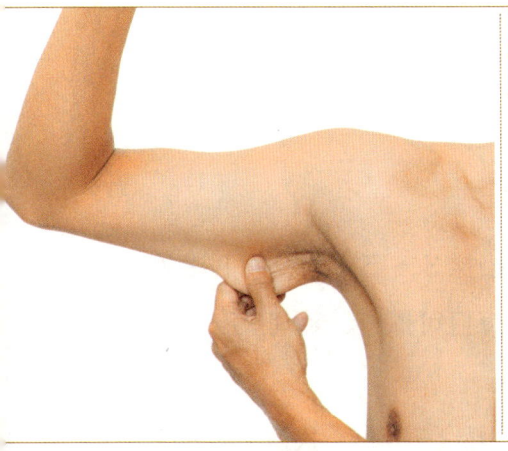

掐揉"蝴蝶袖" 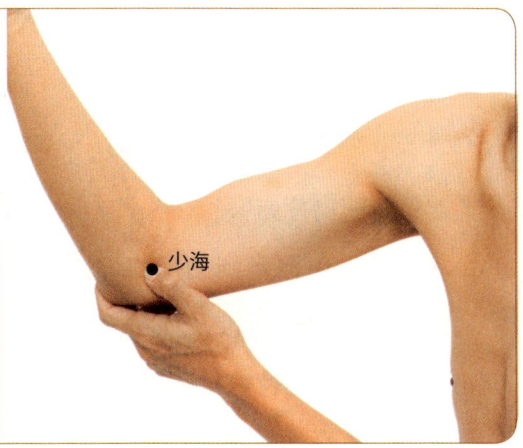　　　　　　　　　心经易堵点——少海穴

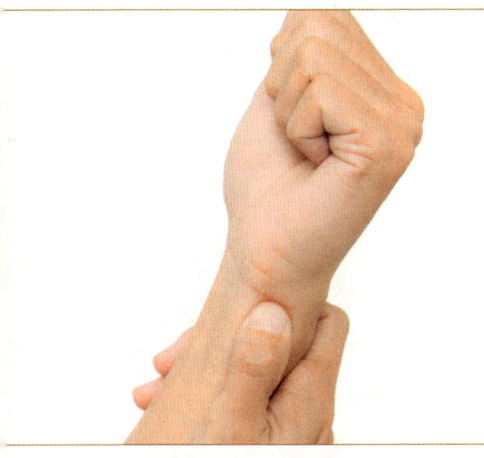

心经易堵点——"腕部四穴" 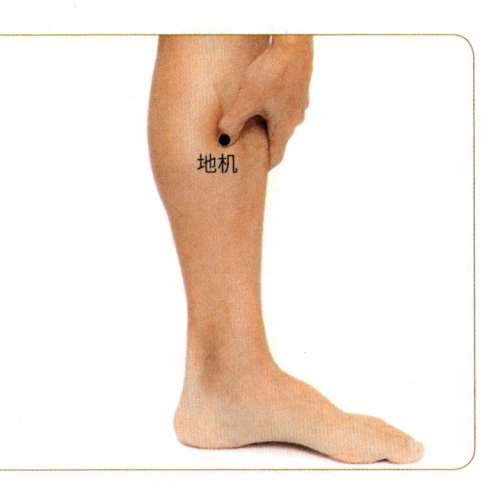　　　脾经易堵点——地机穴

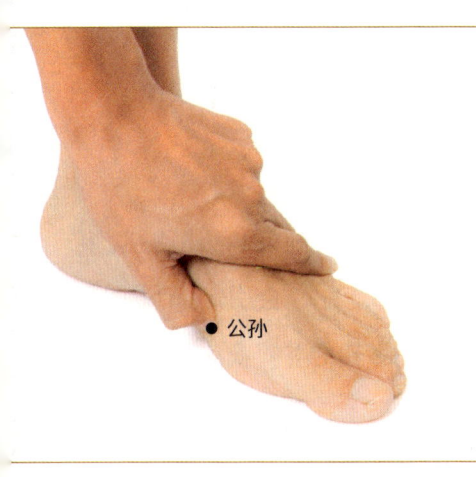

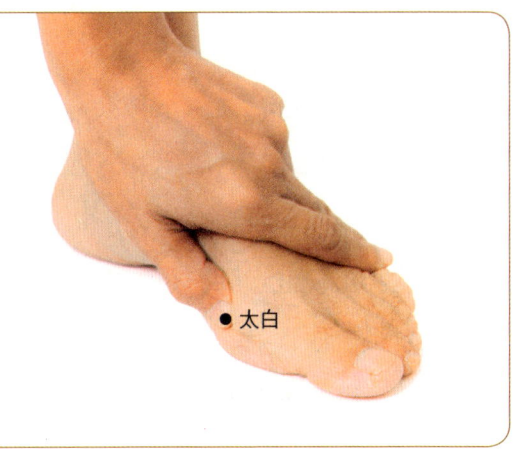

脾经易堵点——公孙穴、太白穴

快速自疗方案：

（1）在探查到的痛点处点揉或掐揉3~5分钟，每日2次。如果病情复杂，涉及脏腑多，那么每日可探查、疏理三条经络，隔日更换。坚持数日，直至痛感减轻。

（2）在两侧小肠经的天宗穴各拔罐15分钟，拔两天歇一天，待紫黑色罐痕消褪时方能停止。

（3）每日晨起艾灸关元穴30分钟，坚持数日，待艾灸2~3分钟时全腹便充满热感方可停止。

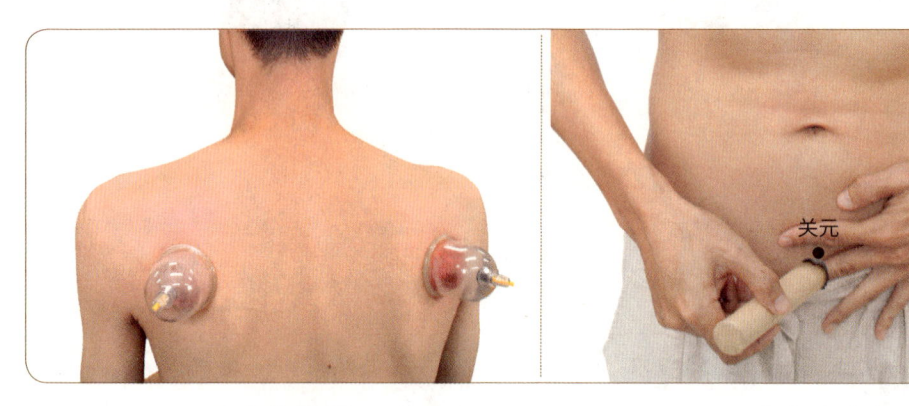

天宗穴拔罐　　　　　　　　艾灸关元穴

【见效时间】7~15天。

【说明】

痛风发作时相当痛苦，其临床表现为痛风性关节炎和关节畸形，会出现红、肿、热、痛的症状，如不及时治疗，会引起痛风性肾炎、尿毒症、肾结石等多种并发症。痛风多在夜间及凌晨突发，采用上述方法治疗，1~2周即可缓解。

消化系统疾病调理

口臭经络调理方

快速自查方法：

以敲击或掐揉的手法探查双侧胃经的髀关穴、内庭穴，心经的"蝴蝶袖"、少海穴、"腕部四穴"；点揉心包经的天泉穴、"肘下2寸"和双侧大肠经的手五里穴、手三里穴、合谷穴，找到疼痛点。

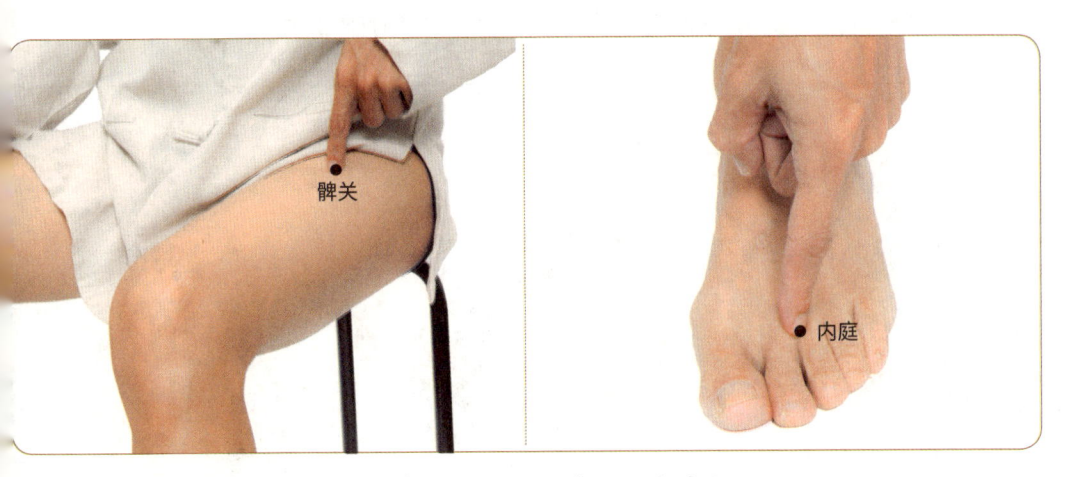

胃经易堵点——髀关穴、内庭穴

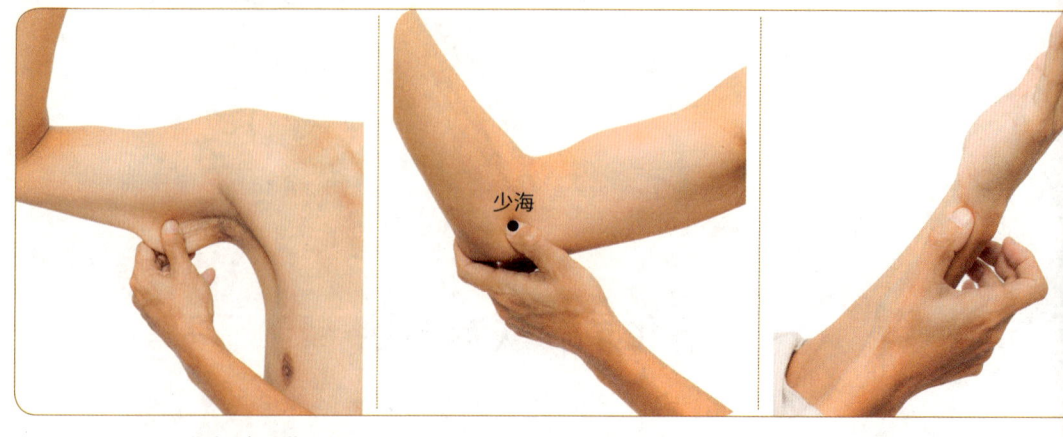

掐揉"蝴蝶袖" 　　　　　心经易堵点——少海穴、"腕部四穴"

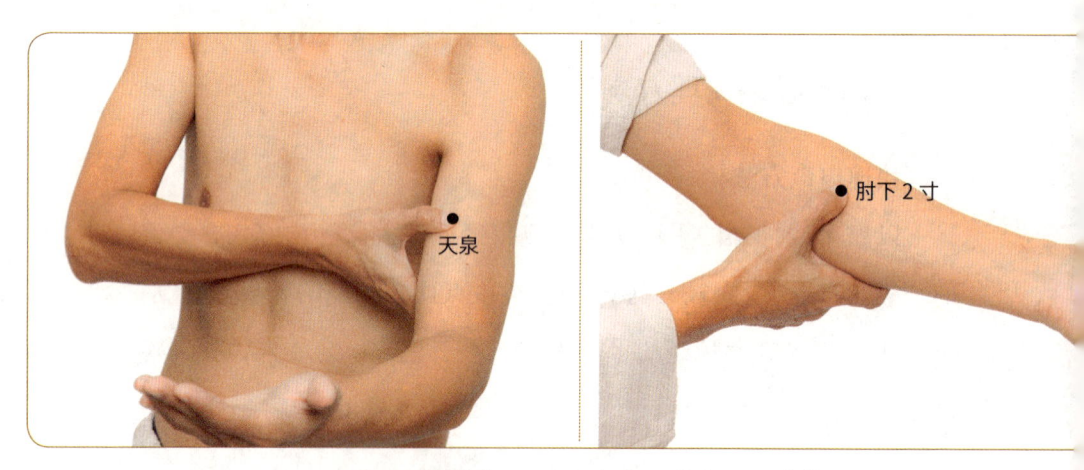

心包经易堵点——天泉穴、"肘下2寸"

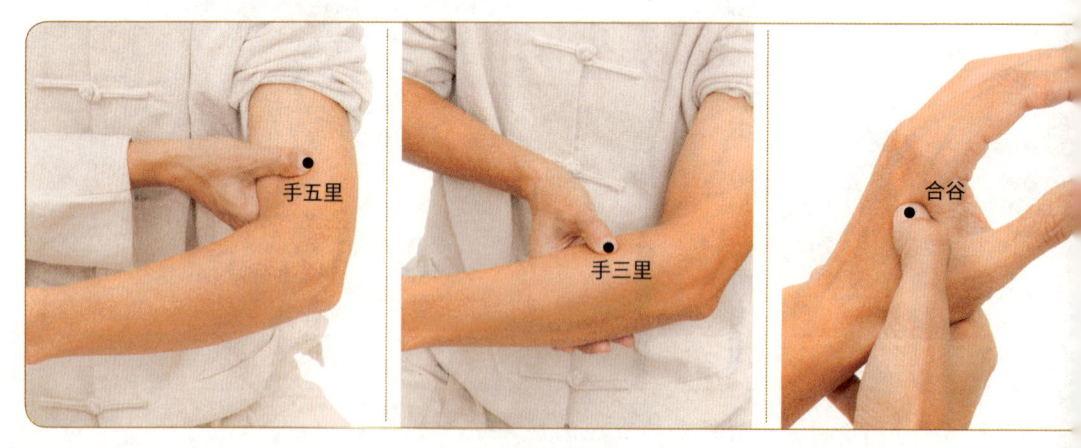

大肠经易堵点——手五里穴、手三里穴、合谷穴

快速自疗方案：

在探查到的痛点处按揉 3~5 分钟，每日 2 次。坚持一周，直至痛感减轻，痛苦缓解。

【见效时间】3 天。

【说明】

中医认为口臭的根源在肠胃。口腔位于整个消化系统（食管、胃、小肠、大肠等）的上口，如果胃肠功能异常，吃进来的食物在胃肠消化、储留、发酵的时间过长，结果味道就返上来了。食物残渣反复发酵会产生毒素，而毒素入血就会伤害其他脏腑。

想口气清新，恢复胃肠功能是正道。内庭穴是清胃火的常用穴位，疏通大肠经使其气血运行顺畅，促进肠道蠕动。另外，口臭属于火，清心火也是必要的。疏通心经、心包经，既清口气，又保护心脏，一举两得。

☁ 打嗝经络调理方

快速自查方法：

以敲揉的手法探查双侧心包经的易堵点天泉穴、"肘下 2 寸"，找到疼痛点。

快速自疗方案：

（1）在探查到的痛点处敲揉 3~5 分钟，直至痛感减轻。

（2）在膈俞穴（肩胛骨下角水平线与脊柱相交椎体处，下缘旁开 2 横指）处刮痧。

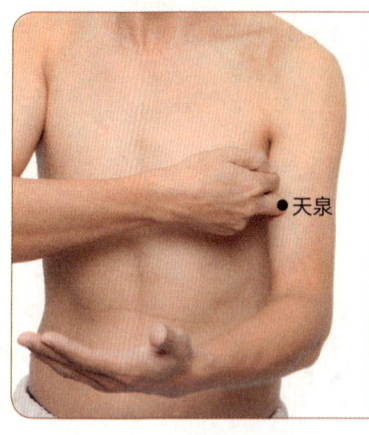

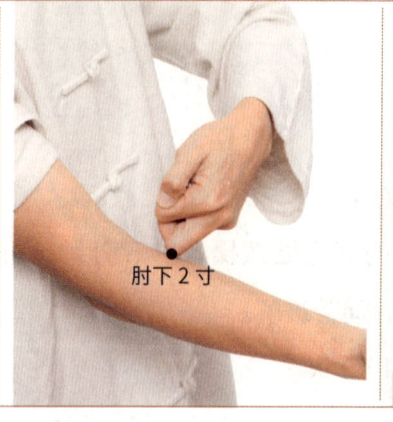

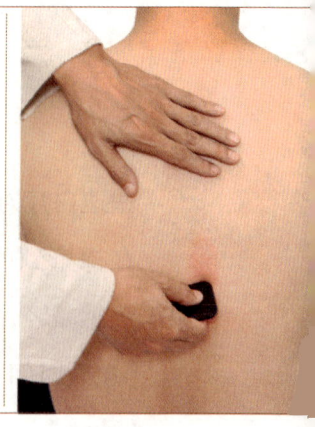

心包经易堵点——天泉穴、"肘下2寸"　　　　膈俞穴刮痧

【见效时间】当时见效。

【说明】

打嗝属于气机上逆，由膈肌痉挛引起，疏通膀胱经的易堵塞穴位膈俞穴，有理气解郁的作用。

另外，取嚏法也是利气机的好方法：将卫生纸旋转拧紧做成2个3毫米左右粗细的纸捻，同时伸进鼻子里面轻轻刺激鼻腔黏膜，当发痒的时候取出，打了一个喷嚏后，再重复操作，直到喷嚏没有为止。

厌食经络调理方

快速自查方法：

以敲击或掐揉的手法探查双侧心经的"蝴蝶袖"、少海穴、"腕部四穴"，脾经的地机穴、公孙穴、太白穴，以及胃经的髀关穴、丰隆穴；点揉胃经的天枢穴（位于人体中腹部，肚脐向左右三指宽处）和任脉的中脘穴，找到疼痛点。

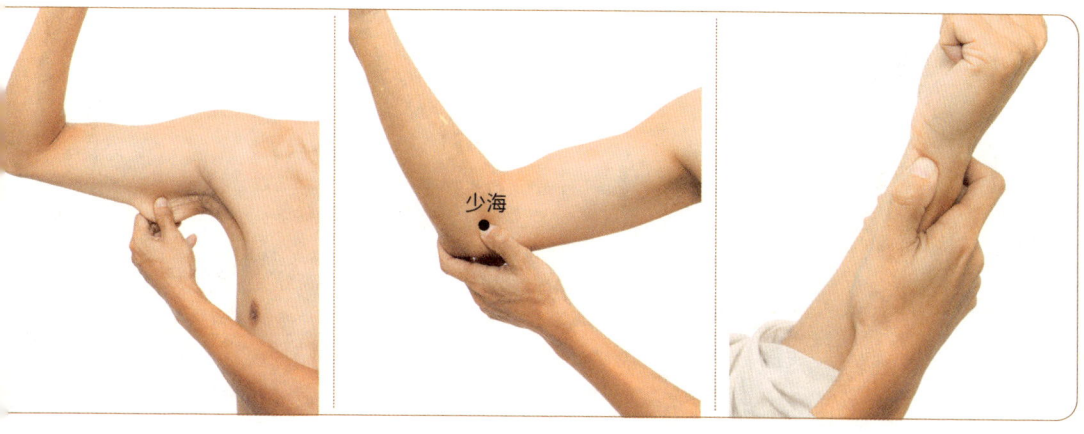

掐揉"蝴蝶袖"　　　　心经易堵点——少海穴、"腕部四穴"

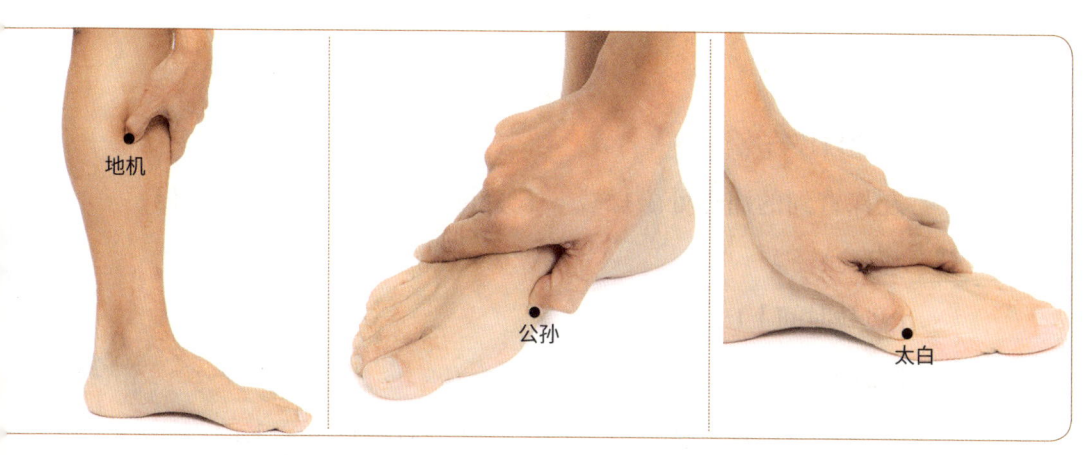

脾经易堵点——地机穴、公孙穴、太白穴

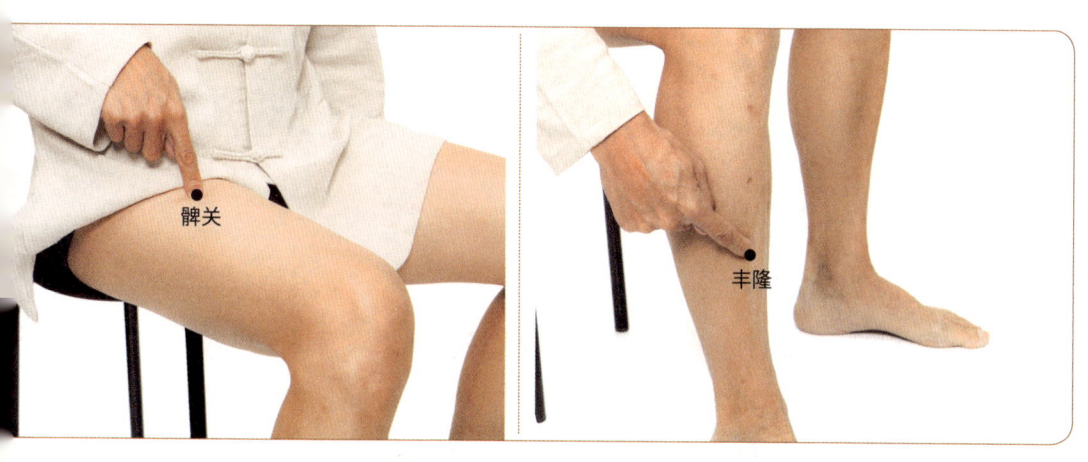

胃经易堵点——髀关穴、丰隆穴

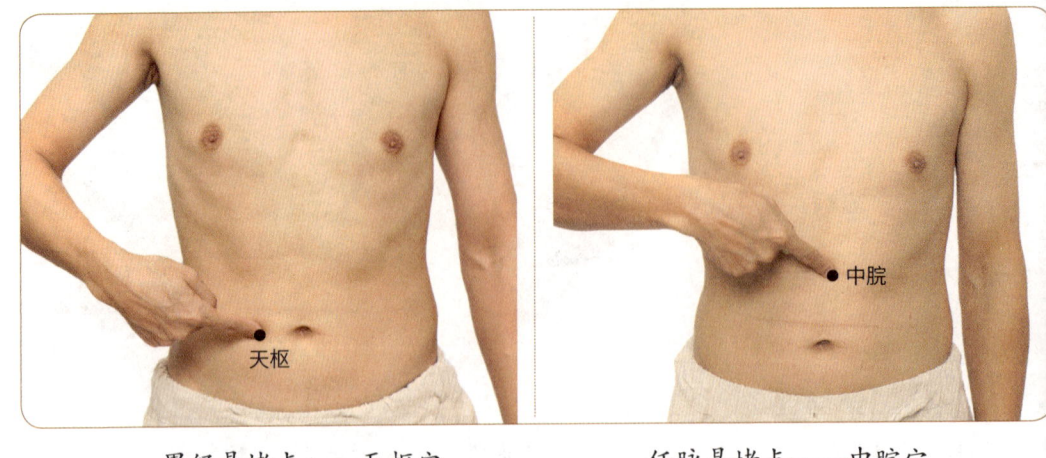

胃经易堵点——天枢穴　　　　任脉易堵点——中脘穴

快速自疗方案：

在探查到的痛点处敲揉 3～5 分钟，每日 2 次。坚持数日，直至痛感减轻。

【见效时间】15 天。

【说明】

上述经络调理方法可以帮助厌食症患者进行生理上的治疗，但形成厌食症的心理因素，则需要家人、朋友、社会的共同正确引导。

胃病经络调理方

快速自查方法：

以敲击或点揉的手法探查双侧胃经的髀关穴、足三里穴、内庭穴，脾经的地机穴、公孙穴、太白穴和肝经的阴包穴、太冲穴，以及心包经的天泉穴、"肘下2寸"，找到疼痛点。

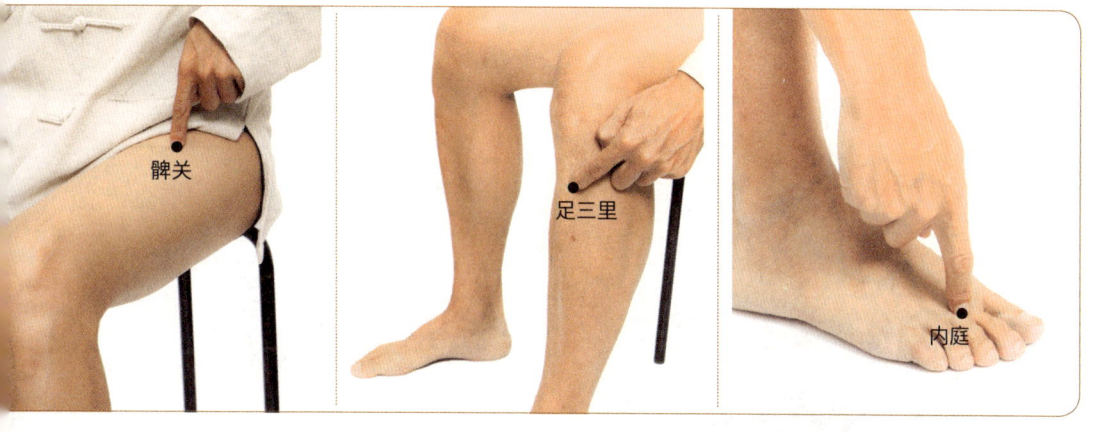

胃经易堵点——髀关穴、足三里穴、内庭穴

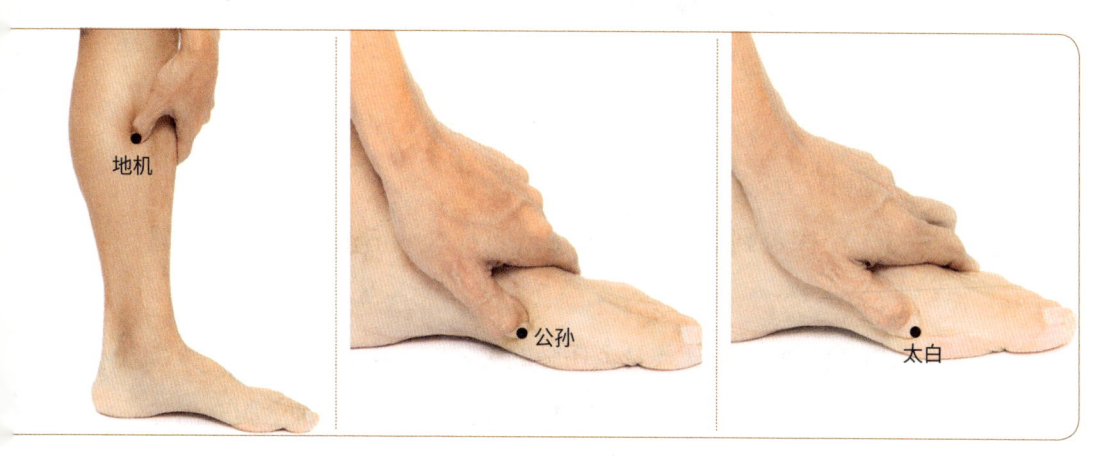

脾经易堵点——地机穴、公孙穴、太白穴

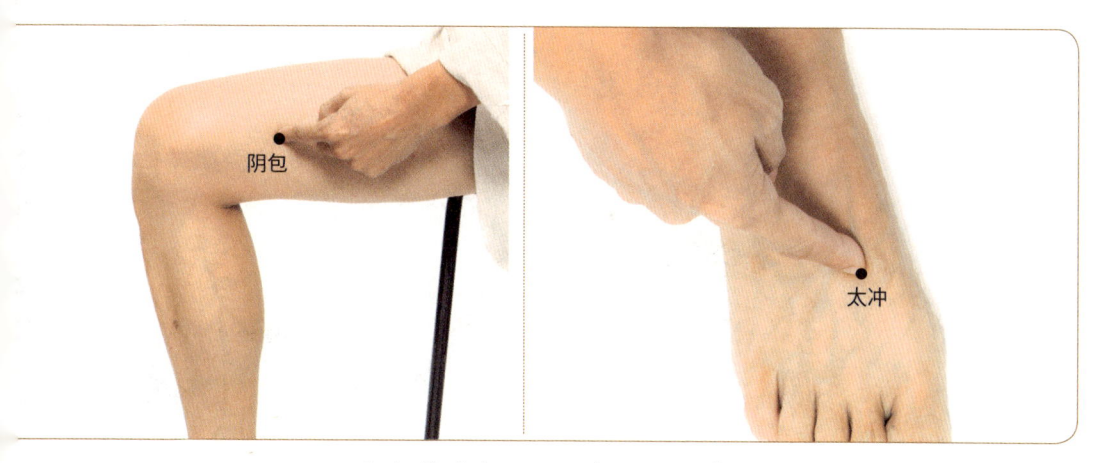

肝经易堵点——阴包穴、太冲穴

徒手祛百病

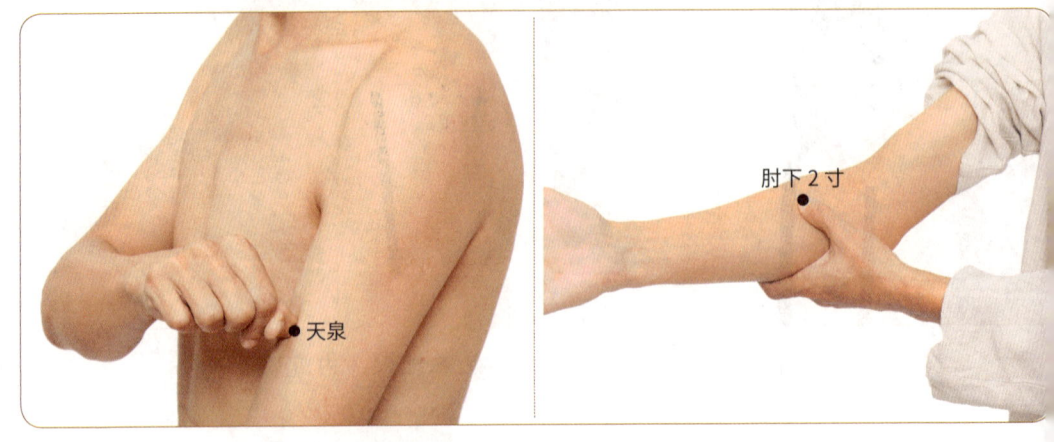

心包经易堵点——天泉穴、"肘下2寸"

快速自疗方案：

（1）在探查到的痛点处敲击或点揉3～5分钟，直至痛感减轻。

（2）晨起时，用艾条悬灸任脉的关元穴、中脘穴，每日一穴，交替进行，每次灸20～30分钟。待艾灸2～3分钟全腹充满热感时，可以停止。

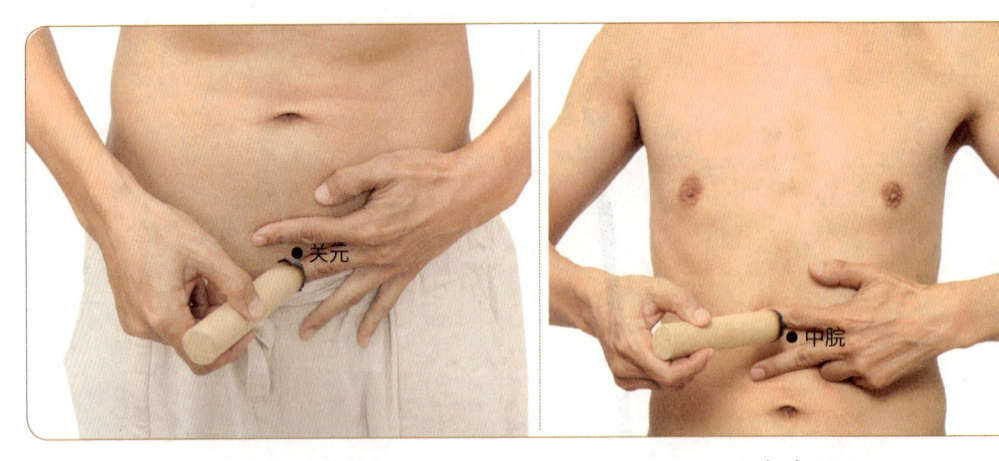

艾灸关元穴　　　　　　　　艾灸中脘穴

080

【见效时间】7～15天。

【说明】

胃病是许多病的统称，都有相似的症状，如上腹胃脘部不适、饭后饱胀、嗳气、反酸，甚至恶心、呕吐等。这些症状都可以按照上述方法辅助调理。

养胃，首先要管住嘴，做到食饮有节。此外，还要控制好情绪。脾胃属土，按照五行生克理论，木克土，肝气亢盛时，脾胃受克制，所以生活中有的朋友在发怒或生闷气后，导致胃病复发或加重。

曾经遇到一位胃溃疡患者，辨证调理了一段时间后，基本痊愈。可是，在三个月后的一天下午，他再次来找我，说胃部又痛又胀。问其原因，得知他上午与同事生气，结果胃病复发。这件事让我明白，如果没有舒缓的情绪，这个病是治不好的，因为医者可调形，但无法治心。保持一颗平常心，使情绪不受外界人、事、物所累，这需要我们提升修为，也是养护生命的正道。

便秘、便溏经络调理方

快速自查方法：

（1）以敲击、点揉的手法探查双侧大肠经的手五里穴、手三里穴、合谷穴，肺经的孔最穴、鱼际穴，以及脾经的地机穴、太白穴、公孙穴，找到疼痛点。

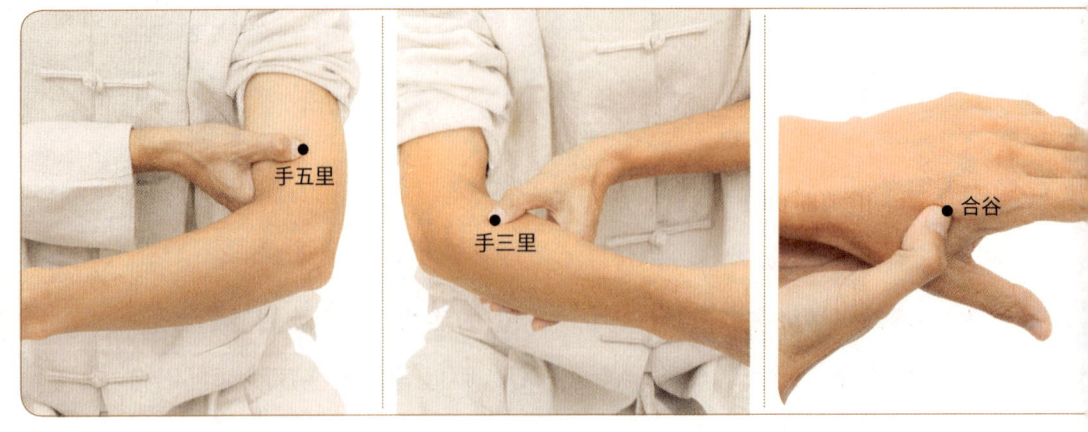

大肠经易堵点——手五里穴、手三里穴、合谷穴

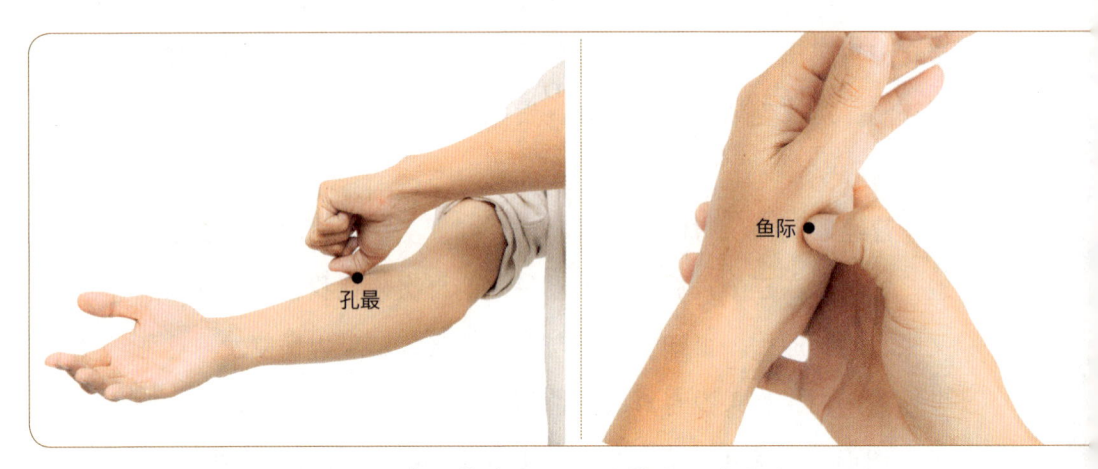

肺经易堵点——孔最穴、鱼际穴

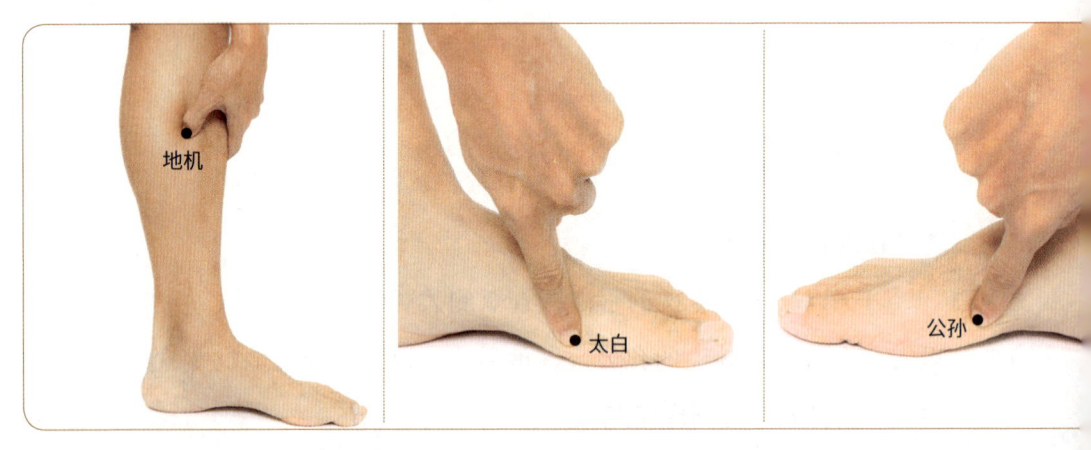

脾经易堵点——地机穴、太白穴、公孙穴

（2）点揉双侧脾经的大横穴（肚脐水平旁开4寸处）和胃经的天枢穴。

快速自疗方案：

（1）在探查到的痛点处敲击、按揉3～5分钟，每日2次。坚持数日，直至穴位痛感消失。

（2）在双侧膀胱经的肾俞穴处拔罐15分钟，拔两天歇一天，待黑紫颜色消失可停止（女性经期勿拔罐）。

（3）摩腹法。

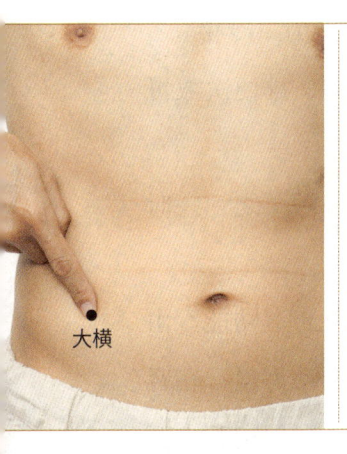

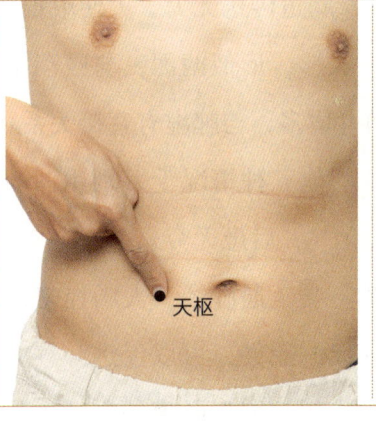

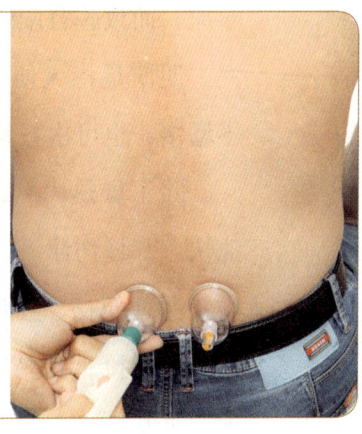

脾经易堵点——大横穴　　　胃经易堵点——天枢穴　　　肾俞穴拔罐

【见效时间】3～5天。

【说明】

便秘产生的原因有多种，包括燥热内结、气机郁滞、津液不足和脾肾虚寒等。

燥热内结是热结肠胃，耗伤津液或湿热下注大肠，使肠道燥热，伤津而便秘，这种便秘又称为"热秘"，伴有口臭、烦躁、舌红、脉数等症状。

气机郁滞由情志不舒、忧愁思虑、久坐少动、久病卧床等引起，致使大肠传导失职而成秘结，粪便不干燥，但排出困难是显著特点，所以又称为"气秘"。

津液不足是指因气血两虚、脾胃内伤、饮水量少、泻下伤阴等使大肠津亏失养，便行艰涩，所以称为"虚秘"，老年人居多。

脾肾虚寒是肾阳虚损，畏寒肢冷，或素有脾阳不足，又贪食寒凉，而致脾肾阳衰，肠道传送无力，大便艰难。此为"冷秘"。

便溏是指大便不成形，形似溏泥，与腹泻不同，排便次数可不增多，也可次数稍有增多，与脾虚有直接关系。

除了燥热内结，其他三种情况千万别用泻药一泻了之，一时痛快，却耗伤津液、元气，后患无穷。

调理便秘、便溏需要疏通脾经、大肠经来恢复肠道功能。由于肺主肃降，保持肺经的通畅，可以促进肺气的推动力量。在肾俞穴处拔罐有补肾的作用，增加肠道的推动力量；用食指和中指同时点揉天枢穴、大横穴 5 分钟，可以增强肠道功能。另外，坚持在睡前和晨起摩腹，可以改善胃肠功能，有利于肠蠕动和消化液的分泌，利于胃的纳谷和消化。

第四章
身体常见问题经络调理方

痔疮经络调理方

快速自查方法：

以敲击、点揉的手法探查双侧肺经的孔最穴和大肠经的手五里穴、手三里穴、合谷穴，找到疼痛点。

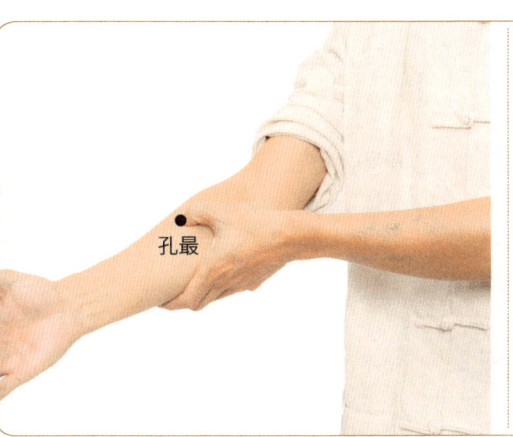

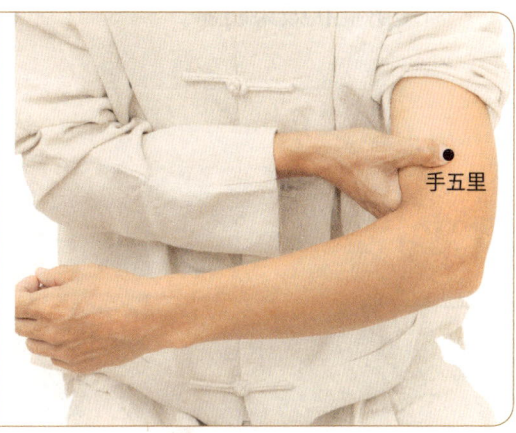

肺经易堵点——孔最穴

大肠经易堵点——手五里穴

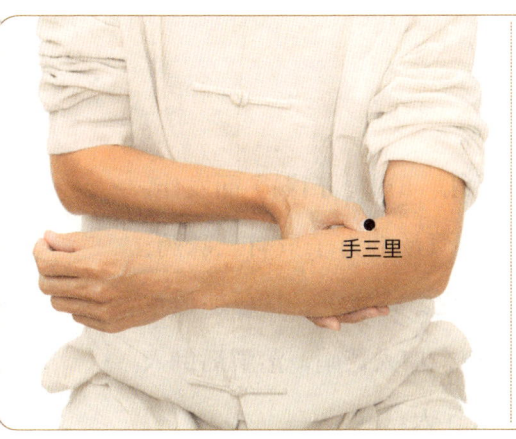

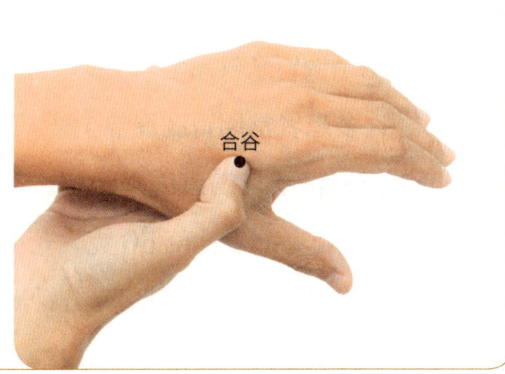

大肠经易堵点——手三里穴、合谷穴

085

快速自疗方案：

（1）在探查到的痛点处敲击、按揉3～5分钟，每日2次。坚持数日，直至痛感减轻。

（2）点揉食指外侧第三节（紧挨手掌）中点的痔疮点，常有刺痛，这是一个反应点，在此处点揉、刮痧均可，反复操作几日，对缓解症状效果明显。

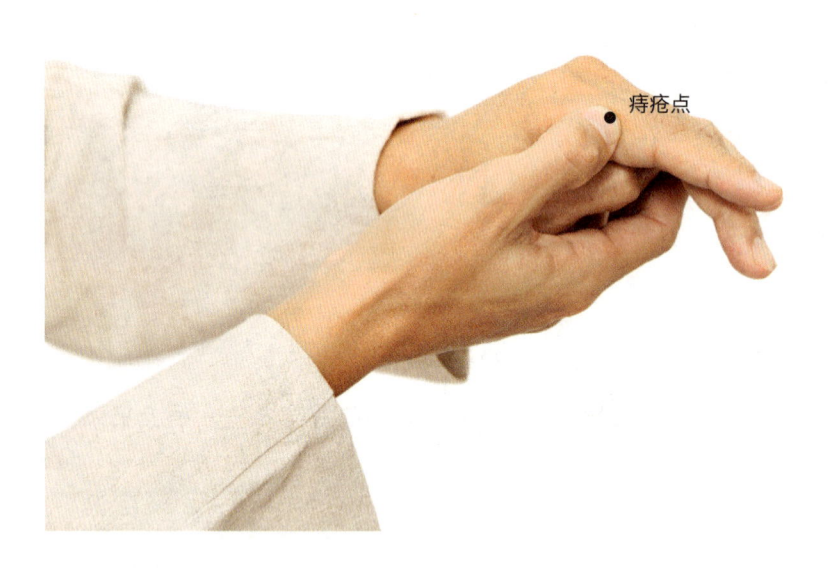

痔疮点

（3）调胃承气汤坐浴。

许多患者常因胃肠燥热（便干、舌红、口臭、口渴）而发作，可以用调胃承气汤熏洗来缓解。调胃承气汤的方子只有三味药：生大黄50克，生甘草50克，芒硝30克。将大黄、甘草加适量温水浸泡30分钟，煮沸15分钟后去渣，加入芒硝，溶解后倒入盆中，先熏后洗，每日2～3次，连用5天。

【见效时间】1～3天。

五官科疾病调理

单侧耳鸣经络调理方

快速自查方法：

以敲击、点揉的手法探查同侧三焦经的四渎穴、消泺穴、翳风穴，胆经的肩井穴、风市穴、悬钟穴、足临泣穴，找到疼痛点。

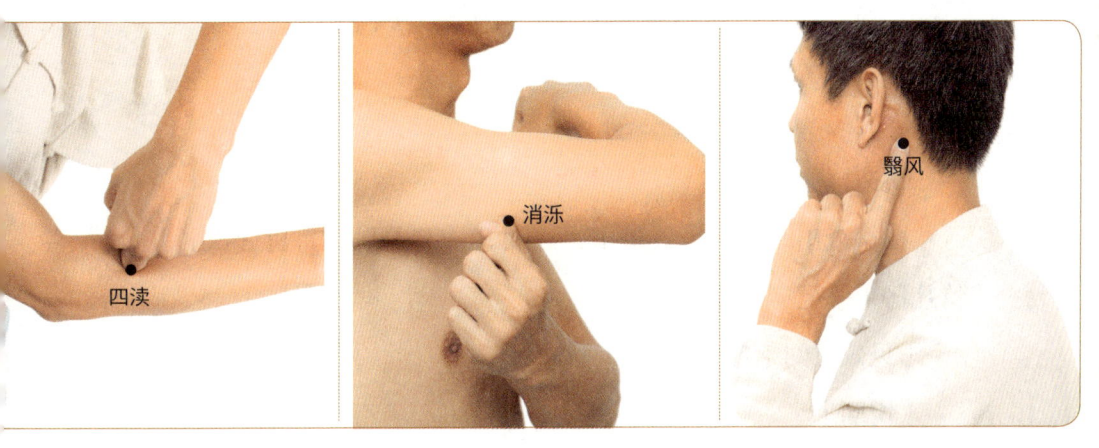

三焦经易堵点——四渎穴、消泺穴、翳风穴

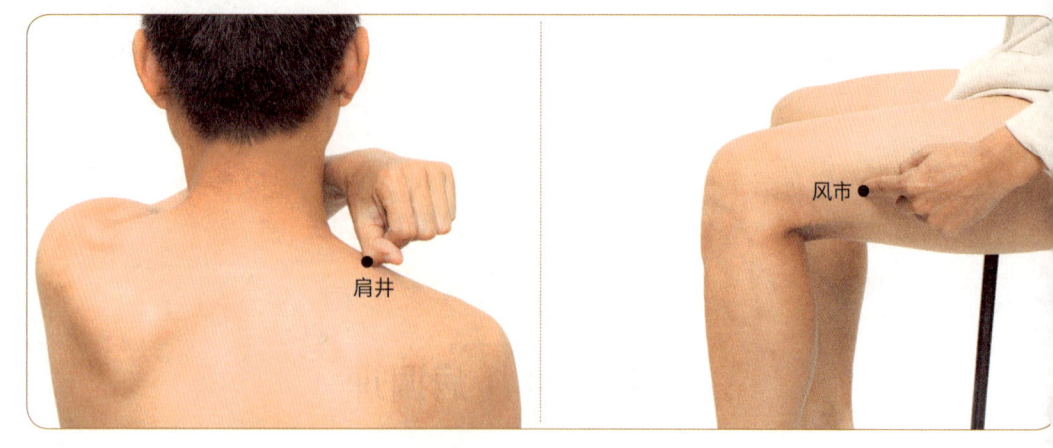

胆经易堵点——肩井穴、风市穴

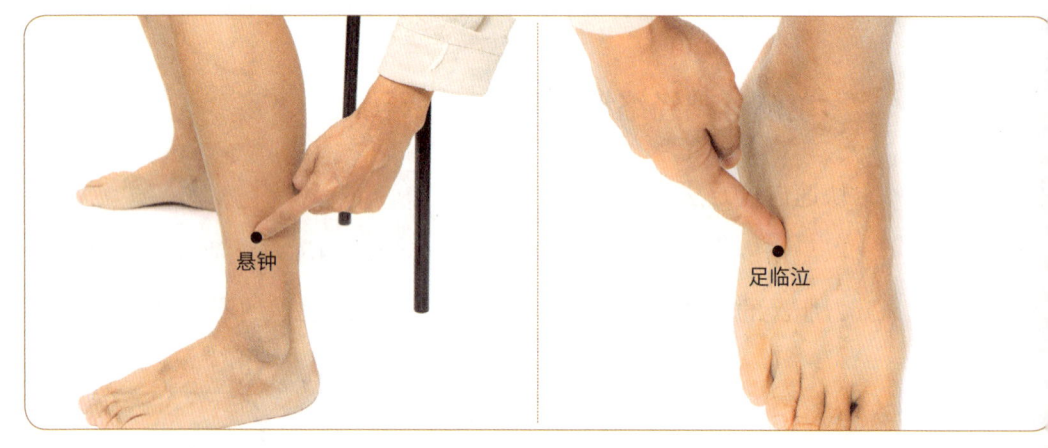

胆经易堵点——悬钟穴、足临泣穴

快速自疗方案：

在探查出来的痛点处敲击、点揉3～5分钟，每日2次。坚持几日，直至痛感减轻。

【见效时间】1～3天。

【说明】

单侧耳鸣，说明病位在侧面，在三焦经、胆经的循行路线上，是三焦经、胆经不通，郁而化火或少阳之气上冲所致。尤其是晚上9点钟，在三焦经气血旺盛的时间加重或发作，更说明是此二经堵塞。因此，对于晚上加重或发作的单侧耳鸣，不论病程多久，只要按上述方法调理，皆有显效。

耳鸣经络调理方

快速自查方法：

以点揉的手法探查双侧肾经的大钟穴、水泉穴、照海穴；掐揉心经的"蝴蝶袖"、少海穴、"腕部四穴"；敲击、点按脾经的地机穴、三阴交穴、公孙穴、太白穴，以及三焦经的四渎穴、消泺穴、翳风穴，找到疼痛点。

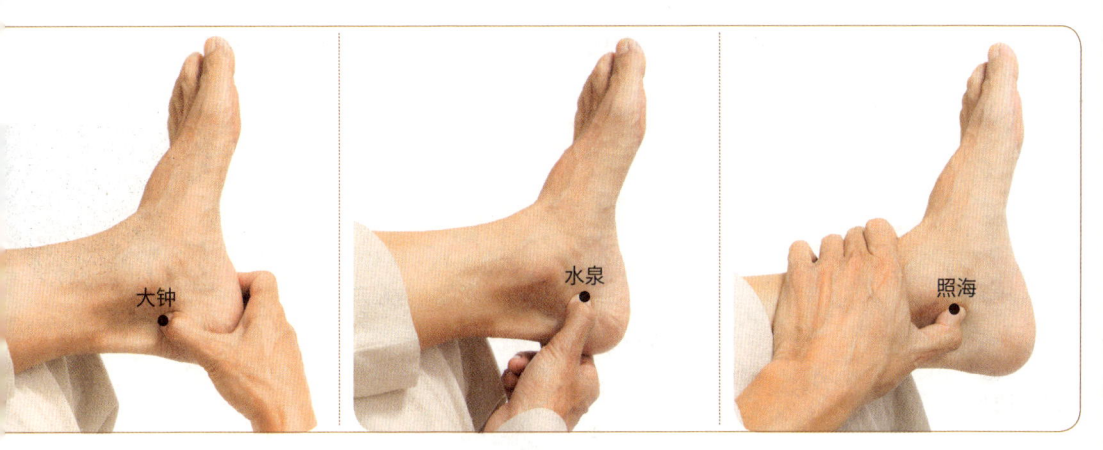

肾经易堵点——大钟穴、水泉穴、照海穴

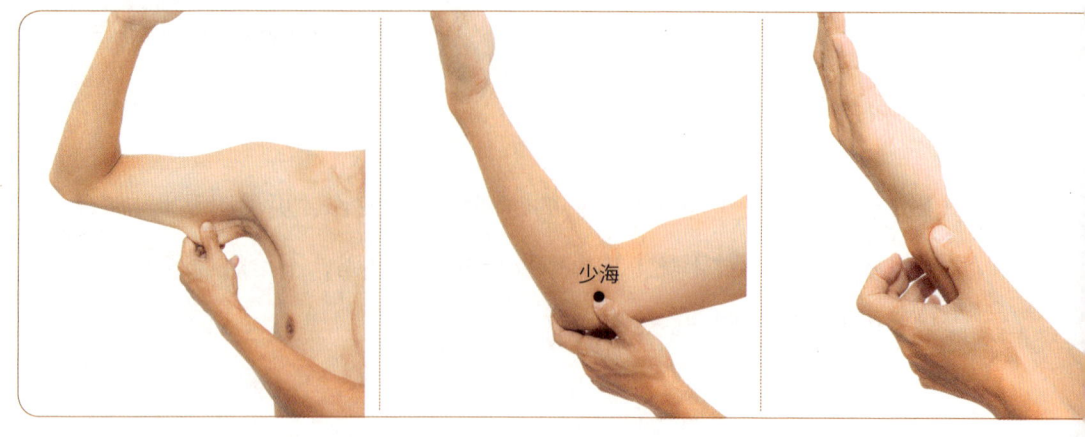

掐揉"蝴蝶袖"　　　　　　心经易堵点——少海穴、"腕部四穴"

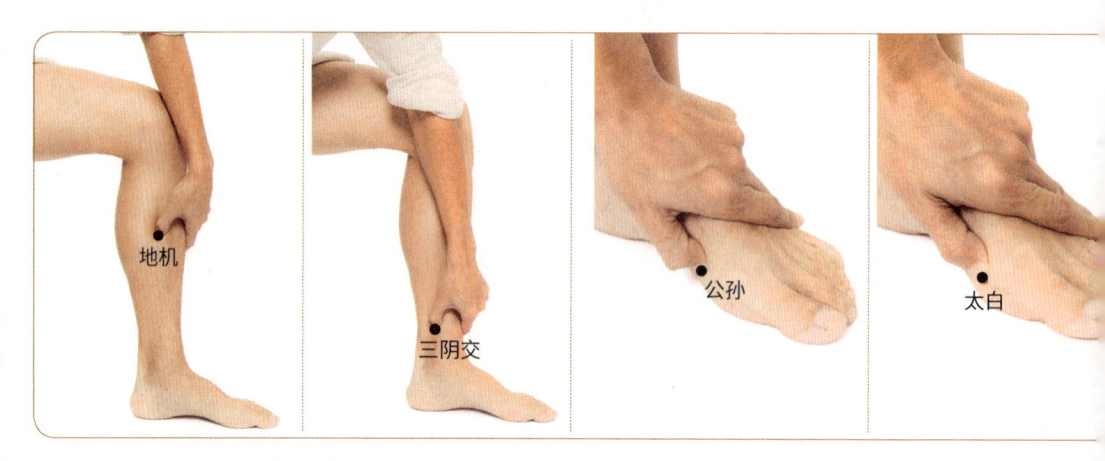

脾经易堵点——地机穴、三阴交穴、公孙穴、太白穴

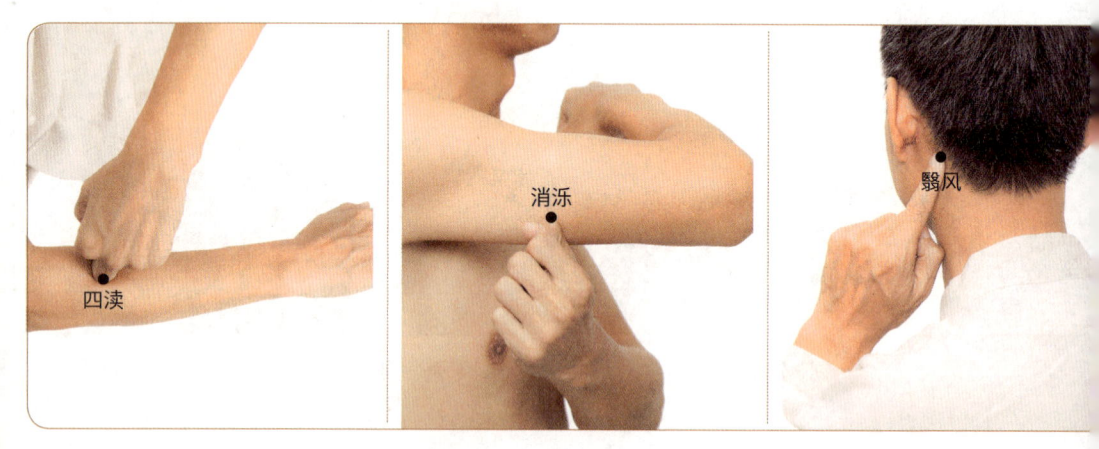

三焦经易堵点——四渎穴、消泺穴、翳风穴

快速自疗方案：

（1）在探查到的痛点处敲击、点揉3～5分钟，每日2次。坚持数日，待痛感下降，症状会有好转。

（2）在颈项部脊柱（督脉）、两侧膀胱经、胆经处刮痧。每周一次，直至痧痕消失。

【见效时间】3～7天。

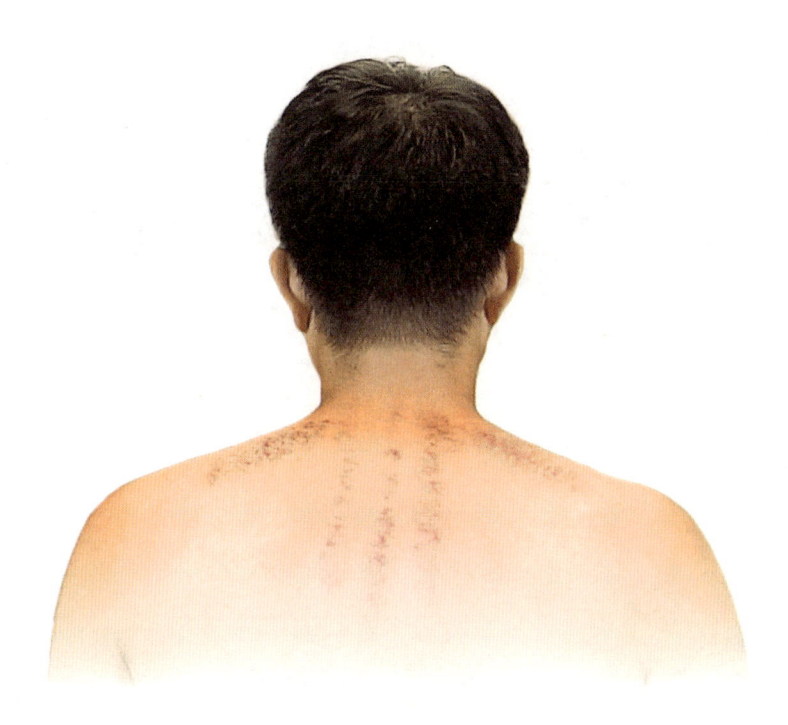

督脉、膀胱经、胆经刮痧

鼻炎经络调理方

快速自查方法：

以敲击或点揉的手法探查双侧肺经的孔最穴、鱼际穴，大肠经的手五里穴、手三里穴、合谷穴，膀胱经的昆仑穴，胃经的髀关穴、丰隆穴，以及肾经的大钟穴、水泉穴、照海穴，找到疼痛点。

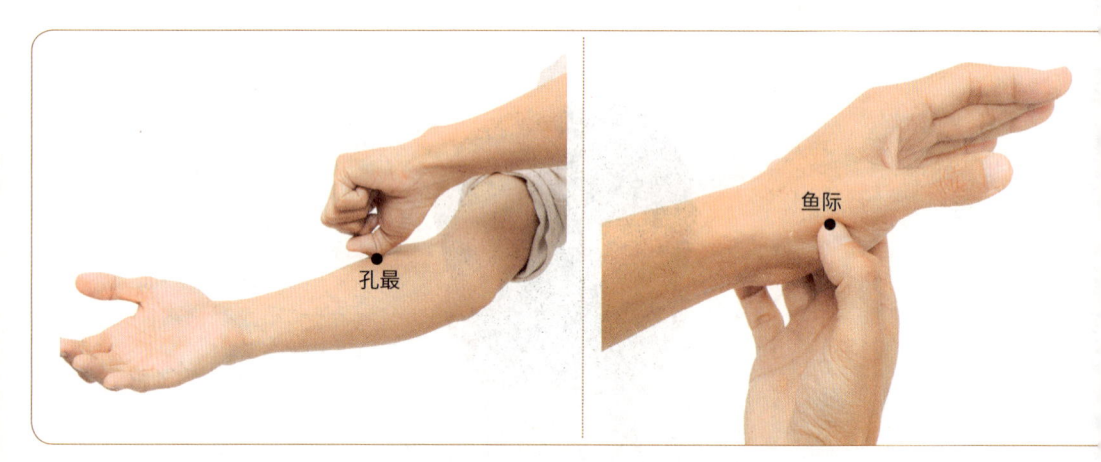

肺经易堵点——孔最穴、鱼际穴

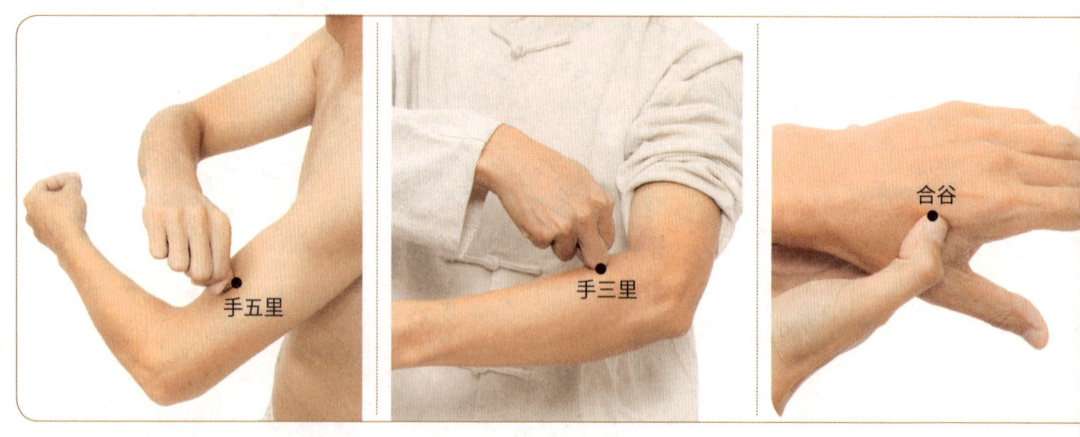

大肠经易堵点——手五里穴、手三里穴、合谷穴

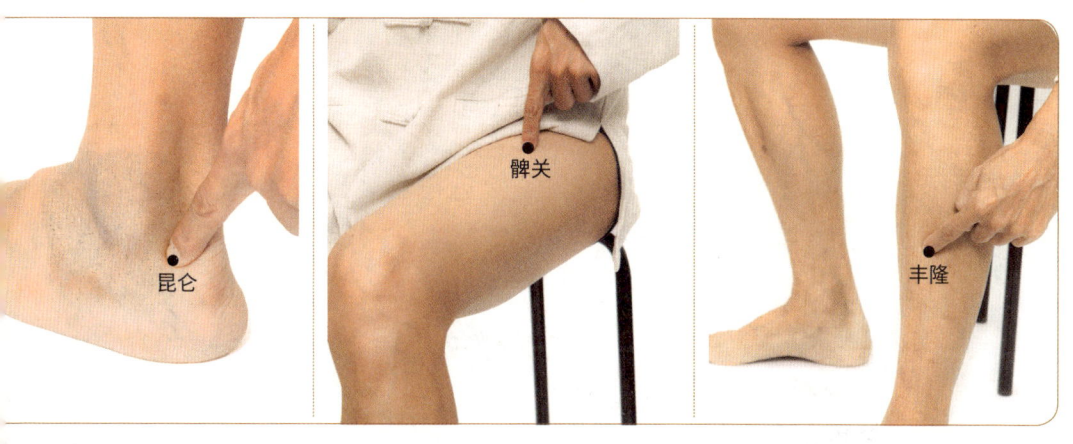

胱经易堵点——昆仑穴　　　　胃经易堵点——髀关穴、丰隆穴

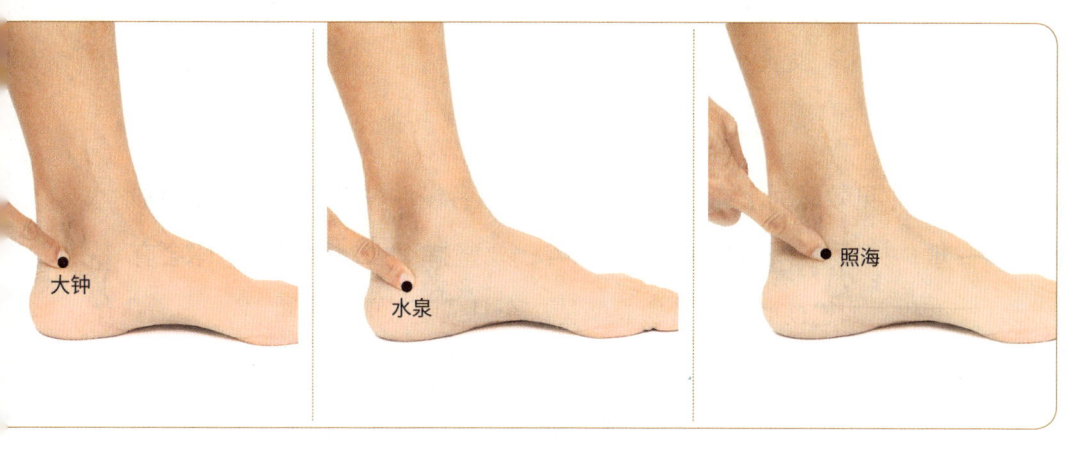

肾经易堵点——大钟穴、水泉穴、照海穴

快速自疗方案：

（1）在探查到的痛点处敲击或点揉3～5分钟，每日2次。每日探查、疏理三条经络，隔日更换。

（2）晨起时艾灸任脉的中脘穴、关元穴，每日一穴，20～30分钟，交替艾灸。坚持数日，待艾灸2～3分钟热感充满全腹时方可停止。

（3）在颈项部脊柱（督脉）、两侧膀胱经、胆经处刮痧，每周一次，直至不出痧为止。

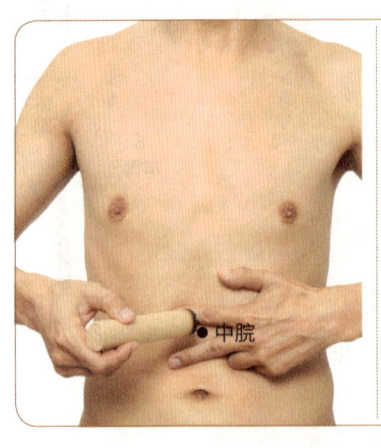

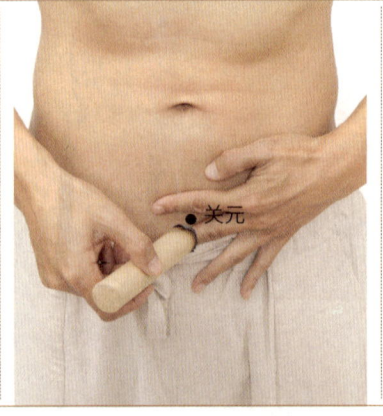

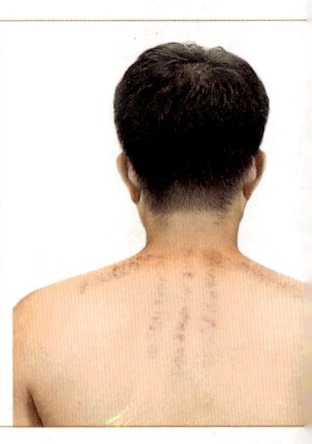

艾灸中脘穴、关元穴　　　　　　督脉、膀胱经、胆经刮

【见效时间】在开始阶段，很多患者慢性鼻炎的症状可能会加重，打喷嚏、流鼻涕的现象频发，要坚持下去，两周后身体会有变化。如想彻底好转，要有坚持三个月或更长时间的准备。

【说明】

鼻炎的发病年龄越来越低龄化，持续鼻塞、流涕、打喷嚏是其最痛苦的症状，有的人伴有头痛、头昏；有的人四季发病，只要空气冷热有些许变化，就没完没了地打喷嚏；有的人则只是在春暖花开时节喷嚏不停。

人为什么要打喷嚏？在鼻腔吸入异物或者主动刺激的时候，正常人会打喷嚏，这种异物可以是有形的，也可以是无形的，比如寒气。生活中我们仔细观察会发现，幼儿由一个较热的空间突然进入空调房，马上会打几个喷嚏，这是寒邪侵入身体后的本能反应，通过喷嚏的形式将它们赶走了。然而，成年人面对这种情形的反应却没有孩子敏感，这说明幼儿生长能力强，阳气旺盛，所以反应强烈。

第四章
身体常见问题经络调理方

夏天吃冷饮、吹空调，寒气聚集体内，在春天阳气生发的时期，身体与自然相呼应，正气萌动，开始通过鼻子这个通道驱除体内寒气。日本人将春天发作的鼻炎称为"花粉症"。花粉是种子植物特有的结构，生长力旺盛，人体吸入之后，也会促进阳气的生发，结果表现为喷嚏不断，一把鼻涕一把泪。

2001年，我的弟弟去日本留学，第二年回国探亲时就开始有鼻炎了，究其原因就是冬天穿的少、平时喝的凉，没多久身体内部寒气袭人。据他介绍，日本治疗"花粉症"的药物十分厉害，服用十分钟，鼻涕就不流了，不过服药后一定不能开车，因为会困倦。人为什么会睡着？阴气上升、阳气下降，动力减慢就会困倦，所以那些抗过敏的药物实际上是使阳气下降，机体的敏感度随之降低，不能主动排寒气。服用抗过敏药物后喷嚏、鼻涕没有了，可寒气依然在体内，阳气再萌动，症状又会出现。明白了原因，我们就要想办法将寒气赶走，这是解决鼻炎问题的关键所在。

寒气容易侵袭膀胱经和胃经，因此有些朋友下午3~5点困倦，这是膀胱经气血旺盛，主动排寒后消耗了气血，身体想休养生息的正常反应，此类患者还伴有颈部僵硬、后头疼痛的现象。另外，脾胃受寒多数来源于饮食，此类患者前额头痛居多，这正是胃经的领地。

疏通上述经络的同时，用艾灸的方式补充阳气、驱除寒气时，有的朋友会突然症状加重，这是寒气加速排出的表现。给身体三天时间，如果症状无缓解再找中医当面辨证诊治也来得及。另外，调理身体的同时要开源节流，远离寒凉的环境，饮食也不要贪凉。

鼻出血经络调理方

快速自查方法:

以敲击或点揉的手法探查双侧肺经的孔最穴,肝经的阴包穴、太冲穴,找到疼痛点。

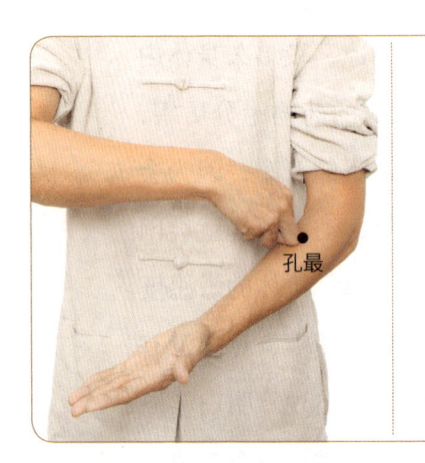

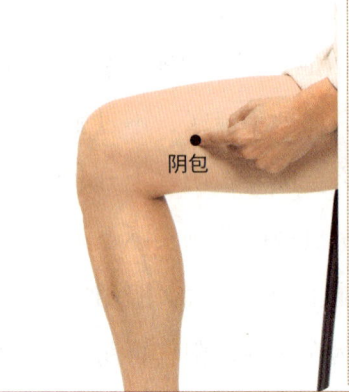

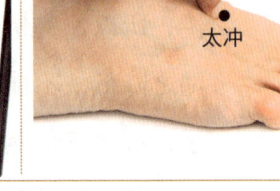

肺经易堵点——孔最穴　　　　肝经易堵点——阴包穴、太冲穴

快速自疗方案:

(1)在探查到的痛点处敲击或点揉3~5分钟。

(2)将独头蒜片贴在肾经的涌泉穴(在足底,屈足卷趾时足心最凹陷处),左鼻孔出血贴右,右鼻孔出血贴左。

(3)中指根部系绳,缠紧。

第四章
身体常见问题经络调理方

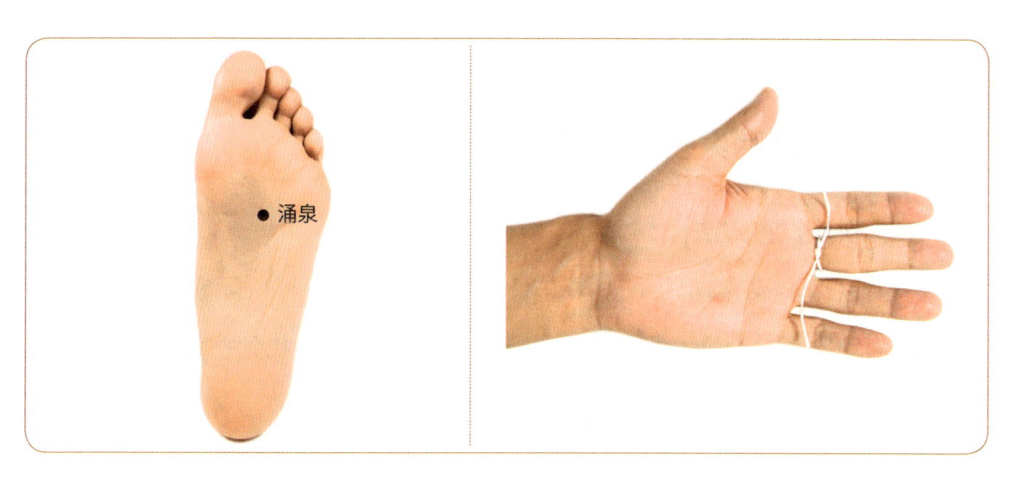

肾经易堵点——涌泉穴　　　　　　中指根部系绳

【见效时间】当时见效。

【说明】

鼻出血属于中医衄血的范畴，常因肝气上冲所致，所以要疏理肝经，使肝气顺畅、调达；因为肺开窍于鼻，疏理肺经的孔最穴，其为肺的郄穴，止血效果好。肝、肺二经通畅后，气可以在体内按照左升右降的规律顺畅运行。

中指系绳、蒜片贴涌泉穴属于民间验方。中指系绳要扎紧，但对于小朋友要随时检查，不能长时间紧系。给小孩用蒜片贴涌泉穴时，时间也不要超过15分钟，以免起泡。中老年朋友鼻血不止时，首先要测量血压，如血压超标，在疏理肝经的同时可以合理口服降压药。

需要提醒大家的是，上述止鼻血之法，仅适用于偶尔出血，如果频繁、大量出血，还是要尽快去医院检查、治疗。另外，流鼻血时切勿仰头止血，以免大量的血液涌入气管，造成窒息。

慢性咽炎经络调理方

快速自查方法：

以敲击或点揉的手法探查双侧肺经的孔最穴、鱼际穴和肾经的大钟穴、水泉穴、照海穴，以及脾经的太白穴，找到疼痛点。

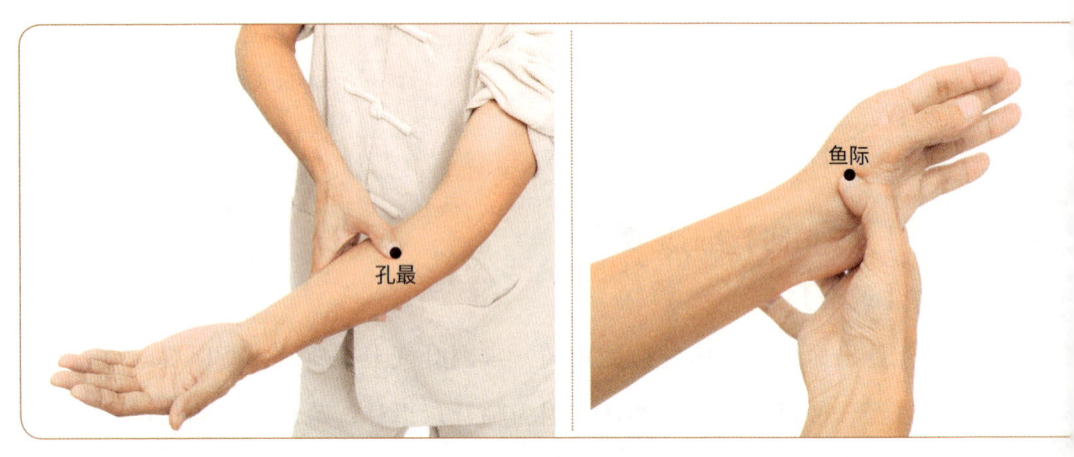

肺经易堵点——孔最穴、鱼际穴

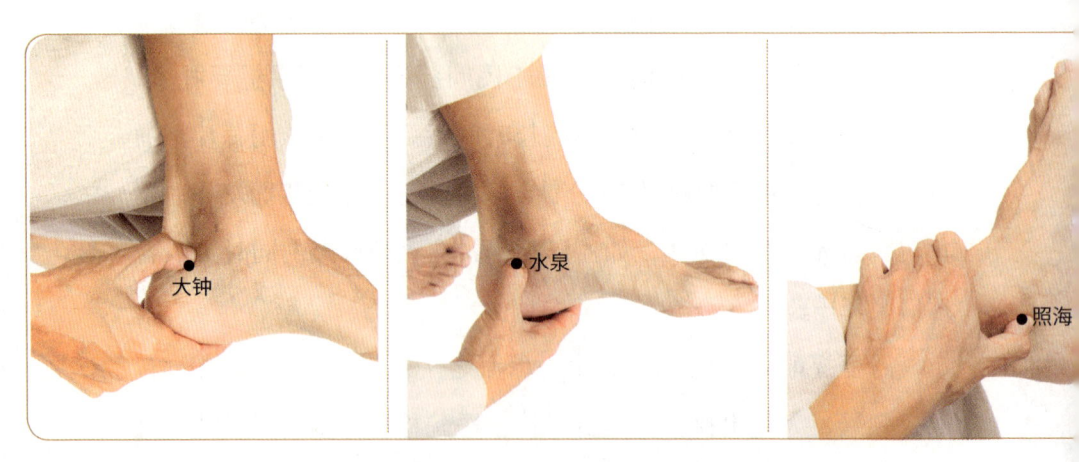

肾经易堵点——大钟穴、水泉穴、照海穴

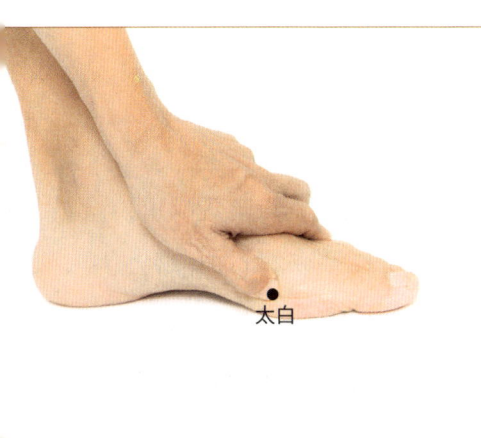

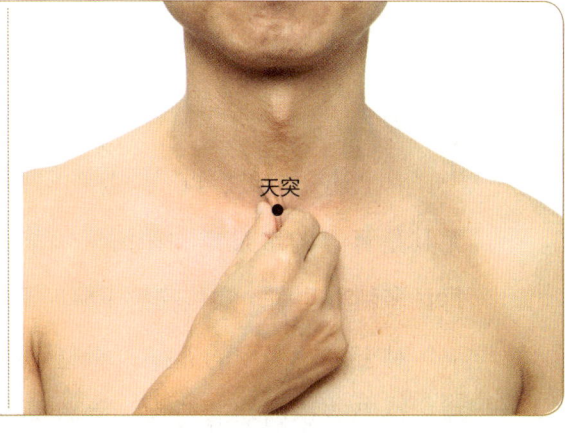

脾经易堵点——太白穴　　　　　　　　推按天突穴

快速自疗方案：

（1）在探查到的痛点处敲击或点揉 3～5 分钟，每日 2 次。坚持数日，直至痛感减轻。

（2）推按任脉的天突穴（在颈前区，胸骨上窝中央，前正中线上）。

【见效时间】1～3 天。

【说明】

用嗓过度、环境污染、贪食寒凉、常服寒凉药物等原因，导致咽炎的发生趋于低龄化。也正因为内外部因素难以全部去除，故此病久治不愈，而医学上只好称其为"慢性咽炎"。

当咽喉痛痒、发干时，可以用拇指和食指轻轻挤按天突穴，几分钟后喉咙会有滋润的感觉。但挤按天突穴只可以治标，如要治本，可根据"经脉所过，主治所病"的原理，选择疏通肺经、肾经、脾经的经络堵塞点，恢复肺、肾、脾的正常功能，来辅助治疗咽炎。

对上述穴位敲、点、按揉的时候，哪处疼痛就重点疏理哪里，尤其是肾经的水泉穴和照海穴可能会痛不可摸，要有心理准备。每日多刺激几次，穴位痛感下降时咽部会立即清爽。

对于慢性咽炎的养护，要避免用嗓过度，同时一定要远离寒凉。慎服清热利咽的药物，这类药物短时间内可使喉部清爽，但不治本，而且损耗阳气。

口腔溃疡经络调理方

快速自查方法：

以敲击或点揉的手法探查双侧脾经的地机穴、太白穴、公孙穴和胃经的髀关穴、内庭穴；掐揉心经的"蝴蝶袖"、少海穴、"腕部四穴"，找到疼痛点。

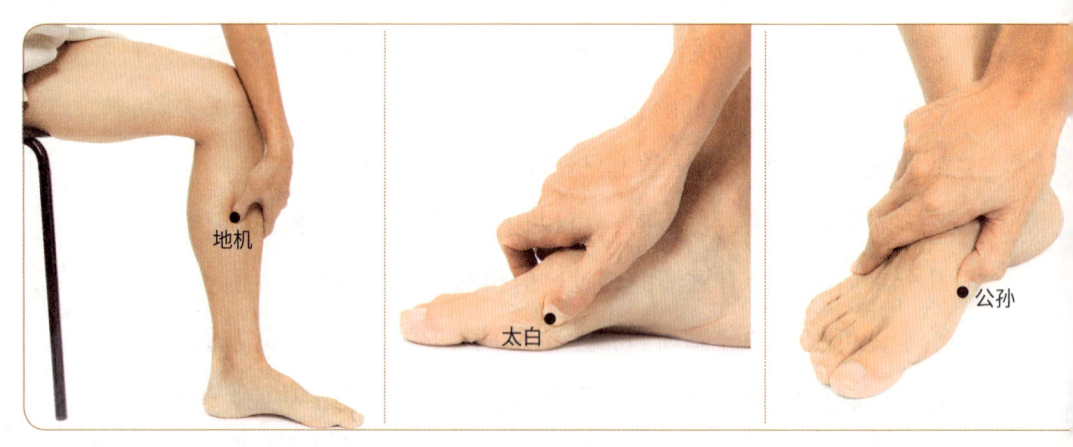

脾经易堵点——地机穴、太白穴、公孙穴

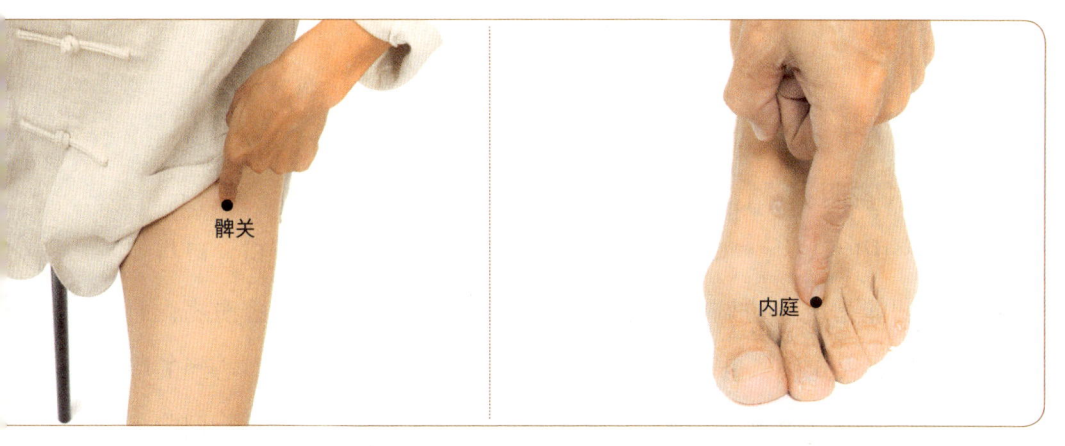

胃经易堵点——髀关穴、内庭穴

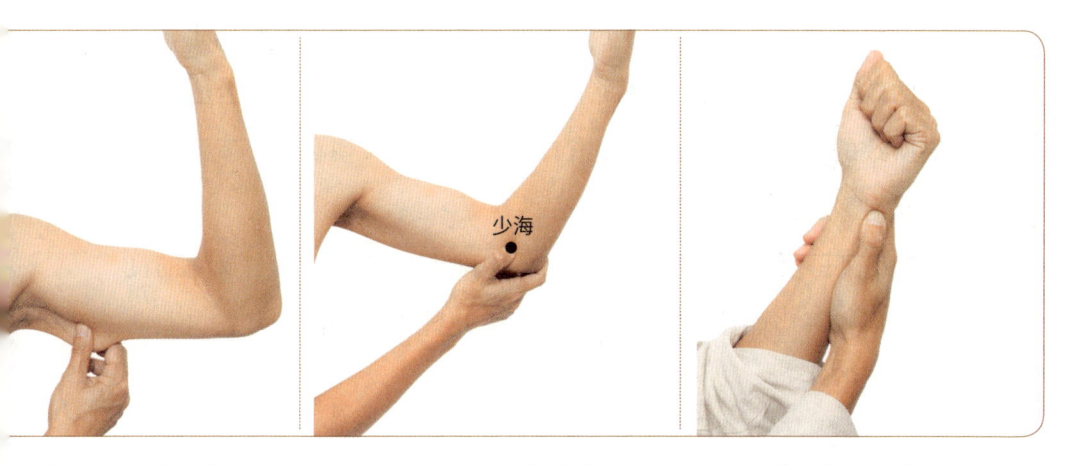

掐揉"蝴蝶袖"　　　　　心经易堵点——少海穴、"腕部四穴"

快速自疗方案：

（1）在探查到的痛点处敲击或点揉3～5分钟，每日2次。

（2）在溃疡面涂抹红糖，或用棉棒蘸取少许冰硼散涂在患处，坚持2～3天后，创口即可愈合。

【见效时间】3～7天。

【说明】

中医认为,"口疮"与心、脾两脏有关。脾开窍于口,口与脾的功能是统一协调的。脾主肉,所以脾虚容易导致口腔溃疡;而如果心火亢盛,也可致口舌生疮。因此疏通脾经、胃经、心经的堵塞点,可以使相应脏腑的功能得到最大程度发挥,气血运行回归正常,以提高机体的自愈能力。

溃疡面涂抹红糖适用于脾虚所致的溃疡,因为红糖属土,补脾的效果好,涂抹在溃疡面上有修复作用。而冰硼散适合心火亢盛所致的口舌生疮,患者伴有口臭、心烦、大便秘结、溃疡面红肿起泡等症状。

另外,《伤寒杂病论》中的半夏泻心汤是清心火、健脾胃的良方,请中医当面诊治后,若符合心火旺脾胃虚弱的症状,口服此方效果很好。

女性常见病调理

痛经经络调理方

快速自查方法：

以敲揉的手法探查双侧脾经的地机穴、三阴交穴，点揉肝经的阴包穴、太冲穴和肾经的大钟穴、水泉穴、照海穴，以及膀胱经的昆仑穴，找到疼痛点。

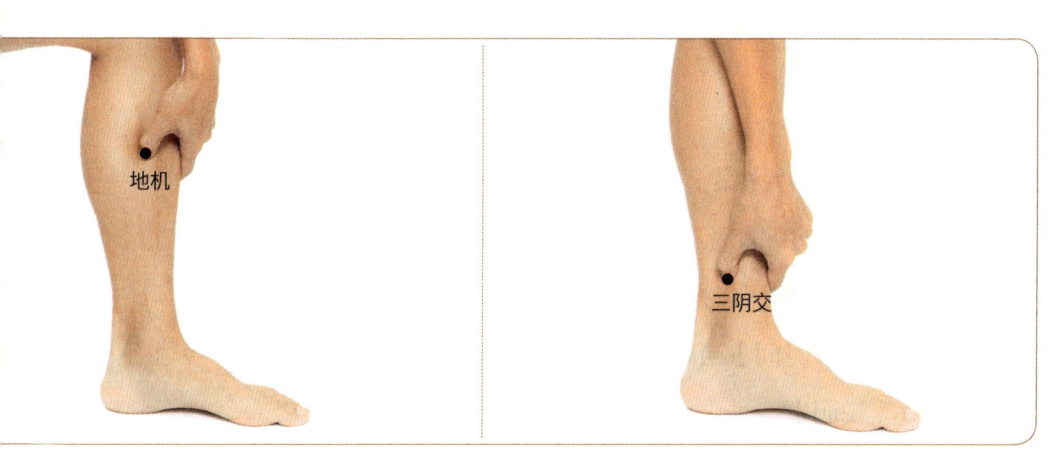

脾经易堵点——地机穴、三阴交穴

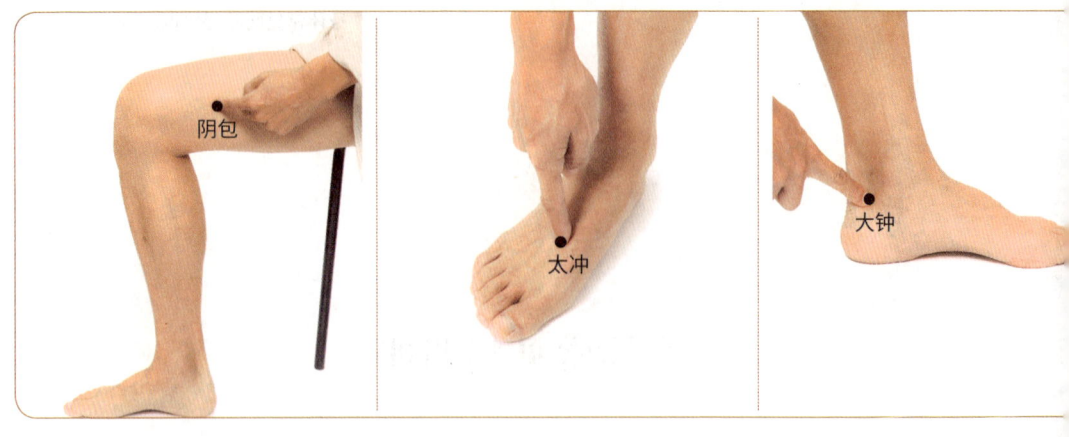

肝经易堵点——阴包穴、太冲穴　　　　肾经易堵点——大钟

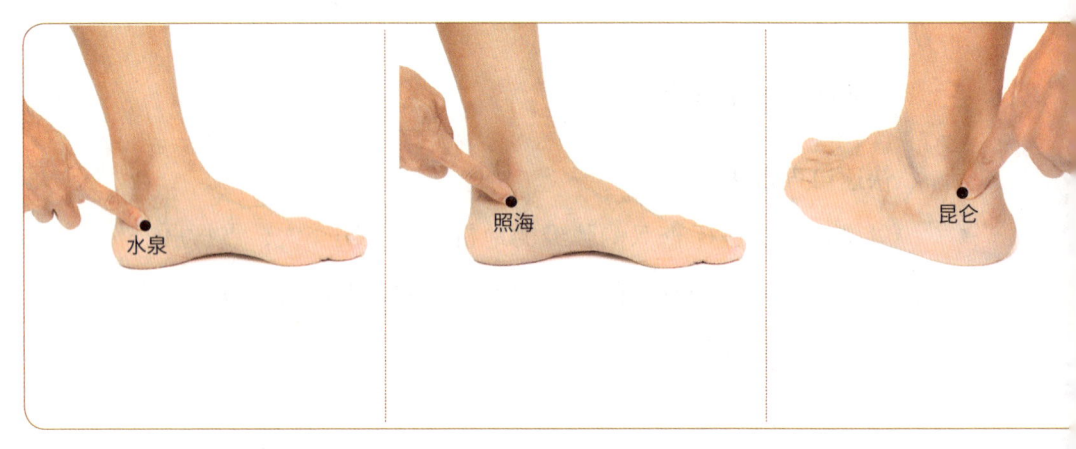

肾经易堵点——水泉穴、照海穴　　　　膀胱经易堵点——昆仑

快速自疗方案：

在探查到的痛点处敲击或点揉 3～5 分钟，每日 2 次。在经期疼痛发作时可以操作，坚持几日，直至穴位痛感减轻。

【见效时间】当时见效。

【说明】

在中医看来，肝、脾、肾三脏对女性的生理周期至关重要。保持经络的畅通，是肝、脾、肾、膀胱这四个脏腑功能正常的基础。痛经的原因虽有多种，比如寒凝、气滞、血瘀等，皆与肝、脾、肾有关，经期疼痛的朋友可以先疏通这四条经络，多数人会有意外惊喜。

每种疾病的出现都不是偶然的，在疾病形成的过程中，一定是我们做错了什么，身体才会出现相应症状。痛经或者月经不调的朋友不妨回忆一下自己是否持续受寒，比如冬天穿得少、夏天吹空调；是否容易焦虑、易怒、情绪纠结；是否饮食不规律，营养过剩或不足；是否熬夜不按时睡觉。这些因素要主动去除，以免复发。

乳腺增生经络调理方

快速自查方法：

以敲击或点揉的手法探查双侧心包经的天泉穴、"肘下2寸"，肝经的阴包穴、太冲穴和胃经的髀关穴、内庭穴，以及三焦经的四渎穴、消泺穴，找到疼痛点。

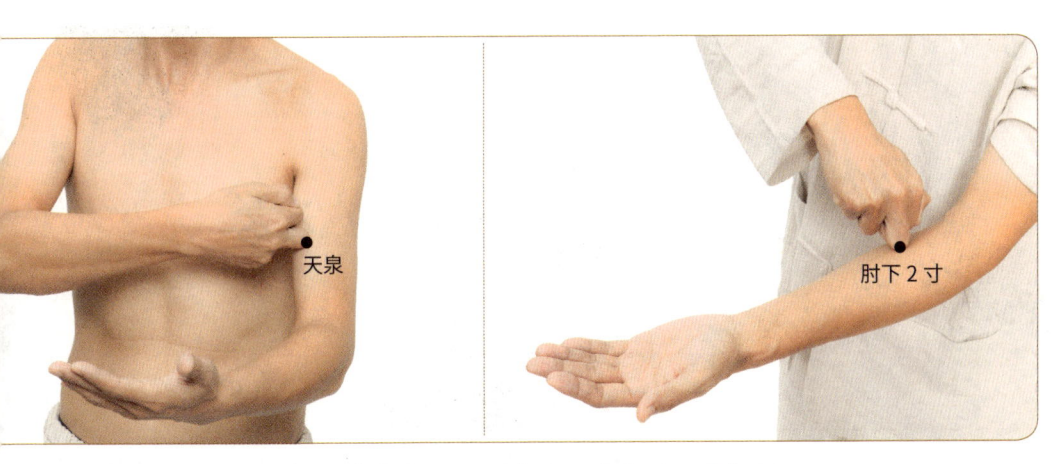

心包经易堵点——天泉穴、"肘下2寸"

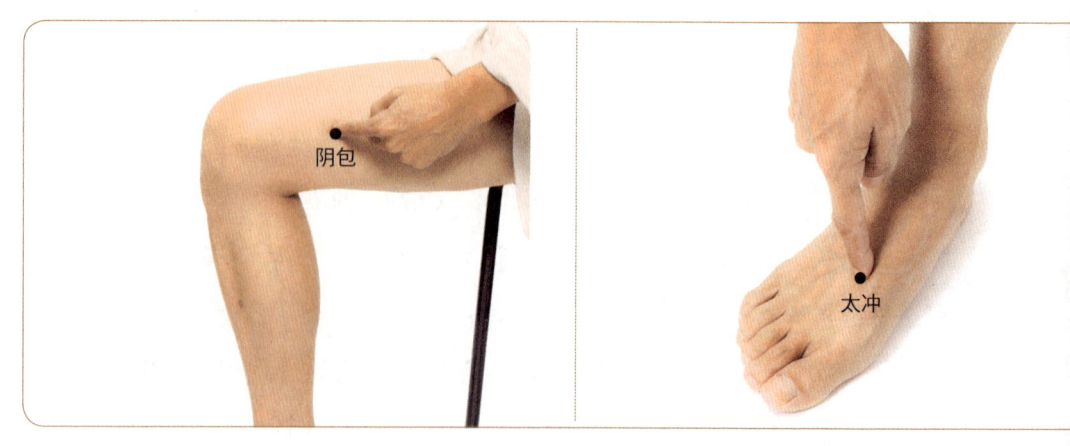

肝经易堵点——阴包穴、太冲穴

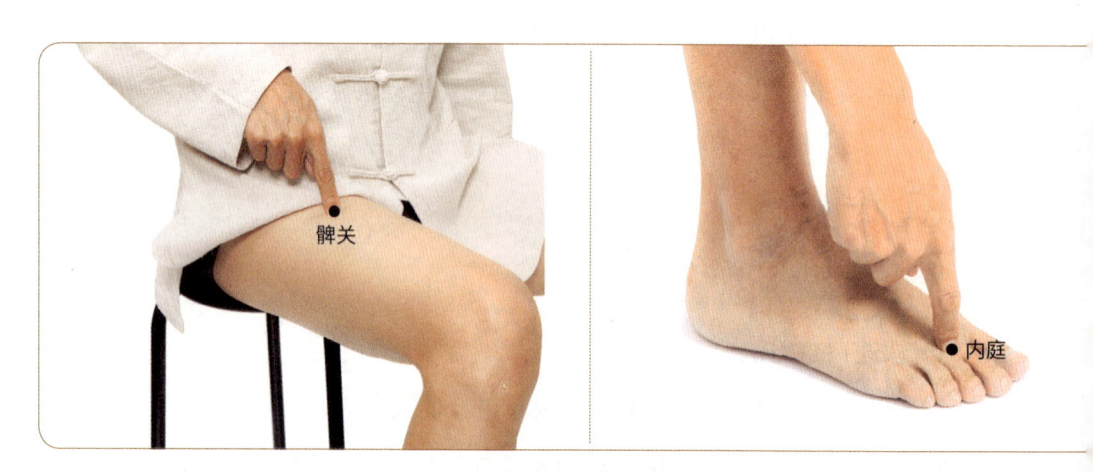

胃经易堵点——髀关穴、内庭穴

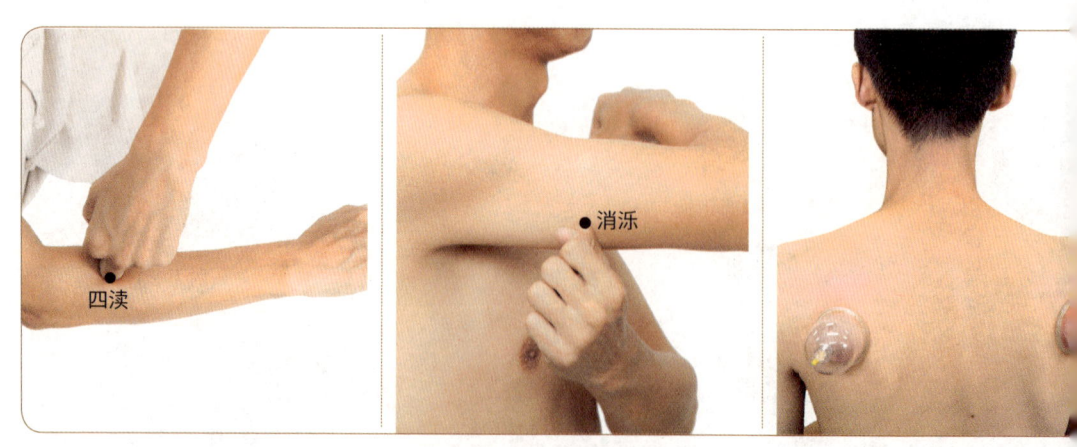

三焦经易堵点——四渎穴、消泺穴　　　　　　天宗穴拔罐

快速自疗方案:

（1）在探查到的痛点处敲击或点揉 3～5 分钟,每日 2 次。坚持数日,直至痛感减轻。

（2）在小肠经的天宗穴处拔罐。

【见效时间】15 天。

【说明】

中医称此类增生为"乳癖",常因郁怒伤肝、思虑伤脾、气滞血瘀而痰凝成核。这有形的肿块,其实就是郁结在体内的一口没有排解掉的恶气,开始只是阻碍气血运行,久之局部气血不能顺利抵达,垃圾不能及时排出而形成。很多朋友在敲揉心包经天泉穴的时候,马上打嗝,而且很痛快,这就是郁气在排出。

试想,我们每天有几件真正顺心的事呢？多数时间我们的内心因琐碎的家务、繁重的工作、貌似重要的应酬而忙乱、焦虑、纠结。不良情绪产生的郁气总要有个发泄的出口,可是我们又突然发现自己好像失去了打嗝、放屁的能力,疏通心包经、肝经、三焦经,就是要恢复人体自身理气解郁的能力。

"经脉所过,主治所及",从经络的循行路线来看,胃经经过乳房,正好压在乳头上,胃经为多气多血之经,它的畅通,可以很好地运送营养、排出垃圾。

小肠经的天宗穴在背部,正对着乳腺,是调节乳房的要穴,女性产后缺乳可以按揉此穴。另外,在天宗穴处拔罐,每次留罐 10 分钟,拔两天歇一天,直至罐痕彻底消失,对于治疗乳腺增生效果显著。注意,经期不要拔罐。

尿路感染经络调理方

快速自查方法：

以点揉的手法探查双侧肾经的水泉穴、照海穴和膀胱经的昆仑穴，以及肝经的阴包穴、太冲穴，找到疼痛点。

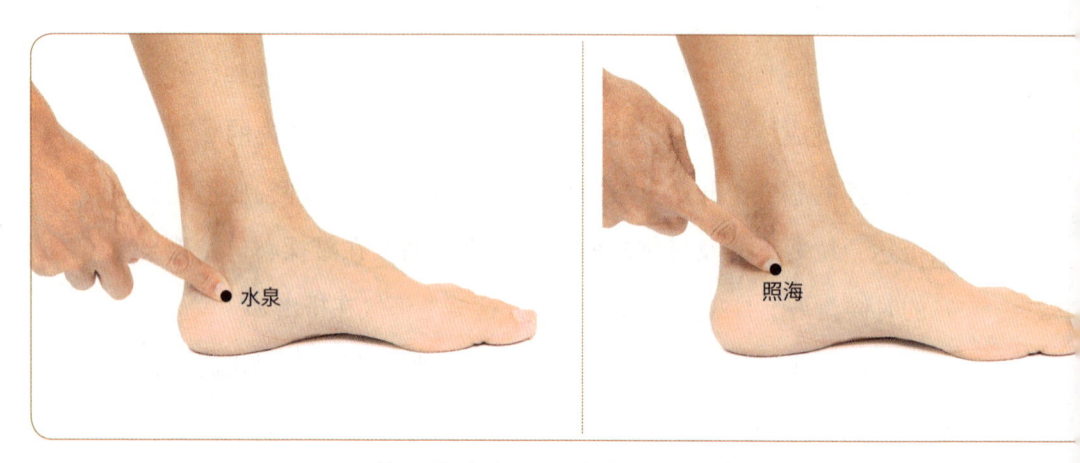

肾经易堵点——水泉穴、照海穴

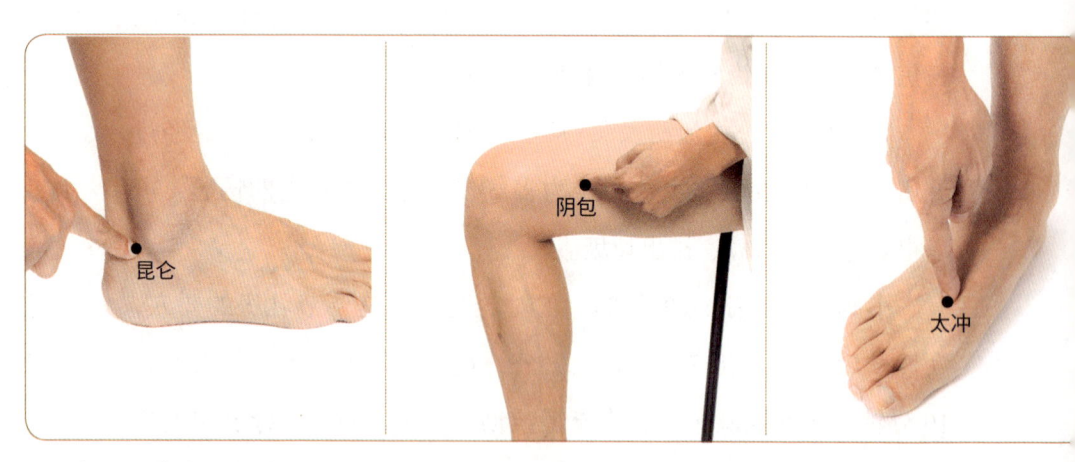

膀胱经易堵点——昆仑穴

肝经易堵点——阴包穴、太冲穴

快速自疗方案：

在探查到的痛点处按揉 3～5 分钟，每日 2 次。坚持一周，痛感将会减轻。

【见效时间】1～3 天。

【说明】

尿路感染有急性的泌尿系统症状，如尿频、尿急、尿痛，腰痛和（或）下腹部痛；也有人继发全身感染的症状，如寒颤、发热、头痛、恶心、呕吐、食欲不振等。

抗生素杀菌是现代医学对尿路感染的常规治疗方法。除此以外，还可以点揉肾经的水泉穴和照海穴，以及膀胱经的昆仑穴，这时会有刺痛感。忍住疼痛，持续按揉 3 分钟，痛感将下降，尿路的问题会有缓解。另外，肝经的循行路线环绕阴器，因此保持肝经气血运行的顺畅很有必要——敲揉肝经的阴包穴，也能减轻症状。

性冷淡经络调理方

快速自查方法：

以敲击或点揉的手法探查双侧肝经的阴包穴、太冲穴和脾经的地机穴、三阴交穴、公孙穴、太白穴，以及肾经的大钟穴、水泉穴、照海穴，找到疼痛点。

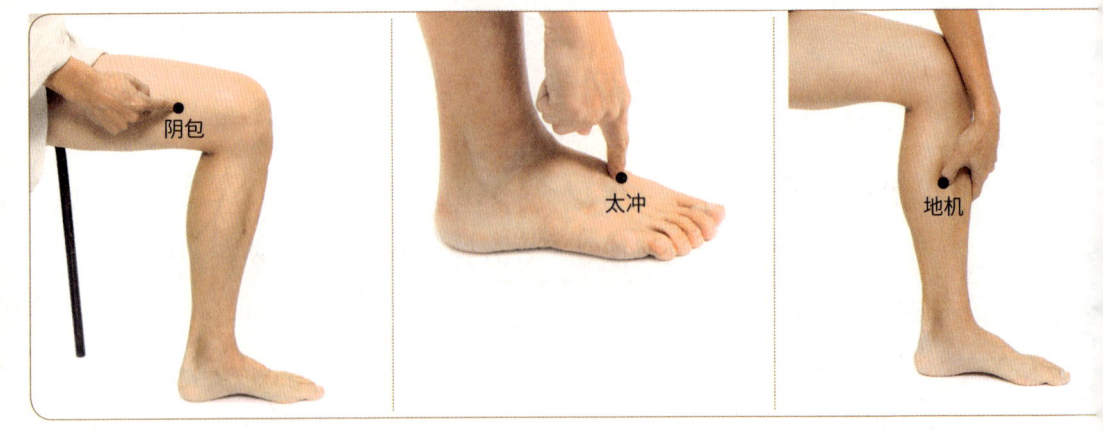

肝经易堵点——阴包穴、太冲穴　　　　　　脾经易堵点——地机穴

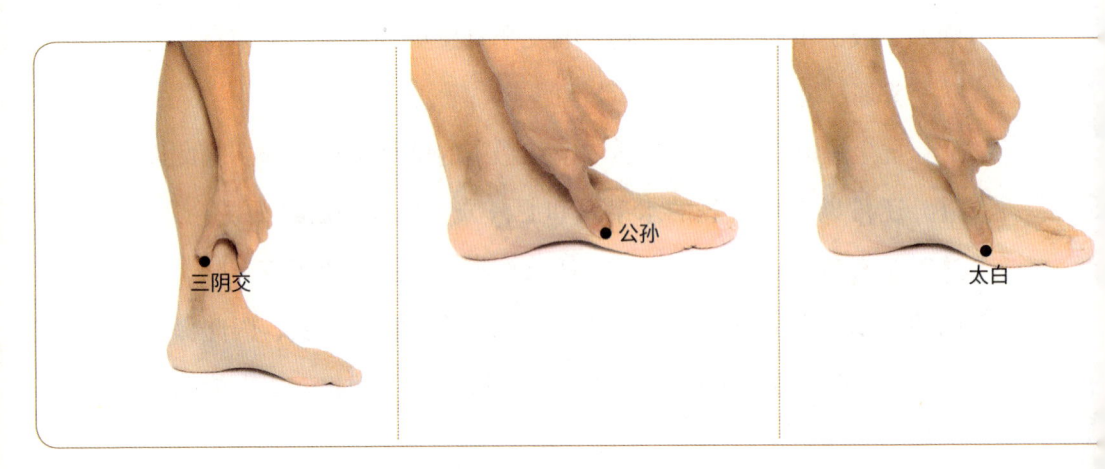

脾经易堵点——三阴交穴、公孙穴、太白穴

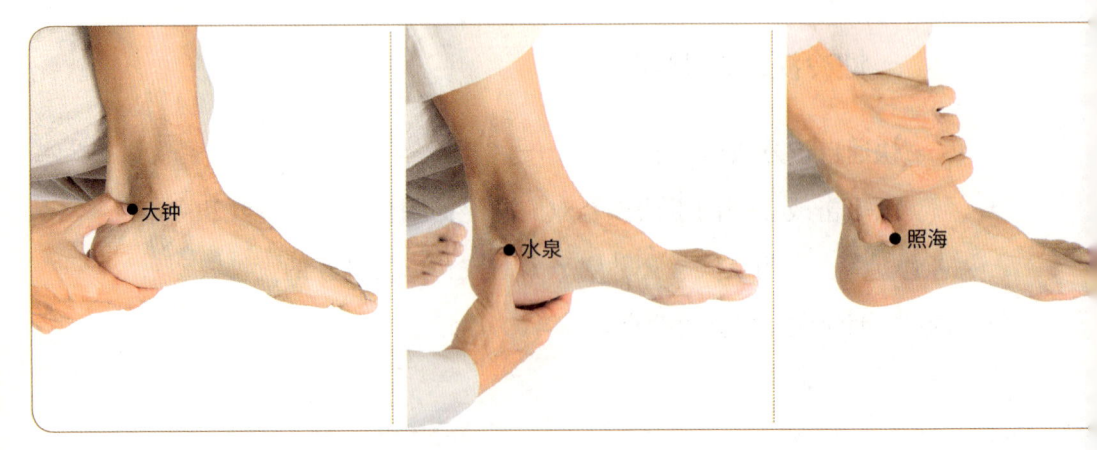

肾经易堵点——大钟穴、水泉穴、照海穴

第四章
身体常见问题经络调理方

快速自疗方案：

（1）在探查到的痛点处敲击或点揉3～5分钟，每日2次。坚持一周，待痛感减轻，病症会有好转。

（2）撮谷道。提肛，连同会阴一起上升（忍大便状），停留10秒钟，呼气时轻轻放松，每次反复5分钟，以小腹部产生温热感为宜，每日3次。

（3）晨起艾灸督脉的命门穴（肚脐水平线与后正中线交点，按压有凹陷处即是）和任脉的关元穴，每日一穴，交替艾灸20～30分钟。坚持数日，待艾灸2～3分钟热感即充满全腹时方可停止。

【见效时间】15天。

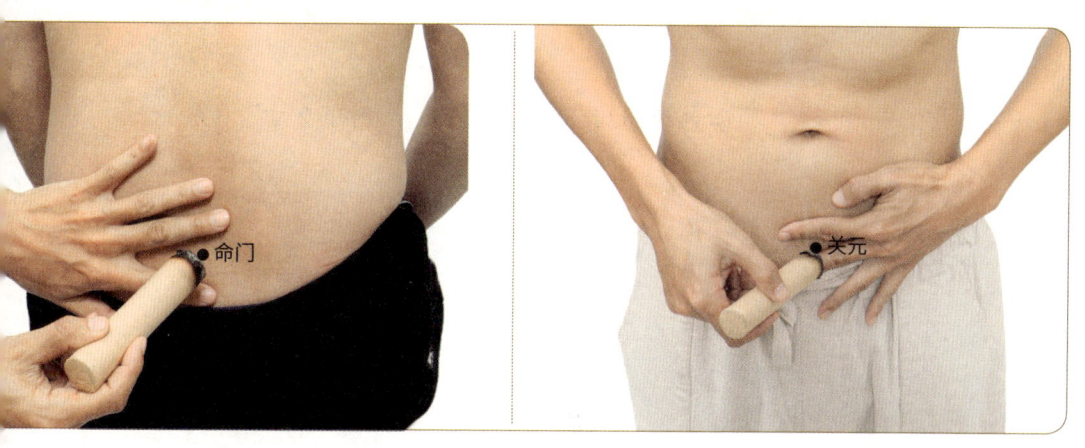

艾灸命门穴、关元穴

111

甲状腺结节经络调理方

快速自查方法：

以敲击或点揉的手法探查双侧心包经的天泉穴、"肘下 2 寸"，肝经的阴包穴、太冲穴，以及胃经的髀关穴、内庭穴；按揉大肠经的手五里穴、手三里穴、合谷穴，以及三焦经的四渎穴、消泺穴，找到疼痛点。

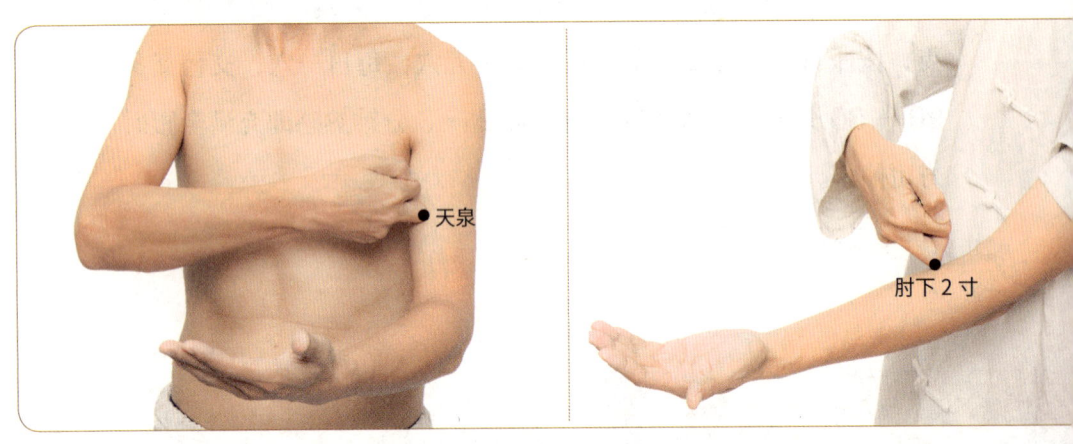

心包经易堵点——天泉穴、"肘下 2 寸"

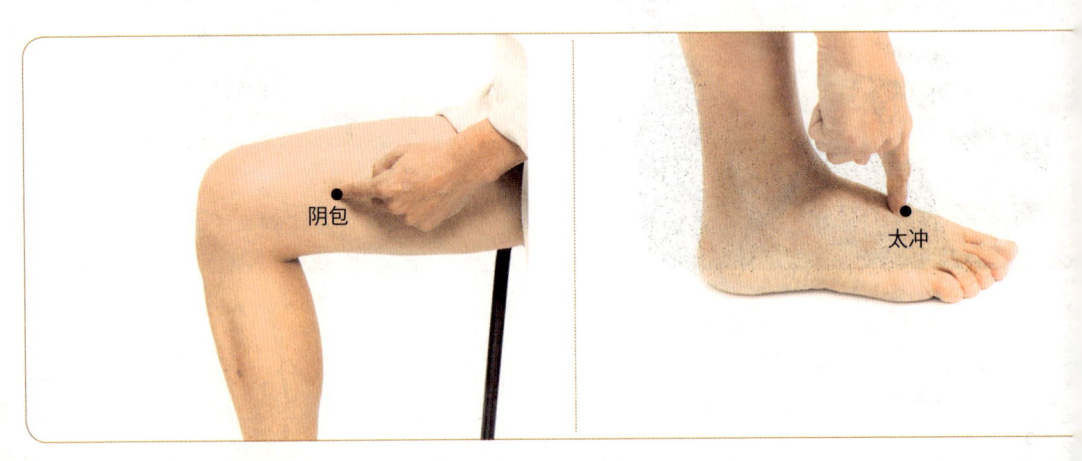

肝经易堵点——阴包穴、太冲穴

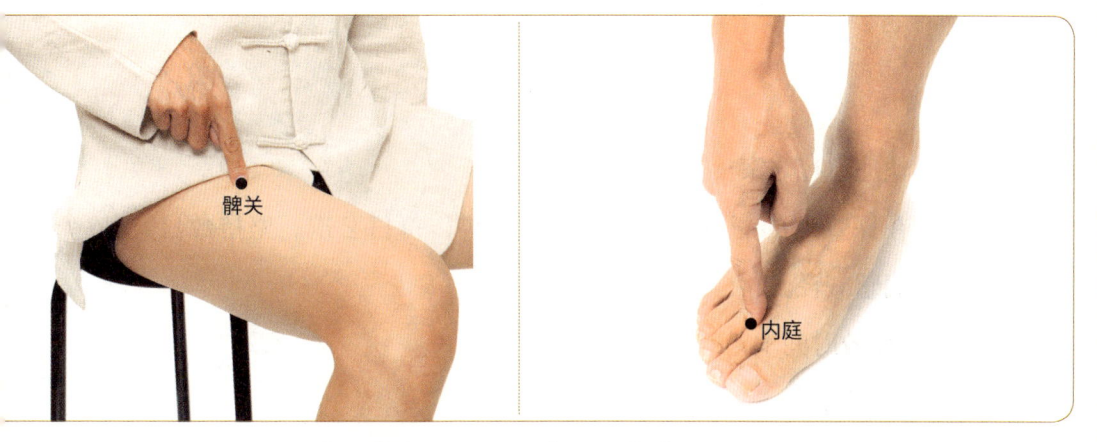

胃经易堵点——髀关穴、内庭穴

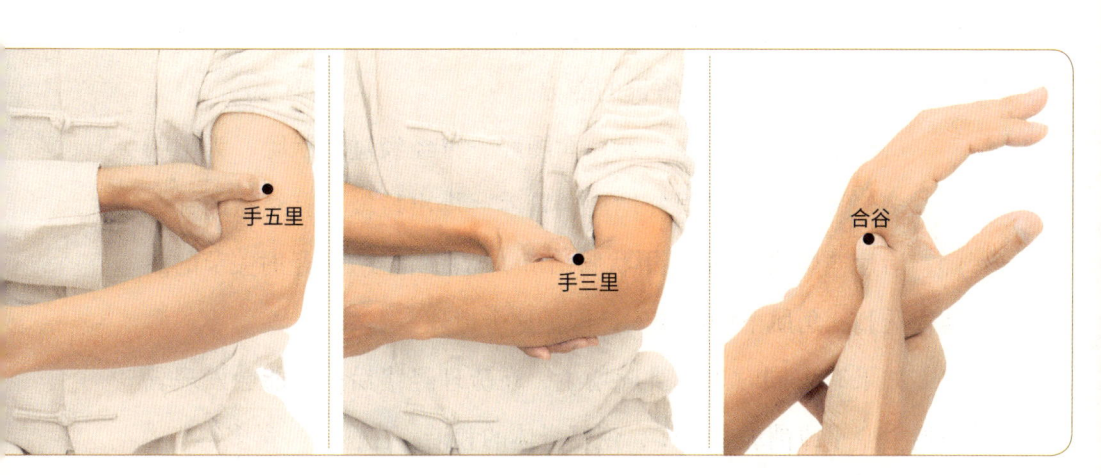

大肠经易堵点——手五里穴、手三里穴、合谷穴

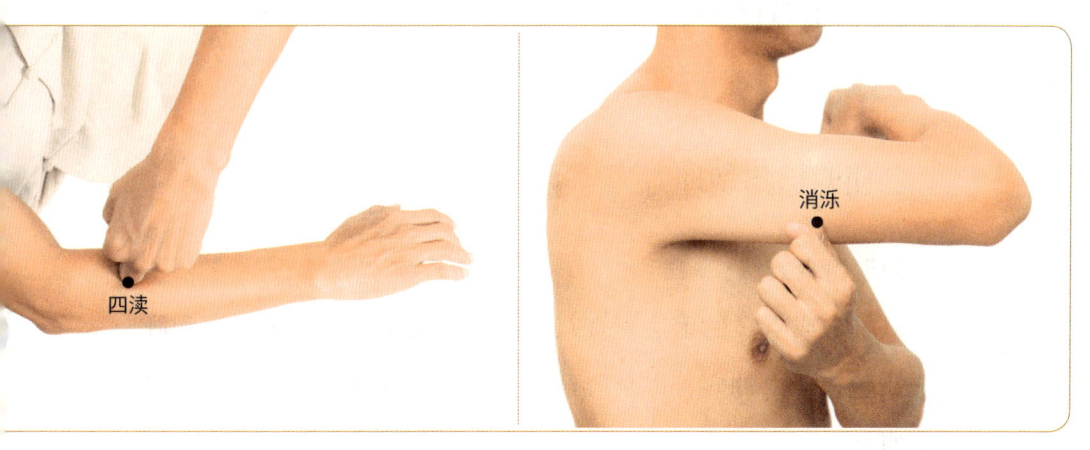

三焦经易堵点——四渎穴、消泺穴

快速自疗方案：

在探查到的痛点处敲揉3～5分钟，每日2次。坚持数日，直至痛感减轻。

【见效时间】7～15天。

【说明】

甲状腺结节是中老年女性的常见问题，其成因与乳腺增生类似，也是一种郁结，所以要疏通心包经、肝经、三焦经，化解郁气，恢复人体自身理气解郁的能力。

从经络的走行路线来看，大肠经、胃经经过甲状腺，为阳明经，多气多血，可以很好地运送营养、排出垃圾。有经验的针灸师，治疗"瘿瘤瘰疬"（甲状腺结节）常用针从大肠经肘关节的曲池穴透刺三角肌下的臂臑穴，即是这个道理。

如果有人同时患有乳腺增生，在疏理经络后，可能会发现乳腺增生变小或消失。其实，恢复身体的和谐，往往"一举多得"。

另外，甲状腺结节与情志有很大关联，建议平时要修心养性，遇事淡然，保持情绪顺畅。

崩漏经络调理方

快速自查方法：

以敲击或点揉的手法探查双侧脾经的地机穴、三阴交穴和肝经的阴包穴、太冲穴，以及肾经的大钟穴、水泉穴、照海穴，找到疼痛点。

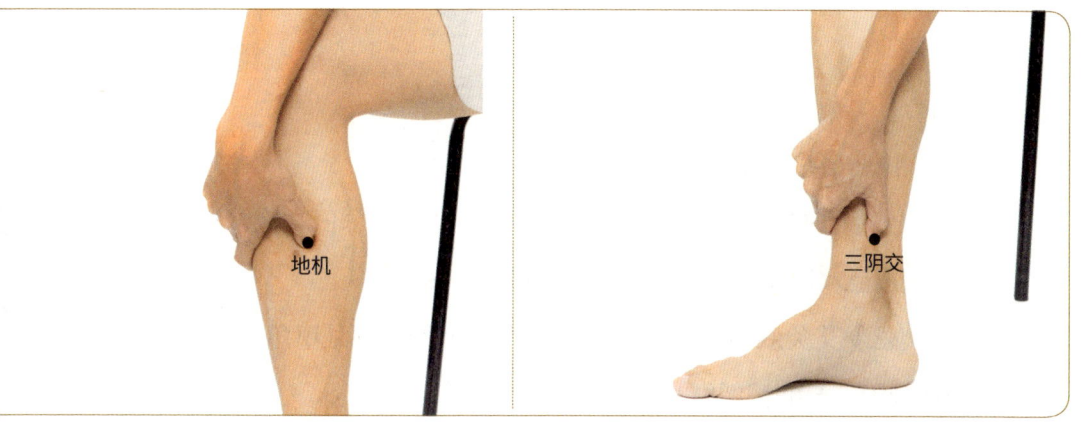

脾经易堵点——地机穴、三阴交穴

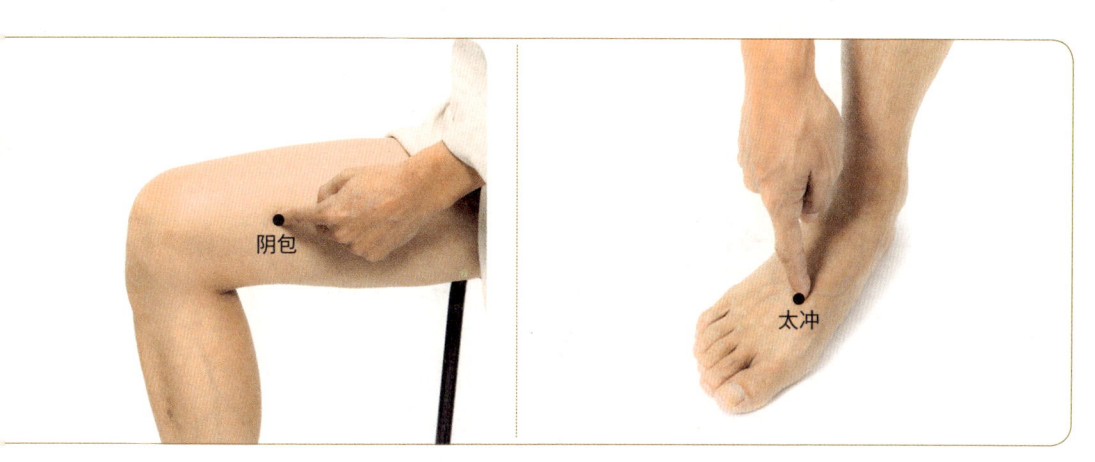

肝经易堵点——阴包穴、太冲穴

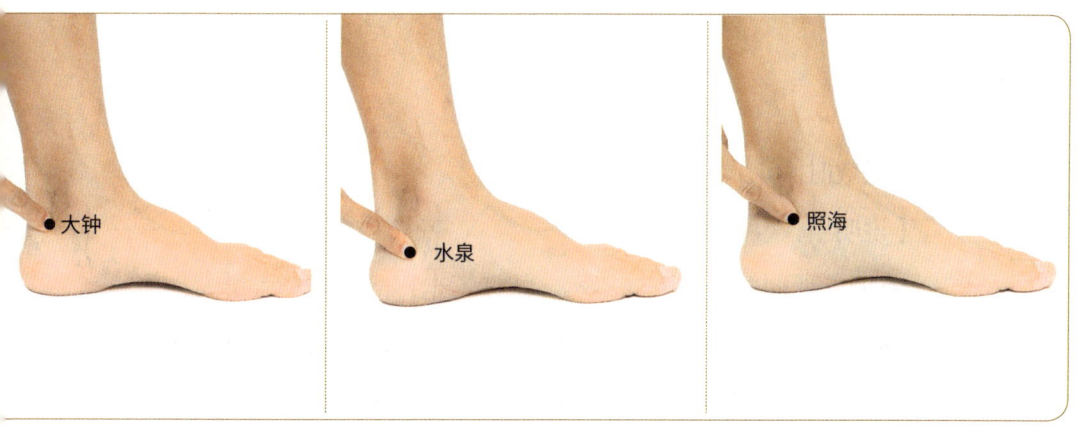

肾经易堵点——大钟穴、水泉穴、照海穴

快速自疗方案：

（1）在探查到的痛点处敲揉3～5分钟，每日2次。坚持几日，直至穴位痛感减轻，症状可有改善。

（2）艾灸双侧脾经的隐白穴（在大脚趾内侧趾甲角旁），每次30分钟，至病情缓解。

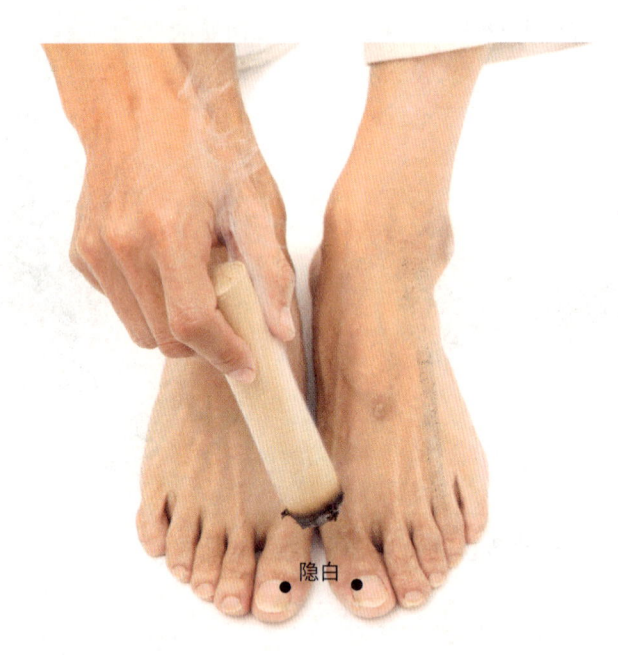

艾灸隐白穴

【见效时间】1～3天。

【说明】

有的女性朋友月经淋漓不尽，持续不走，严重者经血量大，称为崩漏。女性的月经问题与肝、脾、肾三脏关系密切，疏通肝、脾、肾经，促进这三个脏器的功能，对于解决女性的月经问题有帮助。

隐白穴是脾经的第一个穴位，与肝、脾、肾有联系。对于崩漏，临床上可以在此穴艾灸。艾灸时双脚并拢，用艾条同时悬灸两侧隐白穴，每次30分钟，每日一次，坚持一周。

腹部术后不排气经络调理方

快速自查方法：

以敲击的手法探查双侧大肠经的手五里穴、手三里穴、合谷穴，点揉肺经的孔最穴、鱼际穴，找到疼痛点。

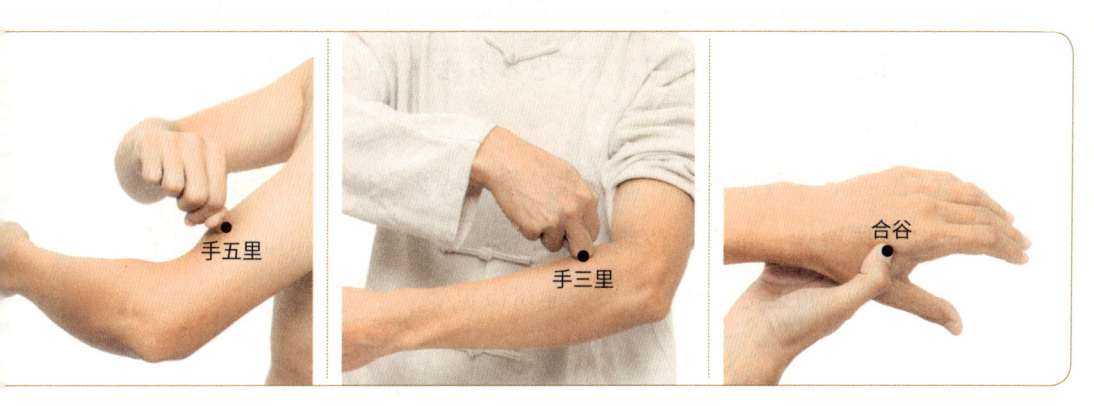

大肠经易堵点——手五里穴、手三里穴、合谷穴

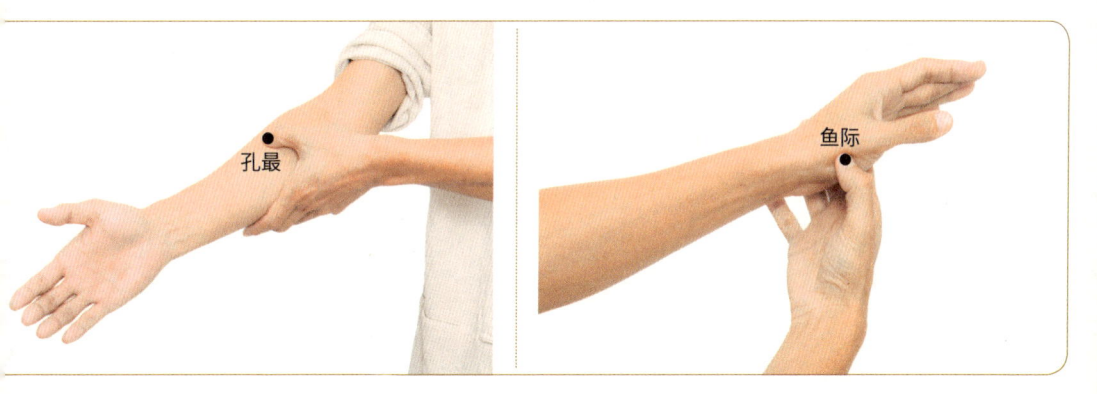

肺经易堵点——孔最穴、鱼际穴

快速自疗方案：

在探查到的痛点处按揉 3～5 分钟，每日 2 次。坚持几日，穴位处的痛感消失后，症状会有缓解。

【见效时间】1～2 天。

【说明】

腹部手术，包括剖腹产术后，肠道是否蠕动非常重要。病人术后 48～72 小时应该排气，如果不能排气，说明肠道蠕动差，不能进食。而患者本人腹胀如鼓，异常痛苦。

关于术后护理，可以在第一时间疏理大肠经，促进肠道功能的恢复。因为肺与大肠相表里，所以可按揉肺经的孔最穴和鱼际穴，同时肺有降气的作用，术后患者多耗气，促进肺的功能可以增强肠道蠕动的动力。

患者术后身体虚弱，而按揉经络易堵塞穴位会比较痛，所以可以交替按揉，每个穴位刺激 3 分钟。按揉合谷穴和鱼际穴的手法很重要，如果按揉到位，当天便可以见效。

第四章
身体常见问题经络调理方

男性疾病调理

前列腺炎经络调理方

快速自查方法：

以点揉的手法探查双侧肾经的易堵点大钟穴、水泉穴、照海穴，找到疼痛点。

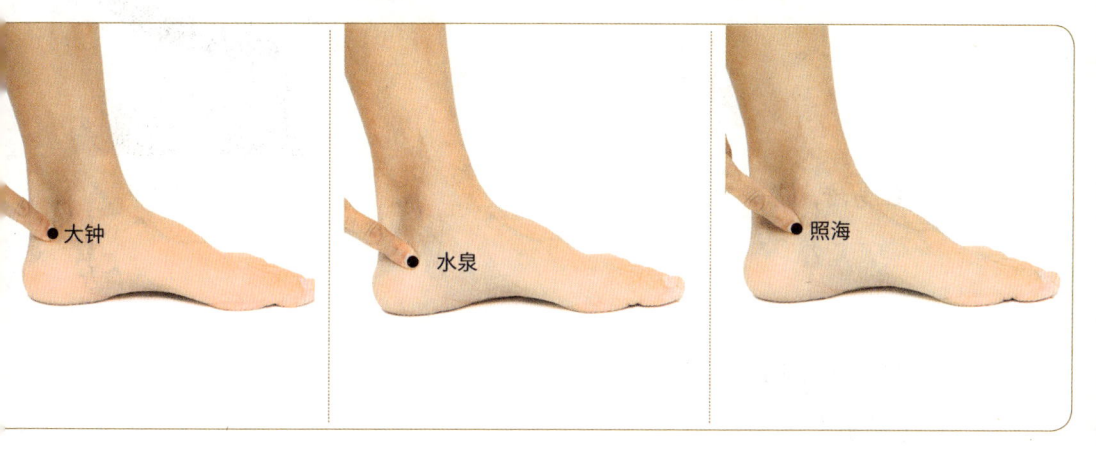

肾经易堵点——大钟穴、水泉穴、照海穴

快速自疗方案：

（1）在探查到的痛点处按揉3分钟，每日2次。坚持一周，待痛感减轻，症状会有改善。

（2）点揉双侧肾经的肓俞穴（位于肚脐旁边0.5寸，左右各一）5分钟，每日2次。

（3）在双侧膀胱经的肾俞穴处拔罐15分钟，拔两天歇一天，待黑紫颜色消失可停止。

（4）撮谷道，每日3次。

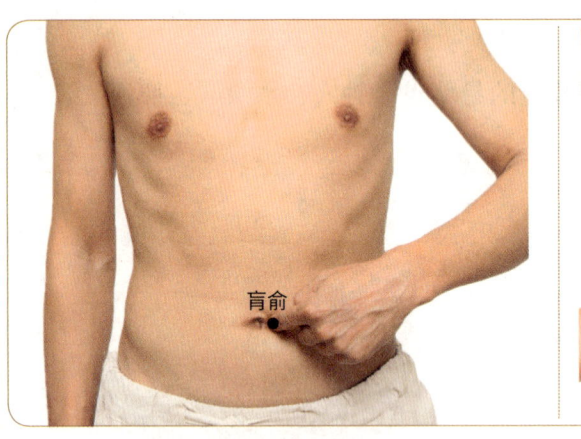

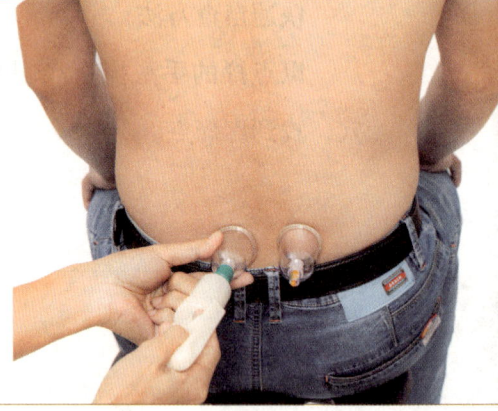

肾经易堵点——肓俞穴　　　　　　　肾俞穴拔罐

【见效时间】3～7天。

【说明】

前列腺属于生殖系统，与肾有关，所以先疏理肾经，恢复肾的功能。肓俞穴是前列腺在体表的反应点，大多数前列腺疾病患者，食指点揉肓俞穴时会有压痛感，病情轻则压痛感轻，严重者则压痛感重。个别前列腺问题严重的患者，当点揉肓俞穴时，尿道口立刻就有分泌物排出，因此应每天早晚各揉一次肓俞穴。

阳痿经络调理方

快速自查方法：

以点揉的手法探查双侧肝经的阴包穴、太冲穴，肾经的大钟穴、水泉穴、照海穴，以及肺经的尺泽穴（屈肘时，触及肌腱，其外侧缘即是），找到疼痛点。

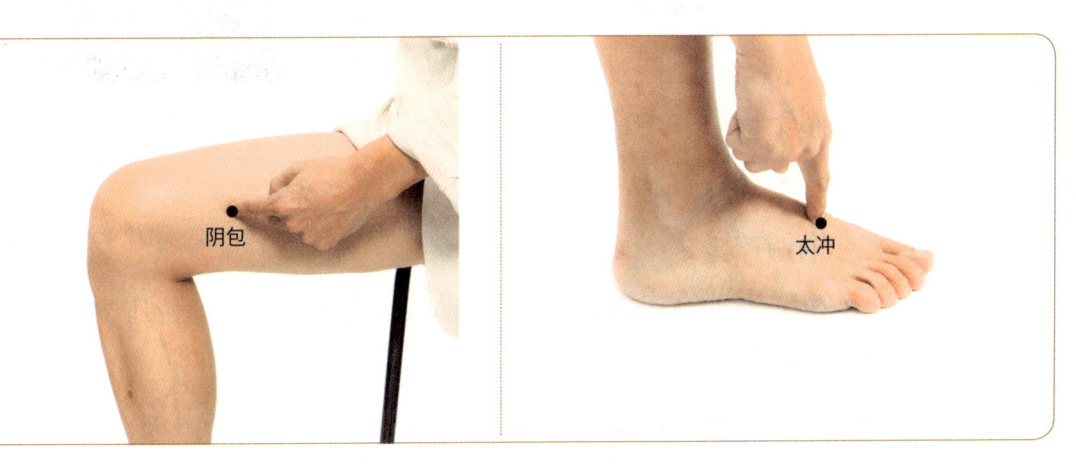

肝经易堵点——阴包穴、太冲穴

121

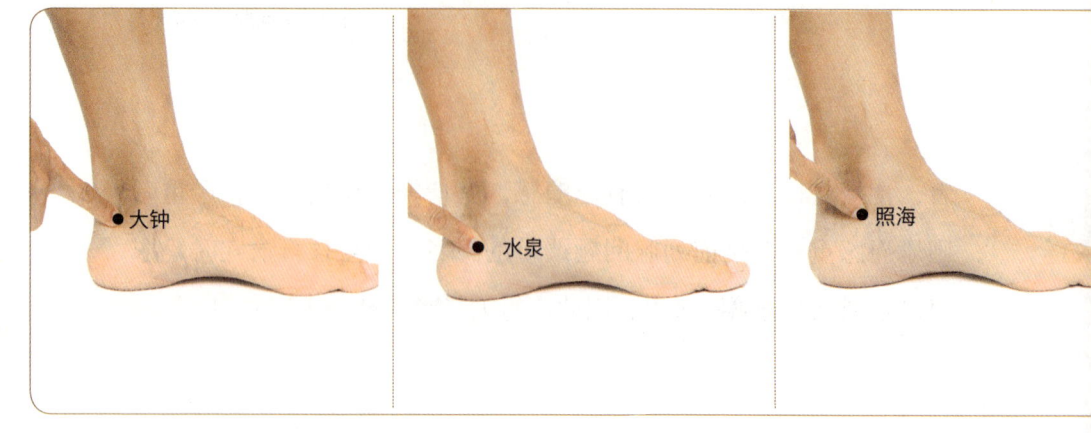

肾经易堵点——大钟穴、水泉穴、照海穴

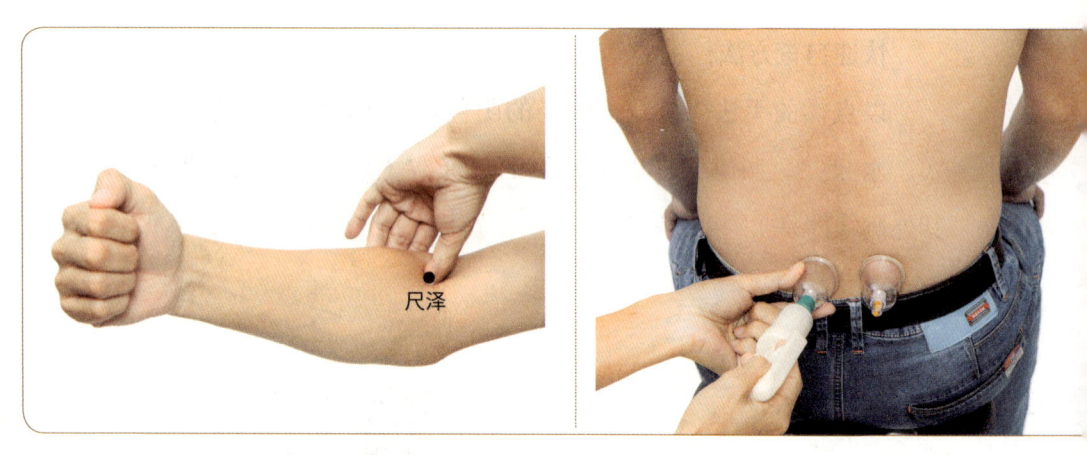

肺经易堵点——尺泽穴

肾俞穴拔罐

快速自疗方案：

（1）在探查到的痛点处点揉3～5分钟，每日2次。坚持几日，直至痛感减轻。

（2）在双侧膀胱经的肾俞穴处拔罐15分钟，拔两天歇一天，待黑紫颜色消失可停止。

（3）撮谷道。

【见效时间】7～15天。

第四章 身体常见问题经络调理方

【说明】

阳痿是肝的问题。《黄帝内经·灵枢·五音五味》中说:"宦者去其宗筋,伤其冲脉。"这里"宗筋"指的就是男性生殖器,宗筋即能曲,又能直。阳痿就是宗筋曲而不直了,这说明肝的疏泄功能出了问题。现在对待这些问题多用壮阳药物,明明人家要休息,却硬赶着上工,此法看似有效,却是饮鸩止渴。

"撮谷道"、静养、疏通相应经络,都有利于肝气的顺畅。

早泄经络调理方

快速自查方法:

以敲击或按揉的手法探查双侧肾经的大钟穴、水泉穴、照海穴,膀胱经的昆仑穴、委中穴,以及肝经的阴包穴、太冲穴,找到疼痛点。

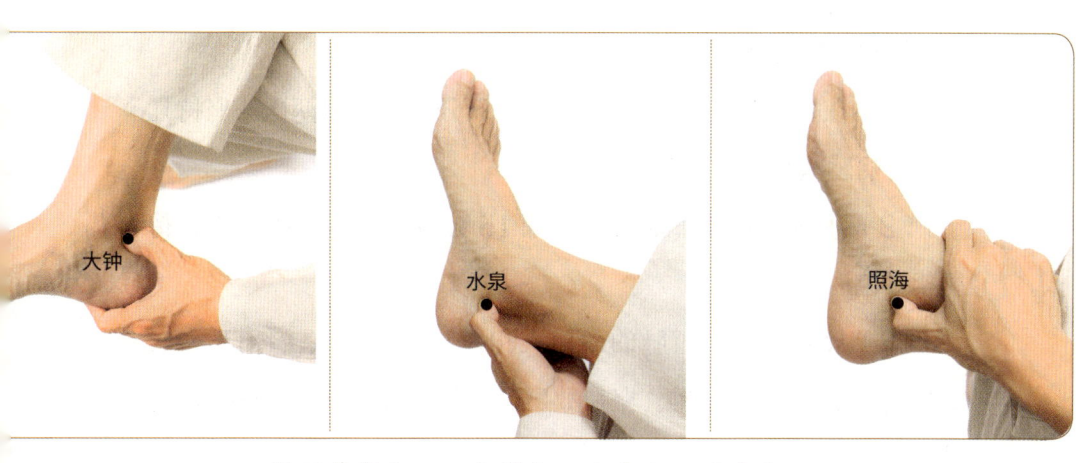

肾经易堵点——大钟穴、水泉穴、照海穴

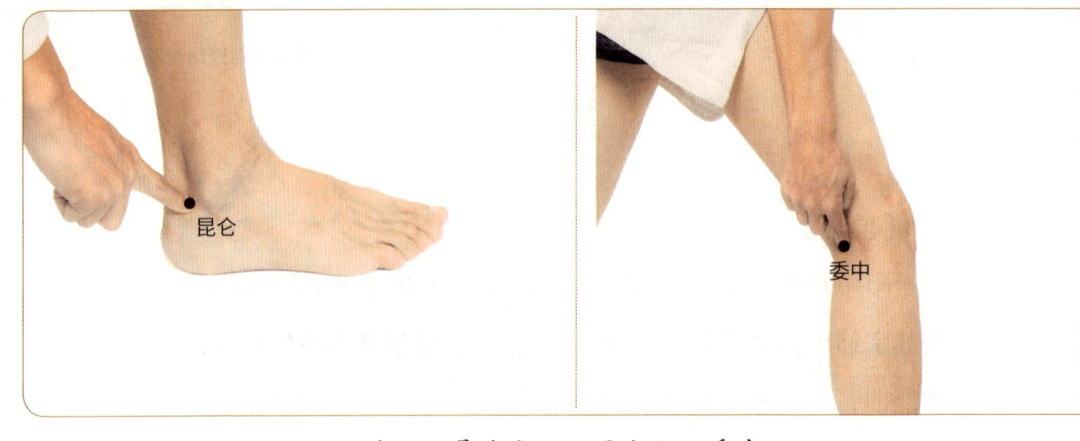

膀胱经易堵点——昆仑穴、委中穴

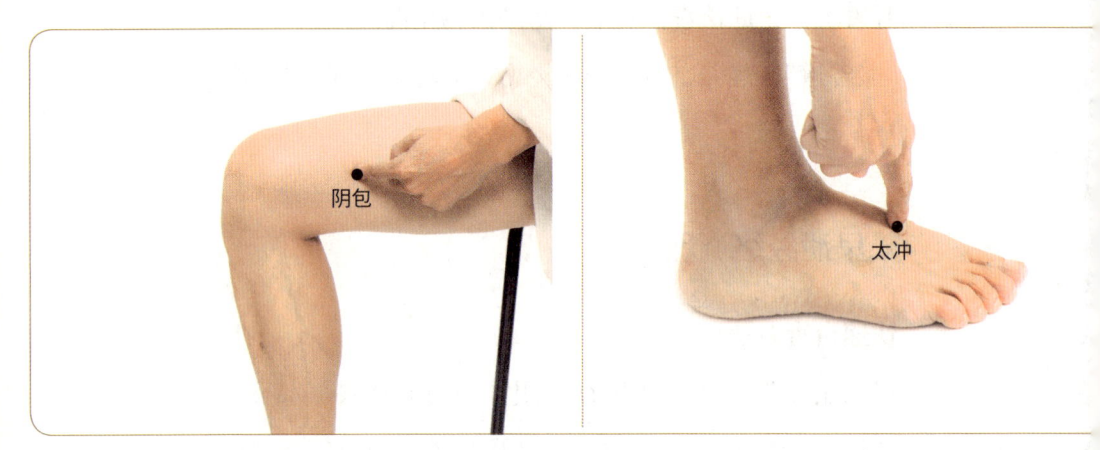

肝经易堵点——阴包穴、太冲穴

快速自疗方案：

（1）在探查到的痛点处按揉3～5分钟，每日两次。坚持几日，待痛感减轻，身体会有变化。

（2）在膀胱经的肾俞穴处拔罐15分钟，拔两天歇一天，待黑紫颜色消失可停止。

（3）晨起时艾灸督脉的命门穴和任脉的关元穴，每日一穴，交替艾灸20～30分钟。坚持数日，待艾灸2～3分钟热感即充满全腹时方可停止。

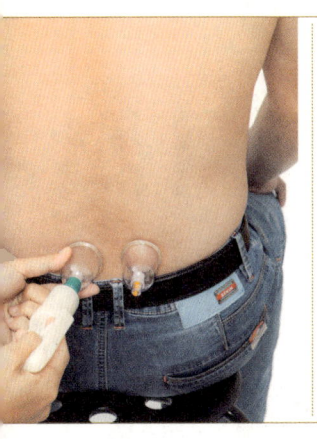

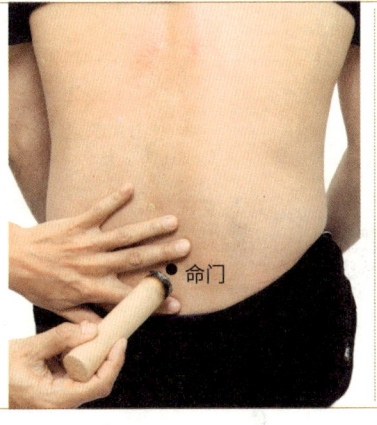

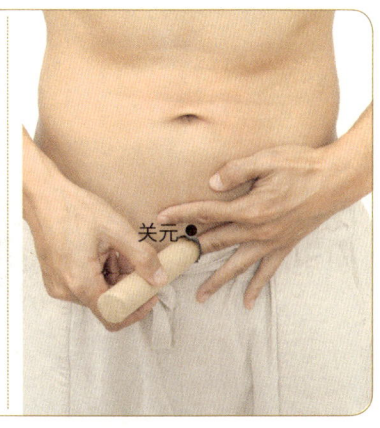

肾俞穴拔罐　　　　　　　　艾灸命门穴、关元穴

（4）撮谷道。

【见效时间】15天。

【说明】

情绪紧张是导致早泄的心理因素，而肾气弱、精关不固就是生理原因了。对待早泄问题要从恢复肾气入手，疏通经络、肾俞穴拔罐、艾灸关元穴和命门穴，此类方法可能见效慢些，但对身体来说相对安全。如果肾气过于虚弱，还需请中医当面辨证诊治，切勿自己擅用壮阳药。

疝气经络调理方

快速自查方法：

以按揉的手法探查双侧肝经的阴包穴、太冲穴，以及肺经的孔最穴、鱼际穴；用指甲点揉大敦穴（大趾趾甲根边缘约2毫米处，靠第二趾一侧）和上大敦穴，找到疼痛点。

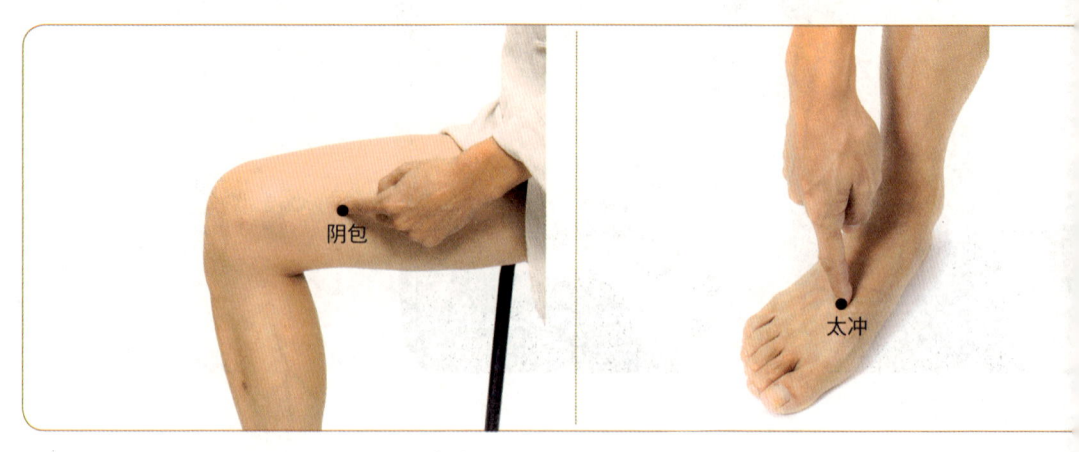

肝经易堵点——阴包穴、太冲穴

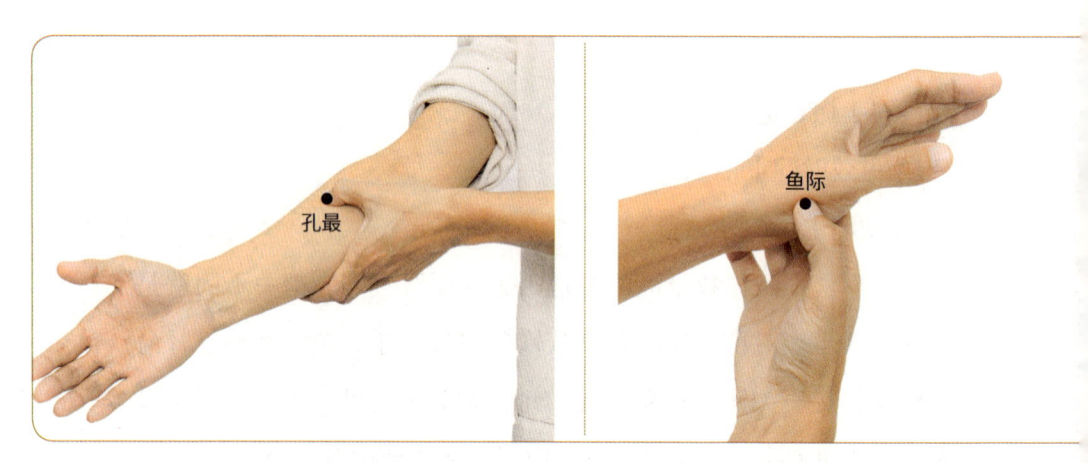

肺经易堵点——孔最穴、鱼际穴

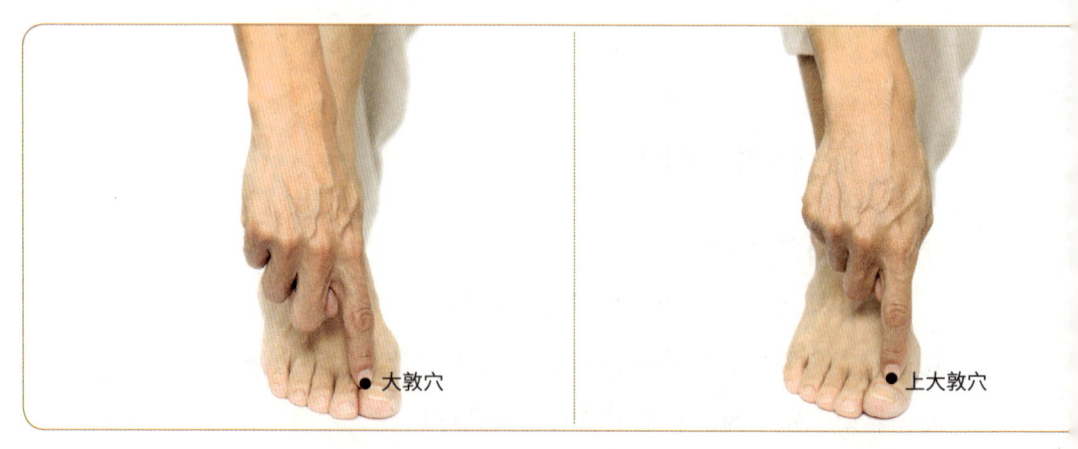

点揉大敦穴、上大敦穴

快速自疗方案：

（1）在探查到的痛点处按揉3～5分钟，每日2次，坚持至痛感减轻。

（2）艾灸三焦经的左阳池穴（在手背腕关节横纹中点）和任脉的中脘穴，每日一穴，交替艾灸20～30分钟。坚持数日，待艾灸中脘穴2～3分钟热感即充满全腹时方可停止。

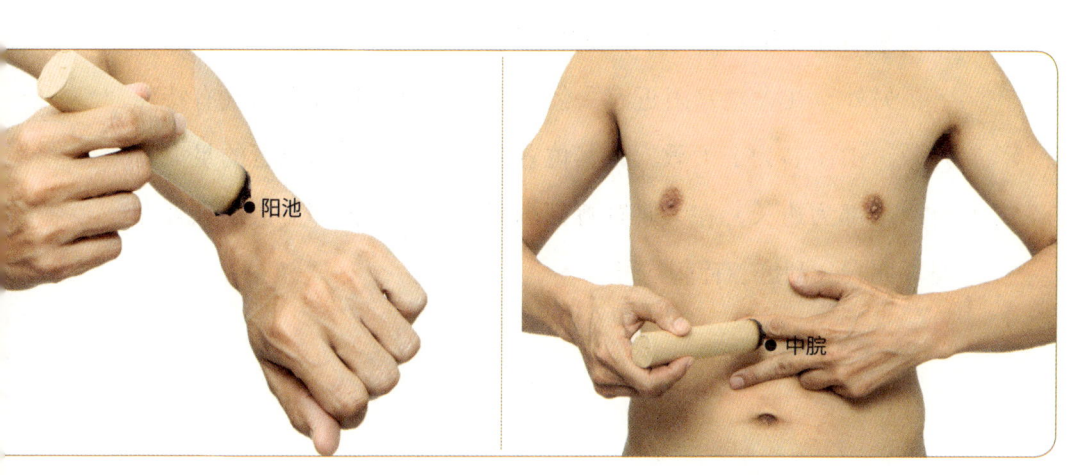

艾灸阳池穴、中脘穴

【见效时间】7～15天。

【说明】

疝气是人体组织或器官部分离开原来的部位，通过人体间隙、缺损或薄弱部位进入另一部位。

中医认为疝气的发病原因与以下几个因素有关：

（1）肝气郁滞，忧思、愤怒、情志不舒、气机不畅，气窜于少腹而发病。

（2）寒湿内停，久坐寒湿之地，或雨淋受寒，致使寒湿之邪侵袭肝经而发病。

（3）中气下陷、房劳过度、伤于正气，致使气虚下陷患于少腹，或小儿先天禀赋不足，或老年人肝肾亏虚、筋脉松弛，或因脾胃虚弱、中气下陷、升提失职而发病。

疝气的自我调理以疏通肝经、肺经为主，以保持气机顺畅。艾灸左阳池穴和中脘穴可以提升中气。

另外，在大敦穴附近有一经外奇穴，对治疗成人疝气有特殊疗效，被命名为上大敦穴，其位置在足大趾上，以患者的足大趾趾甲根部为边长，在大脚趾背部画正方形，甲根部对边中点处即是。此穴，刮痧、针刺均可。

亚健康调理

🌥 肥胖经络调理方

快速自查方法：

以敲击或按揉的手法探查双侧脾经的地机穴、三阴交、公孙穴、太白穴，以及胃经的髀关穴、丰隆穴；点揉肾经的大钟穴、水泉穴、照海穴，找到疼痛点。

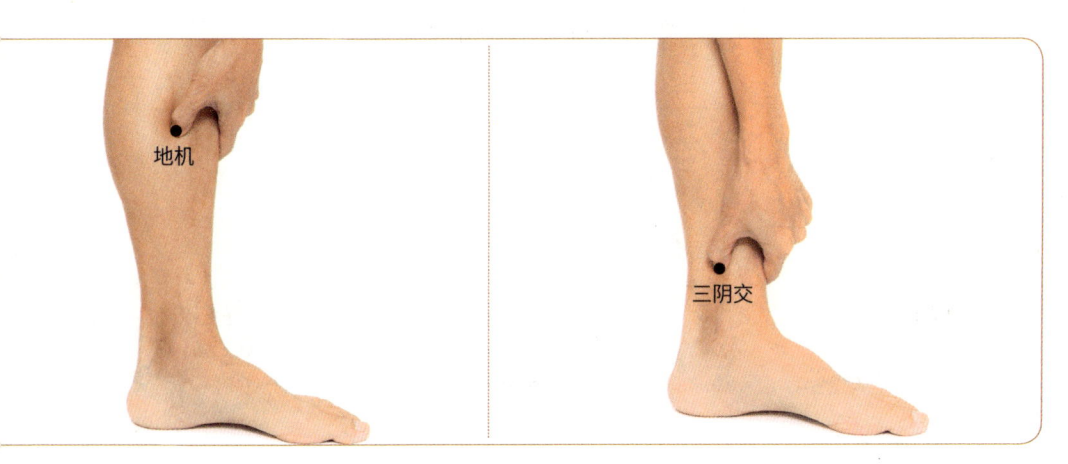

脾经易堵点——地机穴、三阴交穴

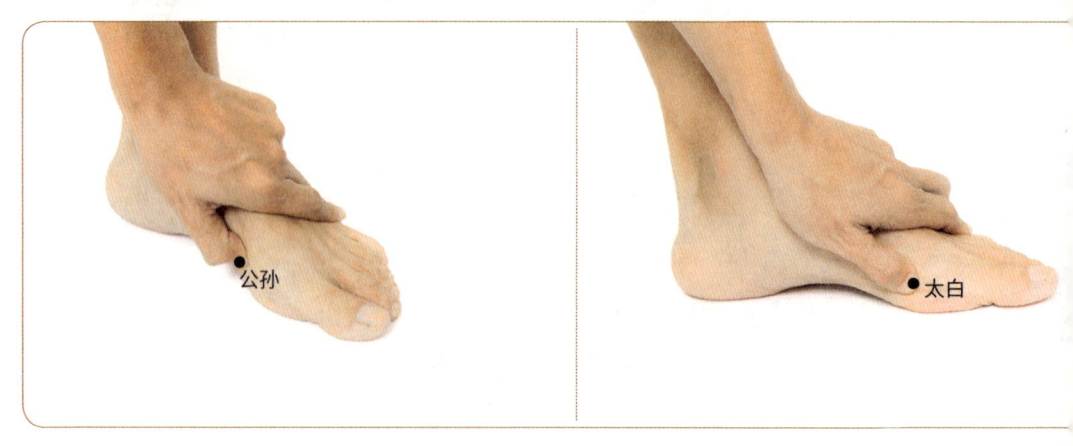

脾经易堵点——公孙穴、太白穴

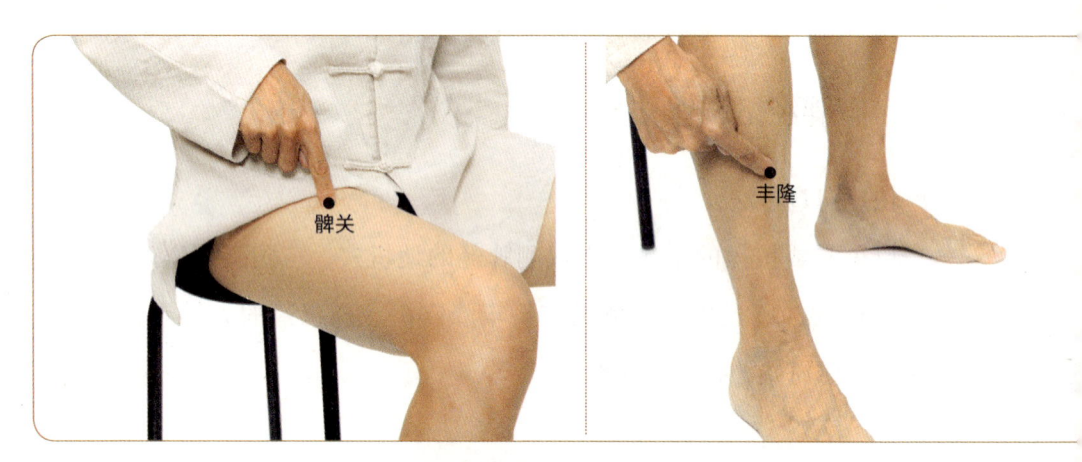

胃经易堵点——髀关穴、丰隆穴

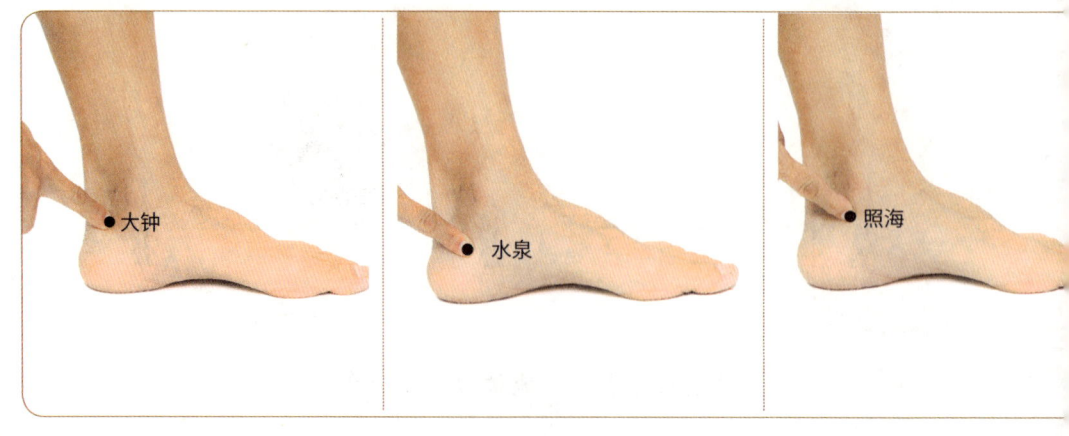

肾经易堵点——大钟穴、水泉穴、照海穴

快速自疗方案：

（1）在探查到的痛点处敲击或按揉3~5分钟，每日2次。坚持一周，穴位处痛感会消失。

①大腿肥胖：双手同时捏揉大腿内侧赘肉5分钟，每日2次。

②腹部赘肉：从两肋开始依次捏揉、捻搓至肚脐，每次10分钟，每日2次。

③上臂"蝴蝶袖"：用拇指与食指的指肚，从腋下至肘关节，每侧依次捻搓5分钟。

（2）在双侧膀胱经的肾俞穴处拔罐15分钟，拔两天歇一天，待黑紫颜色消失可停止（女性经期勿拔罐）。

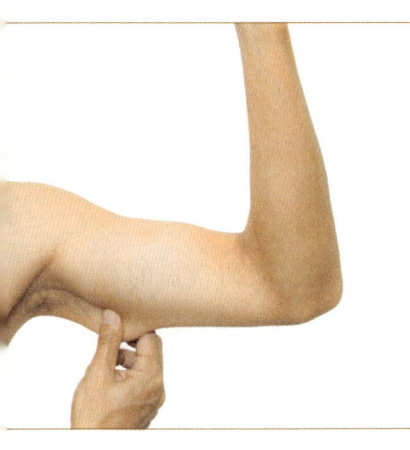

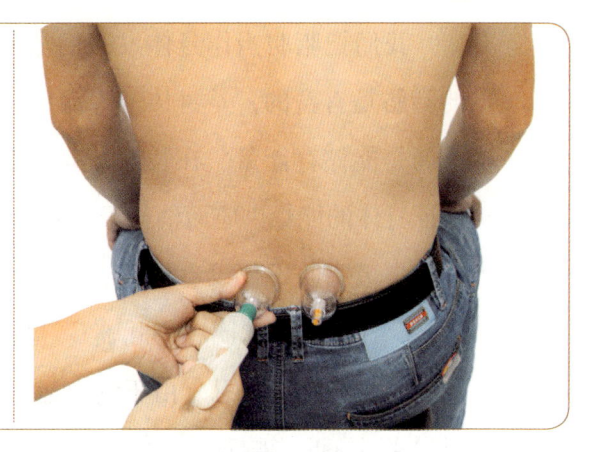

捻搓"蝴蝶袖"　　　　　　　　肾俞穴拔罐

（3）晨起时，用艾条交替悬灸任脉的关元穴和中脘穴，以及督脉的命门穴，每日一穴，每次20~30分钟。

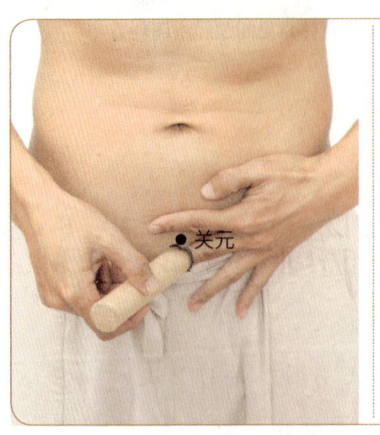

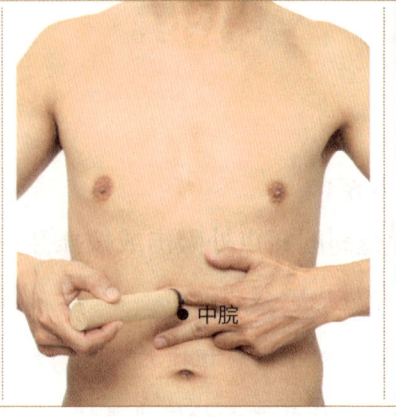

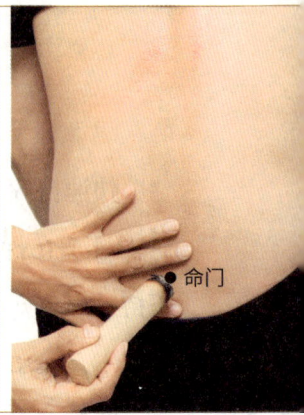

艾灸关元穴、中脘穴、命门穴

【说明】

美观，是健康的副产品。现代人以瘦为美，追求骨感，所以女人们一年四季纠结于自己的体形。因为怕胖，担心身材变形，有些女士不吃主食而吃水果；生孩子选择剖腹产；不母乳喂养而让宝宝喝奶粉；不该运动的时候拼命折腾出汗……

我们把脂肪当作身体发胖的敌人，殊不知，皮下紧致、细腻的脂肪是有益的，是身体的保温层。好脂肪不仅是保温层，更重要的是能储存能量。在长期营养匮乏后，人变瘦了，就是因为为保证身体的能量供应而消耗了平时储存的脂肪。

垃圾脂肪不仅没有保温、储存能量的作用，还会阻碍气血的运行，比如"游泳圈、小肚腩"。这类脂肪呈絮状，捏揉时有颗粒状的感觉，疼痛难忍。由于气血运行不畅，垃圾脂肪会越积越多，反过来进一步影响营养、废物的代谢。

身体的垃圾脂肪如何形成？多数人源于脾虚。脾主肉，脾的运化功能失常，不能将食物充分转化，而形成垃圾脂肪堆积于腹部。大部分女性在生完孩子后发胖，赘肉形成，这是肾气不足导致的。而胃像一口大锅，食物在里面腐熟后，易于消化。胃能否将食物充分腐熟，取决于锅底下的火，也就是脾、肾的阳气是否旺盛。

减肥首先要恢复脾、肾的功能。 疏通脾经、胃经，在"肾俞穴"拔罐，同时坚持艾灸，待脾的运化能力增强后，肌肉自然会变得有弹性。对付相应经络的赘肉，对局部进行仔细捏揉是最有效的方法。初期会很痛，坚持几日痛感自会下降；持续刺激，肌肉慢慢会变得结实。年轻人气血相对旺盛，赘肉消除得快，而气血虚弱者可能3～6个月见效。当然，多久见效，取决于坚持。

失眠经络调理方

快速自查方法：

以敲击或掐揉的手法探查双侧心经的"蝴蝶袖"、少海穴、"腕部四穴"，以及胃经的髀关穴、足三里穴；点揉双侧肝经的阴包穴、太冲穴，肺经的孔最穴、鱼际穴，以及脾经的地机穴、三阴交穴、太白穴、公孙穴，找到疼痛点。

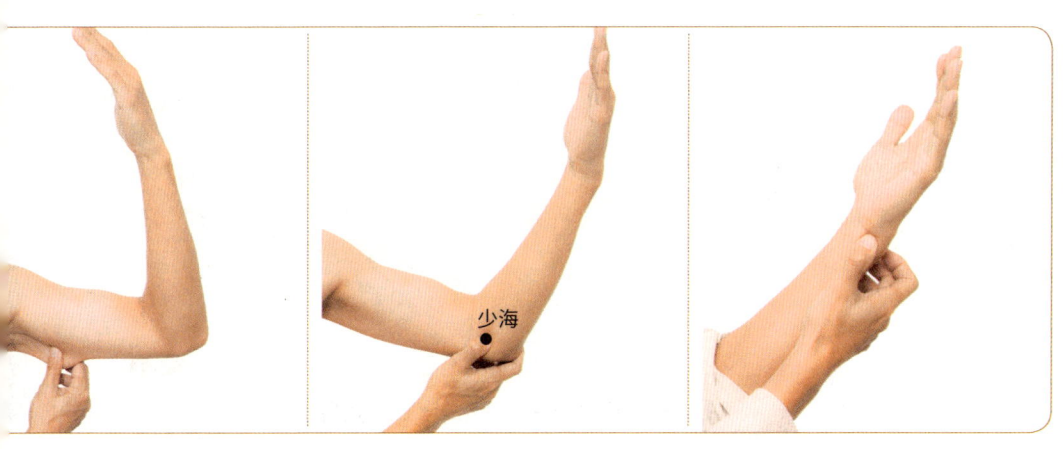

掐揉"蝴蝶袖"　　　　　心经易堵点——少海穴、"腕部四穴"

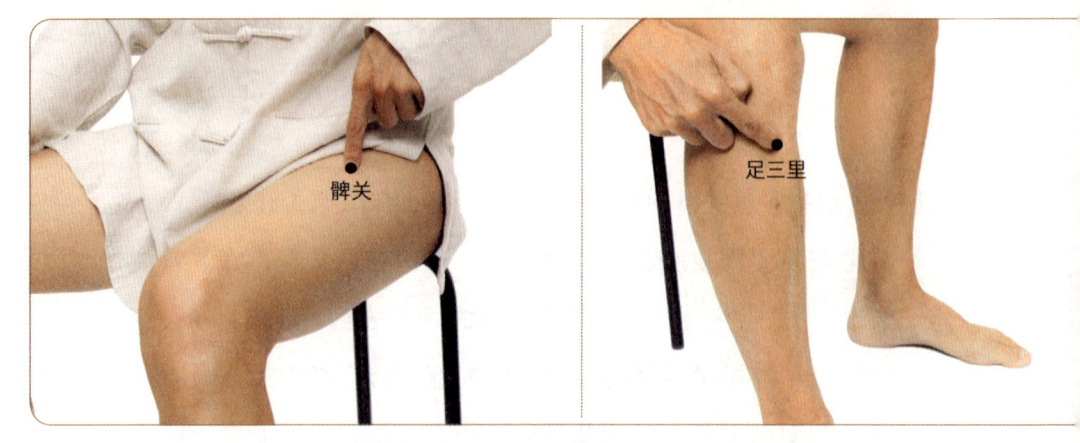

胃经易堵点——髀关穴、足三里穴

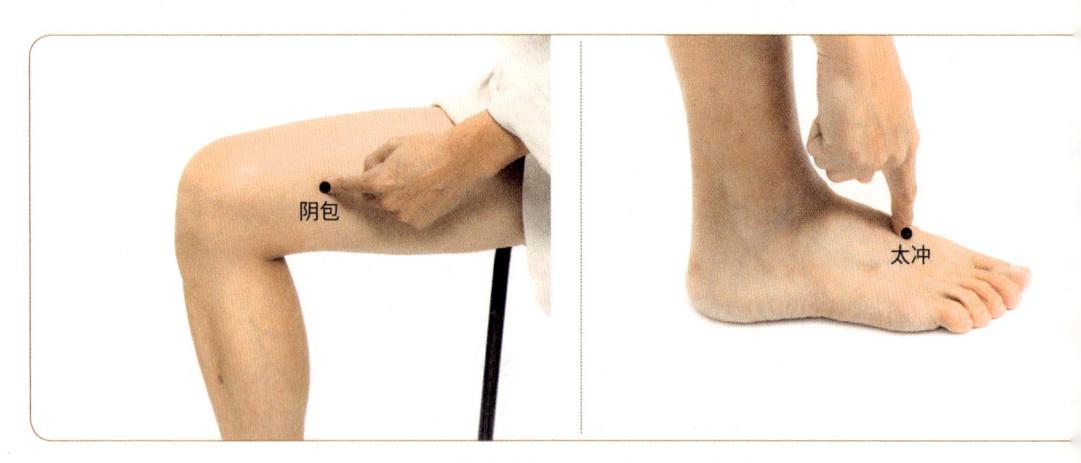

肝经易堵点——阴包穴、太冲穴

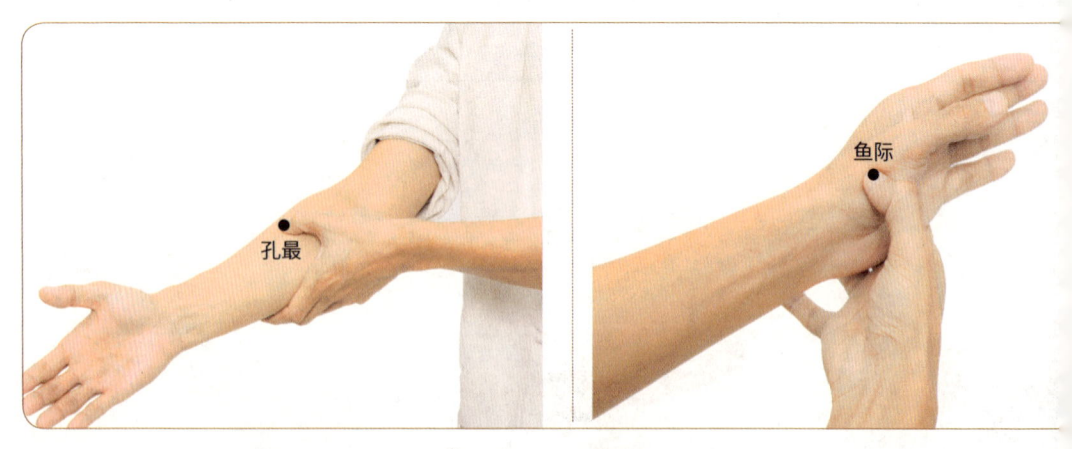

肺经易堵点——孔最穴、鱼际穴

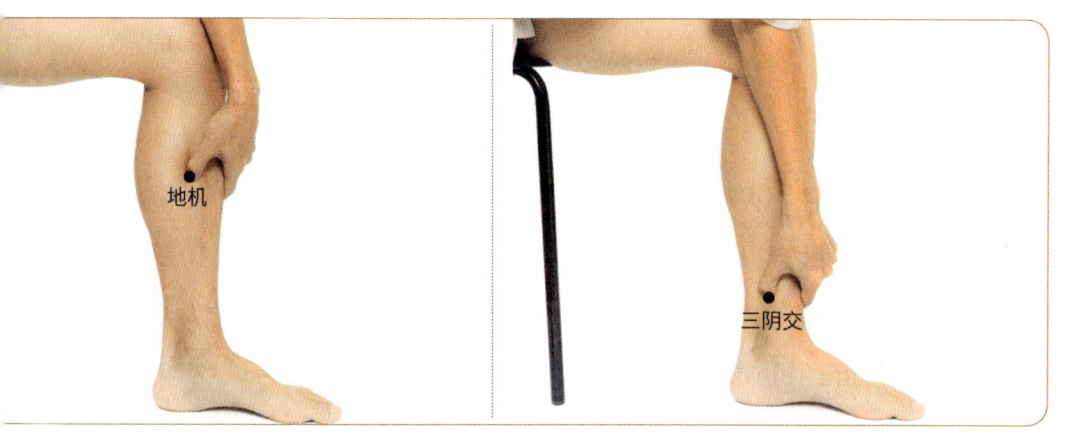

脾经易堵点——地机穴、三阴交穴

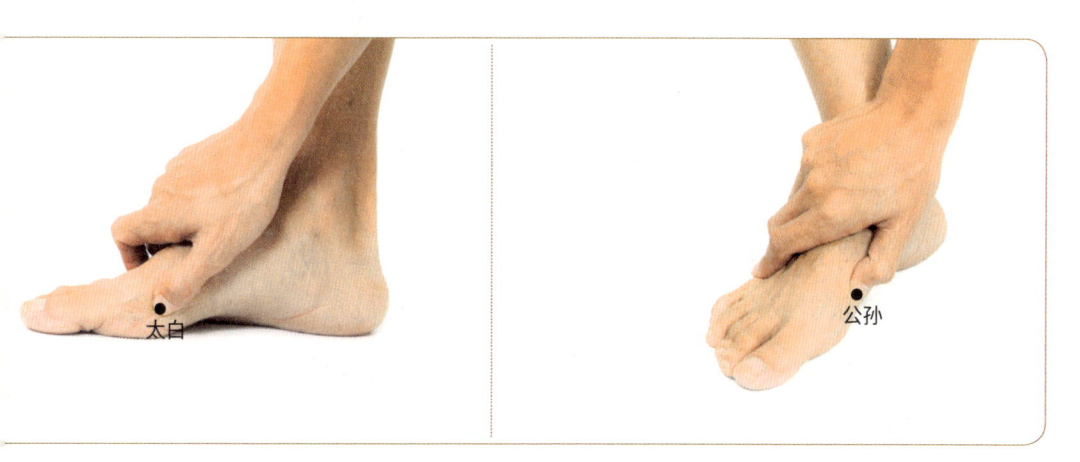

脾经易堵点——太白穴、公孙穴

快速自疗方案：

在探查到的痛点处敲击或按揉3～5分钟，每日2次。坚持几日，待痛感减轻，症状会有缓解。

【见效时间】5～7天。

【说明】

失眠是一个大问题，涉及脏腑比较多。对于失眠，我们可以想象一个场景：天黑，太阳落山，人困倦准备入睡。此时体内的格局应该是心火下降、脾土上升。如果中焦不通、胃气不和，这样的格局就难以实现，所以要疏理心经、脾经、胃经的易堵塞穴位，恢复这三个脏腑的功能。对于梦中惊醒或定时醒来的人，需要疏理肝经和肺经，肝升、肺降则一气周流。

中医讲"胃不和则寝不安"，日常养护应该注意晚餐不要过量。心肾不交也会导致失眠，因此平时不要劳心劳力。

风寒感冒（初期）经络调理方

快速自查方法：

以敲击或点揉的手法探查双侧肺经的孔最穴、鱼际穴，以及大肠经的手五里穴、手三里穴、合谷穴；按揉膀胱经的昆仑穴和三焦经的四渎穴、消泺穴，找到疼痛点。

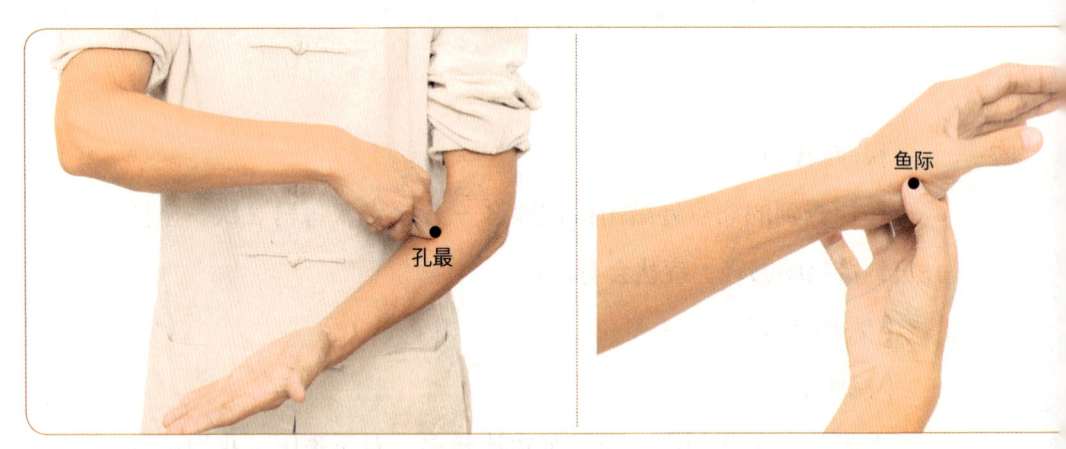

肺经易堵点——孔最穴、鱼际穴

第四章
身体常见问题经络调理方

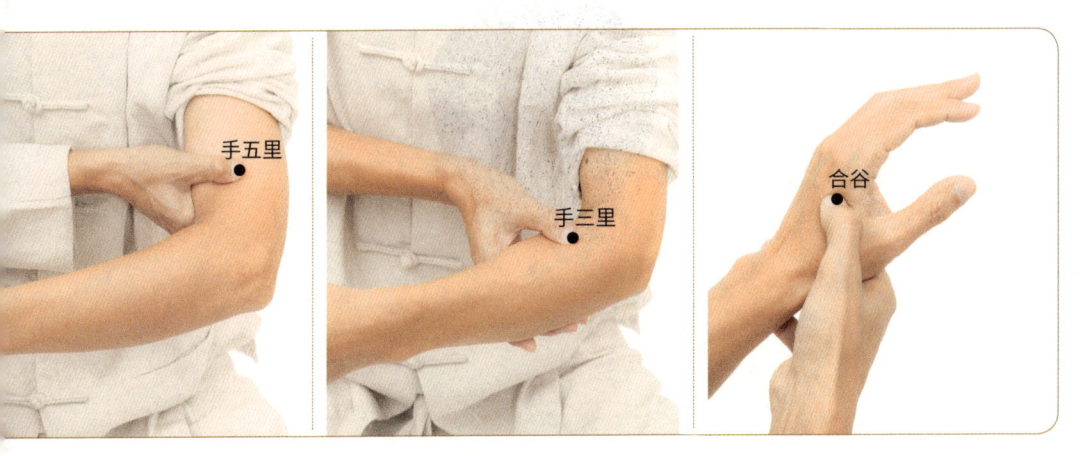

大肠经易堵点——手五里穴、手三里穴、合谷穴

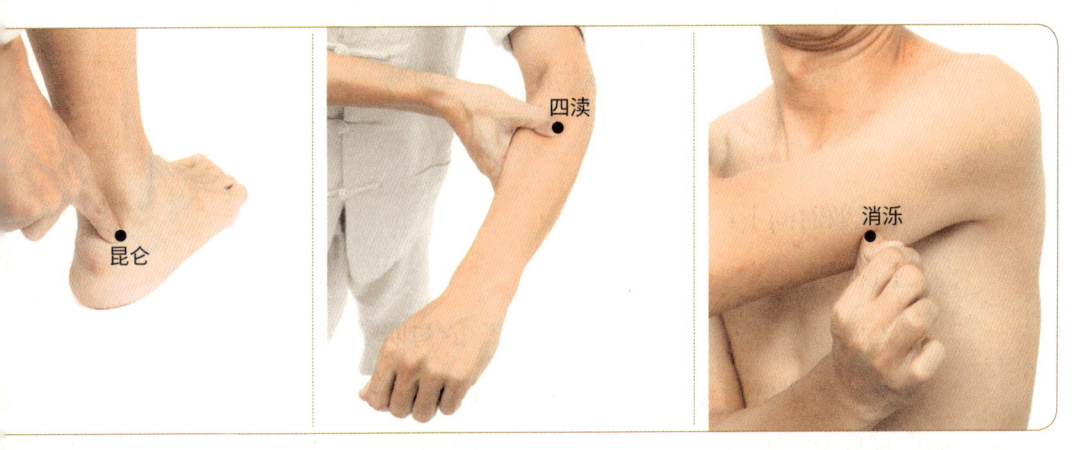

膀胱经易堵点——昆仑穴　　　三焦经易堵点——四渎穴、消泺穴

快速自疗方案：

（1）在探查到的痛点处敲击或按揉3～5分钟，每日若干次。

（2）在颈背部脊柱（督脉）和两侧膀胱经、胆经处刮痧。

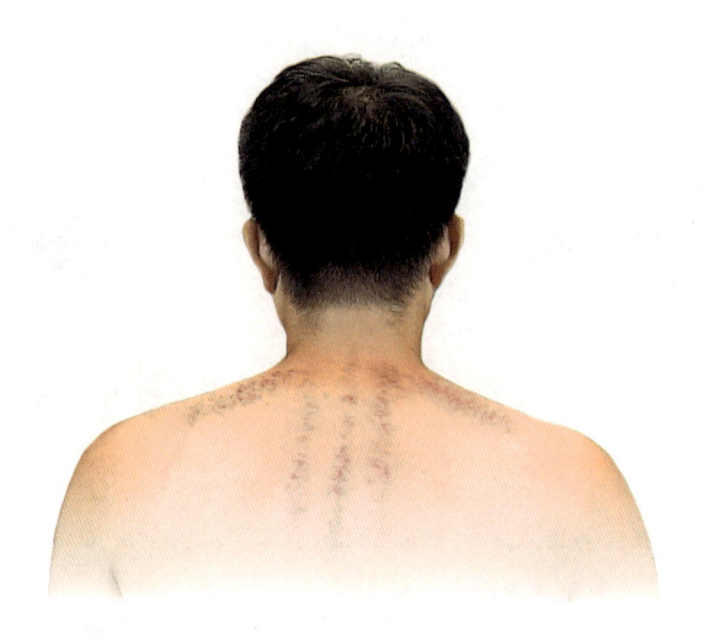

督脉、膀胱经、胆经刮痧

【见效时间】1天。

【说明】

上面的方案适合"风寒感冒发烧"的初期阶段。

这个阶段的身体表现是怕冷、无汗、打喷嚏、流清鼻涕、小便白且量大。因为是初起，此时身体可能还没有发热。

肌表感受寒邪时，敌人先侵袭机体的第一道屏障，此时在颈背部脊柱、膀胱经、胆经处刮痧是最快速的方法，可以直接将邪气清理出身体。

膀胱经为身体的第一道屏障，而"肺主皮毛"，所以可以自我疏通肺经和膀胱经的易堵塞穴位，恢复这两个脏器的功能，驱邪外出。

第四章
身体常见问题经络调理方

中医认为，大肠与肺是表里关系，相互关联，所以感冒发烧常伴有便秘等肠道问题。古人也认为，"三焦膀胱者，腠理毫毛其应"，所以三焦与膀胱也有关联，主导水液的代谢。因此，可配合按揉、疏通大肠经和三焦经的易堵塞穴位。

需要提醒一下：感冒时，如果口不渴，尽量控制饮水量，不要多喝水；要尊重身体感受，不渴不饮。

小儿风寒感冒发烧的经络调理方

下面介绍的方法不是如何治疗小儿风寒感冒发烧，而是怎样在发病之前进行预防。让孩子不生病，防患于未然，更值得学习。

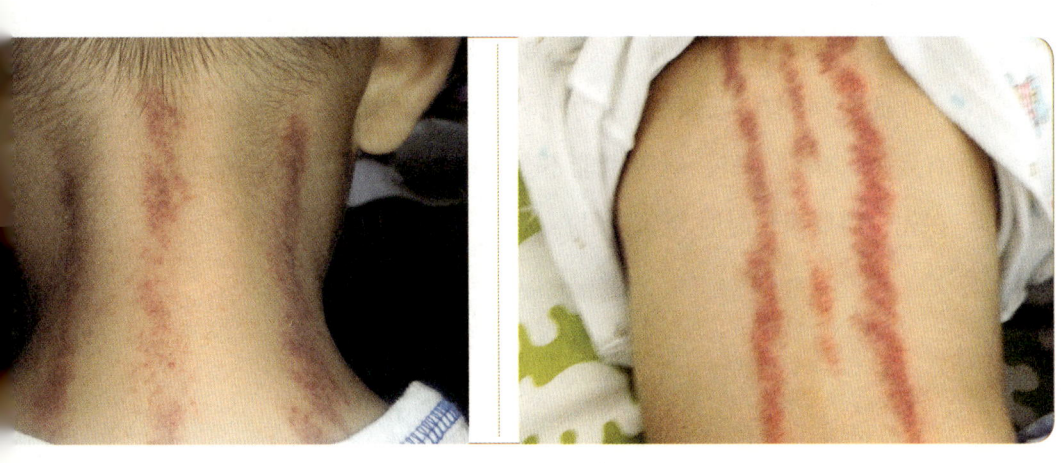

吮痧——最简单、最有效、最有爱心、最能够体现预防在前的方法。

督脉和膀胱经吮痧

139

幼儿在寒冷环境下停留过久，或者刚刚出现打喷嚏、流鼻涕、轻微鼻塞的情况，家长要重视，应该马上在颈部沿督脉和两侧膀胱经从后发际开始向下吮吸至背部，直到不出痧为止。因为这时外邪侵袭肌表，轻轻吮吸，即会出痧。痧出，邪气消散，将敌人"请"出身体，自然不会出现感冒、发烧的情况。为了防止寒邪入里，吮吸这三条线后再吮吸颈部胆经路线，如果出痧，可以高枕无忧。

对于"小儿吮痧"预防风寒感冒，笔者屡试不爽。这个方法简单，容易操作，孩子没有任何痛苦，还以为家长和他（她）嬉戏玩耍。更主要的是在发病之前，清除隐患，防患未然。期望所有的家长学会此法。

吮痧的时机：

（1）天气骤降或在酒店、高铁、地铁等室内温度较低的地方停留过久。

（2）刚刚出现打喷嚏、流鼻涕、鼻塞的情况。

此时寒邪在表，稍微用力吮吸，痧就会出来，如果孩子已经有发烧，病邪入里，吮吸可能不会出痧，效果不明显。所以预防在先，需要家长时时警觉、用心。

咳嗽经络调理方

快速自查方法：

以敲击或按揉的手法探查双侧肺经的孔最穴、鱼际穴；点揉肾经的大钟穴、水泉穴、照海穴，以及脾经的太白穴、公孙穴，找到疼痛点。

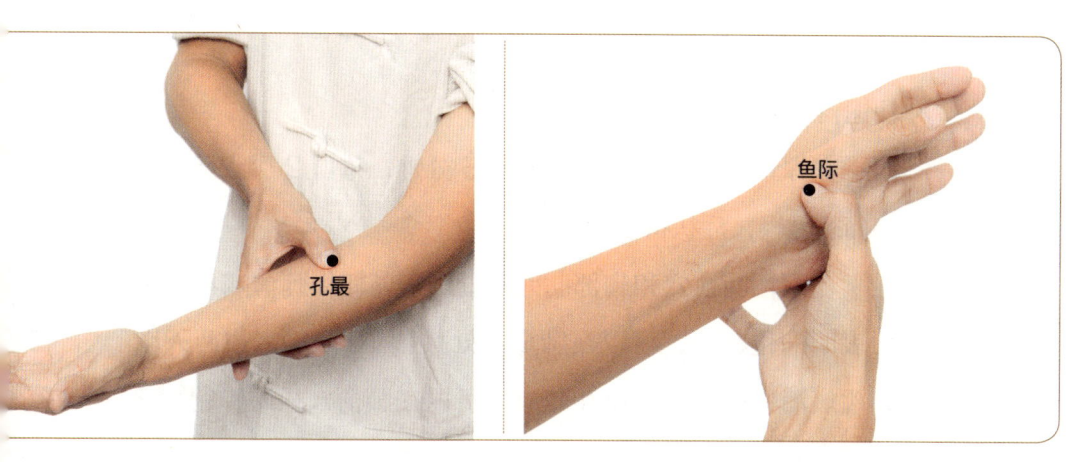

肺经易堵点——孔最穴、鱼际穴

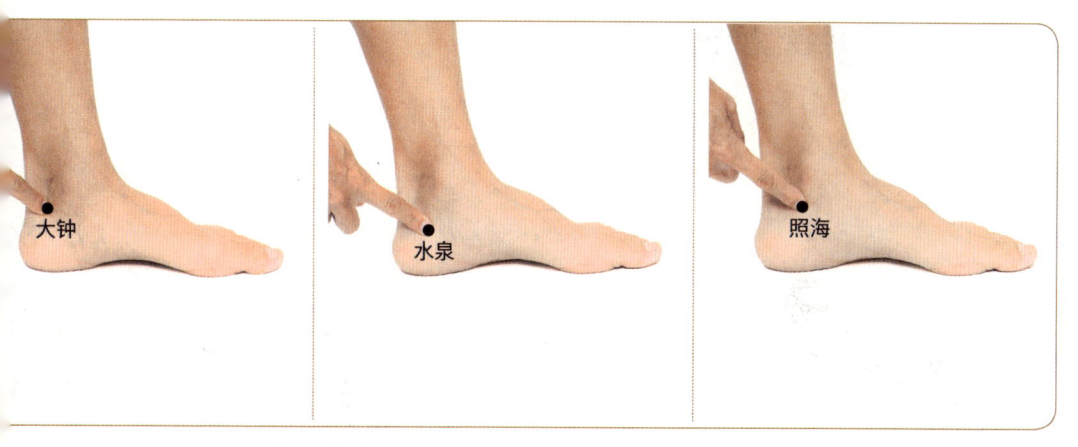

肾经易堵点——大钟穴、水泉穴、照海穴

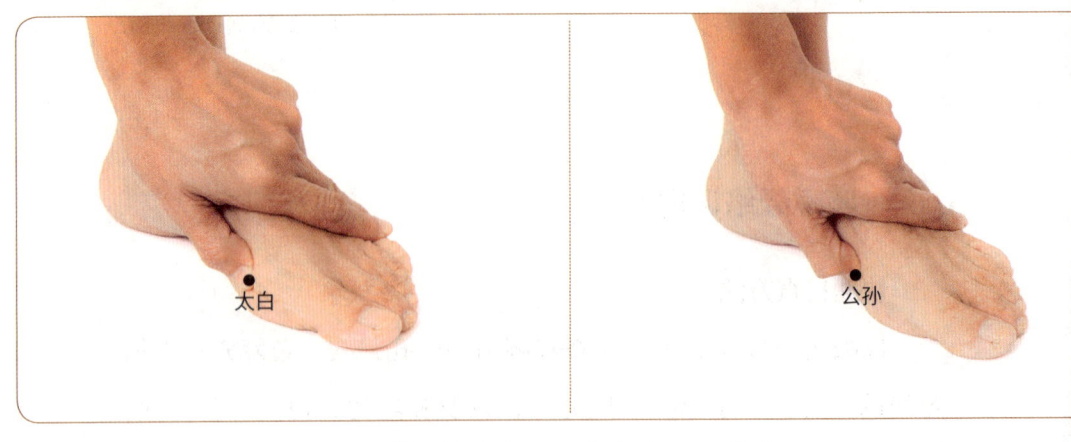

脾经易堵点——太白穴、公孙穴

快速自疗方案:

(1)在探查到的痛点处敲揉3~5分钟,每日2次。坚持几日,待痛感减轻,症状将会缓解。

(2)在双侧肺俞穴和胸部肋间隙处刮痧,如果肺俞穴不能刮出痧,表明病位在里,可以在肺俞穴处拔罐10分钟,拔两天歇一天,罐痕消失则停止(小儿咳嗽,可以在肺俞穴拔罐,留罐2分钟)。

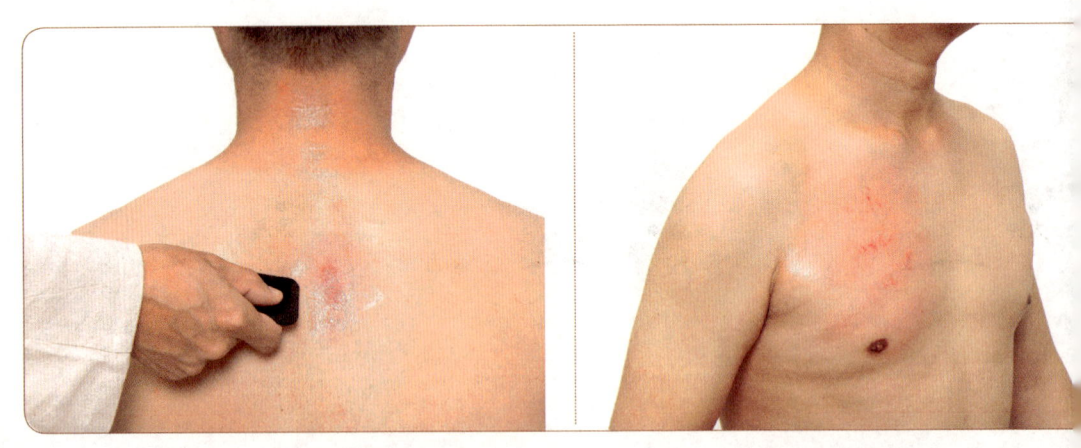

肺俞穴刮痧　　　　　　　　　胸部肋间隙刮痧

第四章
身体常见问题经络调理方

（3）久咳者，在肾俞穴处拔罐 15 分钟，拔两天歇一天，罐痕消失则可停止。

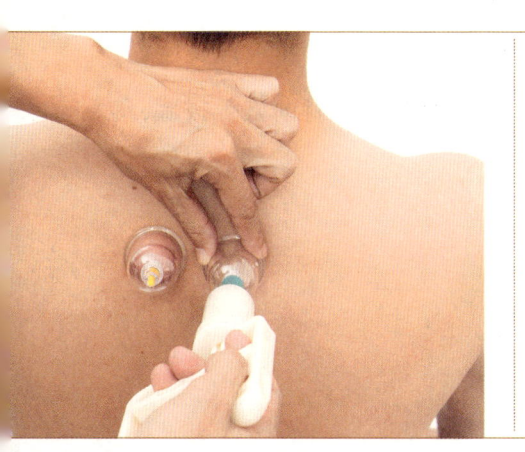

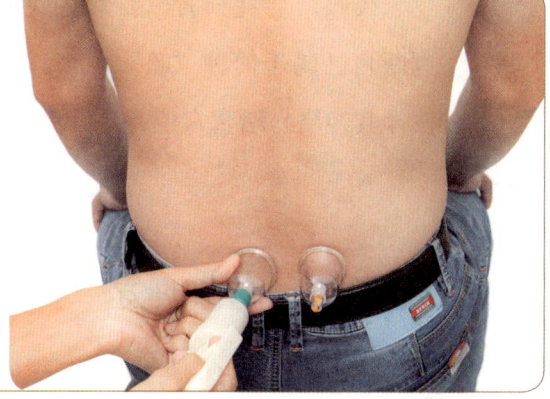

肺俞穴拔罐　　　　　　　　　肾俞穴拔罐

【见效时间】1 ~ 3 天。

【说明】

咳嗽是身体的一种本能，当体内有"异物"，比如痰、余寒、余热的时候，通过咳嗽的形式将其请出身体。感冒后的咳嗽，貌似感冒好了，其实还有余邪未解，于是频繁咳嗽。而疏理肺经，在肺俞穴处拔罐，在胸部肋间隙刮痧，基本可以手到咳除。另外，"肺为储痰之器，脾为生痰之源"，在脾经的太白穴，多数人痛感明显，这说明有恙，要认真按揉。

《黄帝内经·素问·欬论》中说："肺欬之状，欬而喘息有音，甚则唾血。心欬之状，欬则心痛，喉中介介如梗状，甚则咽肿喉痹。肝欬之状，欬则两胁下痛，甚则不可以转，转则两胠下满。脾欬之状，欬则右胠下痛，阴阴引肩背，甚则不可以动，动则欬剧。肾欬之状，欬则腰背相引而痛，甚则欬涎。"

久咳，会耗损肾气，顽固性咳嗽的朋友可以对照上段文字，判断自己属于何种"咳"，然后选择对应脏腑的"背俞穴"拔罐，按揉其经络易堵塞穴位，会有良效。

落枕经络调理方

快速自查方法：

以点揉的手法探查双侧经外奇穴的"落枕穴"，以及小肠经的后溪穴，找到疼痛点。

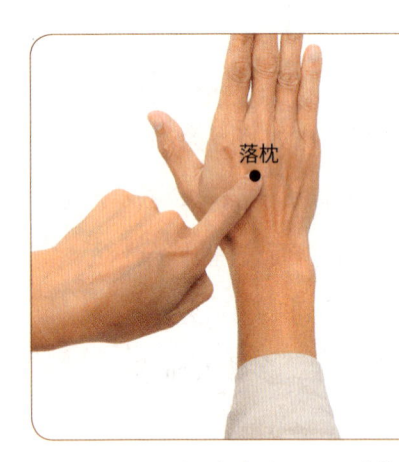

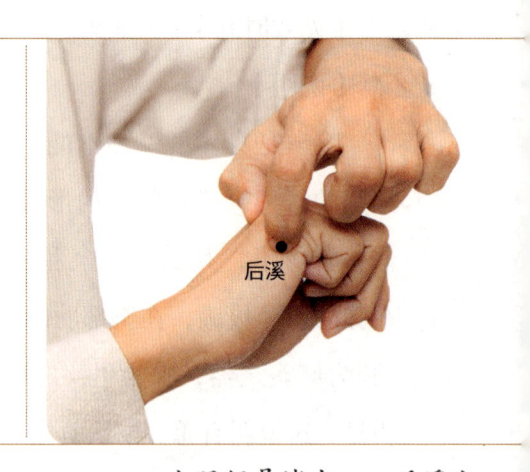

经外奇穴——"落枕穴"　　　　　　小肠经易堵点——后溪穴

快速自疗方案：

在探查到的痛点处点揉 3 ~ 5 分钟，边点揉，边微微晃动颈部，增加颈部的活动度。

【见效时间】当时见效。

【说明】

落枕的问题很常见，颈部气血瘀滞是内因，颈部体位持续不正是外因。调理落枕，要恢复颈项部的气血运行，促进局部肌肉、韧带的营养供应，所以平时要保持颈项部的柔软。

点揉后溪穴和经外奇穴"落枕穴"可以快速解决病痛。点揉后溪穴与"落枕穴"时，哪个痛揉哪个，点揉同时轻轻扭动颈部，逐渐增加活动幅度。随着穴位痛感的减轻，颈部的痛感会下降、消失。

腿部抽筋经络调理方

快速自查方法：

以敲击或点揉的手法探查患侧膀胱经的承山穴、合阳穴、昆仑穴，以及肝经的阴包穴，找到疼痛点。

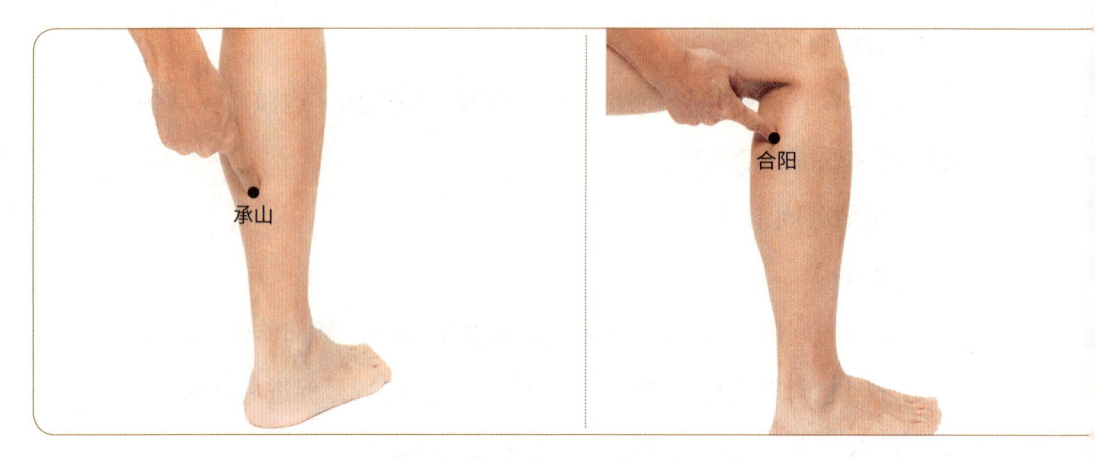

膀胱经易堵点——承山穴、合阳穴

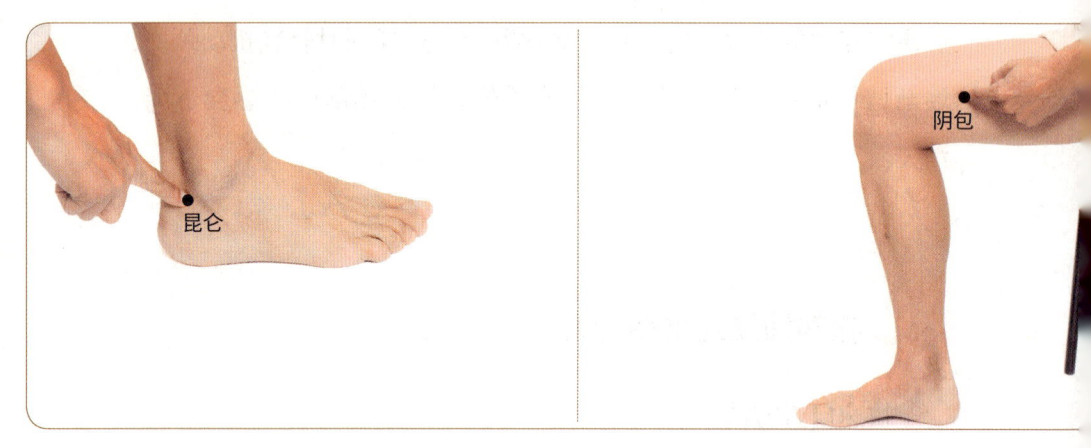

膀胱经易堵点——昆仑穴　　　肝经易堵点——阴包穴

快速自疗方案：

在探查到的痛点处敲揉3～5分钟，每日2次。坚持3天，待痛感减轻，症状可缓解。

【见效时间】1～3天。

第四章
身体常见问题经络调理方

【说明】

说到抽筋，人们总以为是缺钙所致，可有些人检测后血钙指标正常，或者补钙后症状却得不到缓解。我们知道缺钙会使肌肉痉挛，但补钙效果不显，难道没有另一种可能吗？血液中的钙不缺乏，只是没有很好地布散到肌肉细胞中。比如"寒主收引"，小腿受寒的时候更容易抽筋，因此冬季或常吹空调发病率高；而肝血亏虚时，血不荣筋，筋脉失养，这种原因也会导致肌肉细胞的微量元素不足。

对于受寒引起的抽筋，只要疏通膀胱经小腿部分的易堵塞穴位，效果立见。肝血亏虚者会伴有夜梦频发、晨起目涩、心烦耳鸣等症，配合疏通肝经阴包穴的同时可以请中医辨证诊治。

人老先老腿，平素容易小腿抽筋者，要注意下肢的保暖，同时要经常探查、疏通肝经、膀胱经的易堵穴位。如果发现小腿肌肉僵硬，建议平时多捏揉，使其变软，防止腿脚不利。

湿疹经络调理方

快速自查方法：

以敲击或按揉的手法探查双侧膀胱经的委中穴、合阳穴、承山穴、昆仑穴，以及肺经的孔最穴、鱼际穴；点揉脾经的地机穴、三阴交穴、太白穴、公孙穴，找到疼痛点。

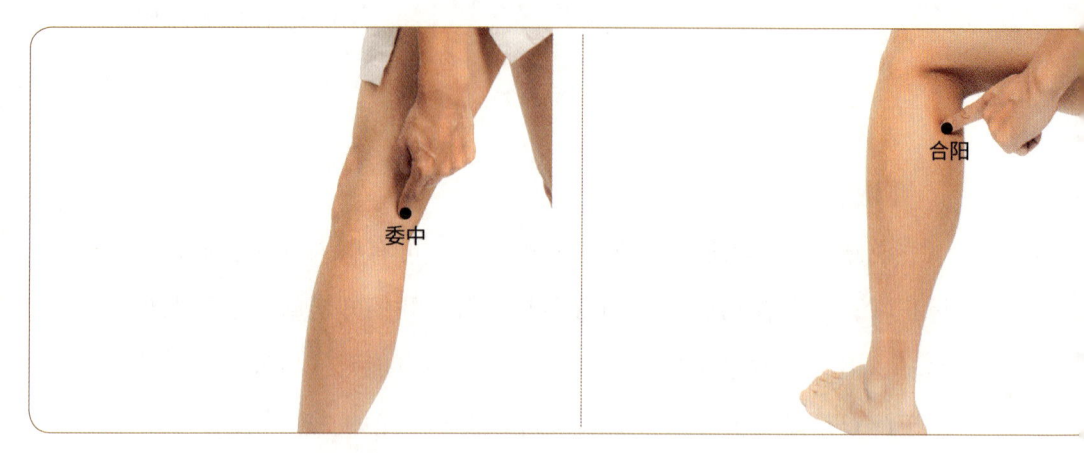

膀胱经易堵点——委中穴、合阳穴

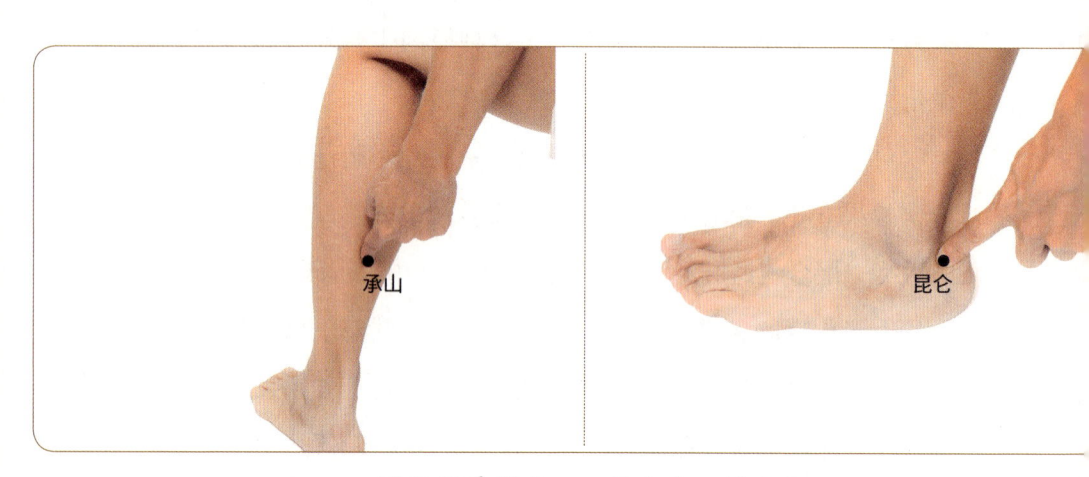

膀胱经易堵点——承山穴、昆仑穴

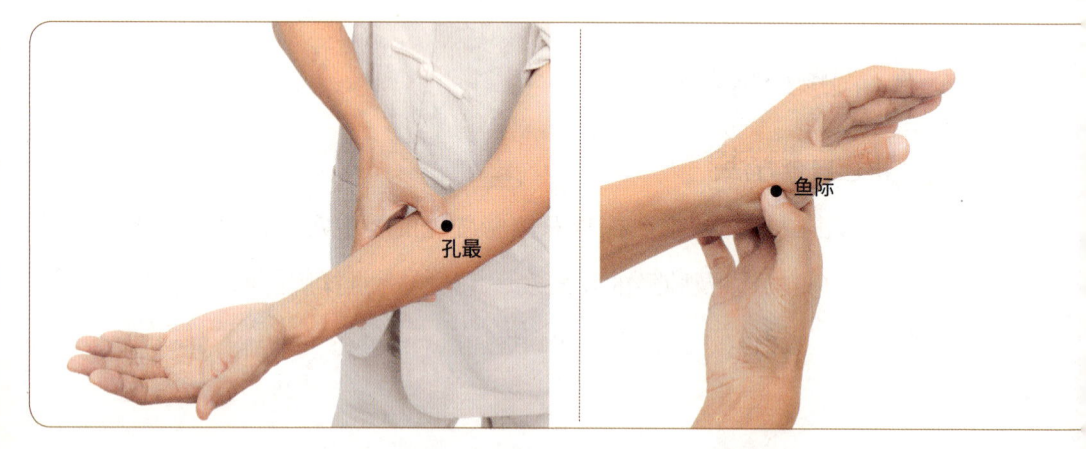

肺经易堵点——孔最穴、鱼际穴

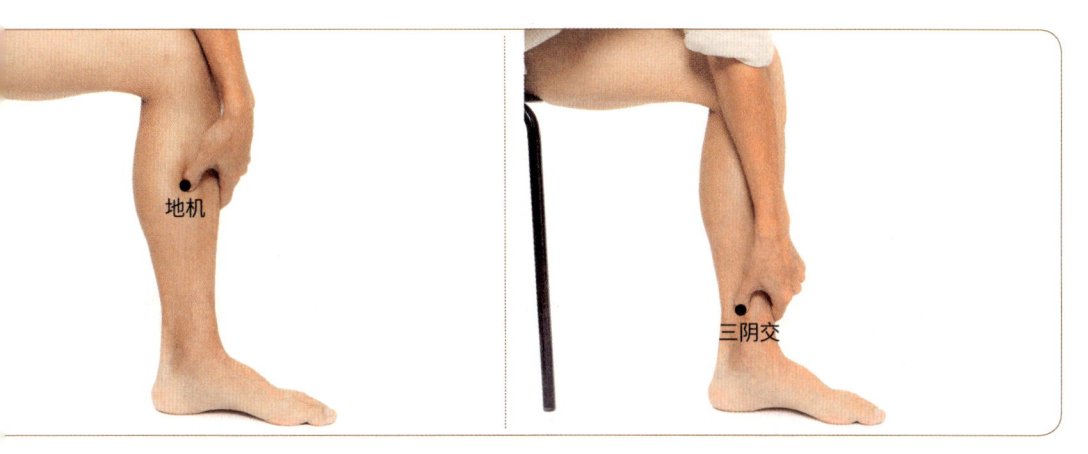

脾经易堵点——地机穴、三阴交穴

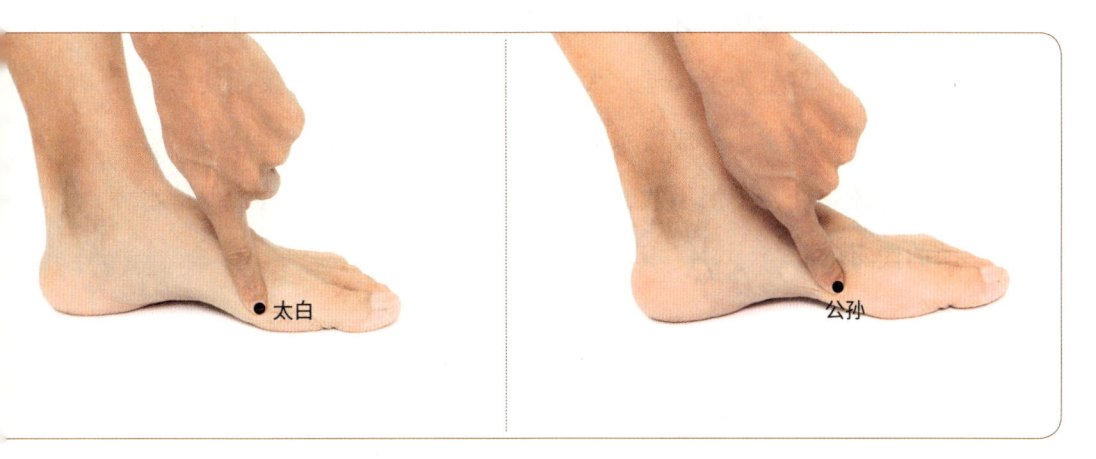

脾经易堵点——太白穴、公孙穴

快速自疗方案：

在探查到的痛点处敲击或按揉 3～5 分钟，每日 2 次。坚持几日，待痛感减轻，症状将会缓解。

【见效时间】3～5 天。

【说明】

湿疹貌似是皮肤问题，但我认为是体内的湿气排出体外时在肌表的反映。因此我们要健脾化湿，还要调节与肌表有关的肺（肺主皮毛）和膀胱（主一身之表）。

按揉、疏通脾经、肺经、膀胱经的易堵塞穴位，坚持数日，待经络易堵塞穴位的痛感消失后，湿疹问题会有改善。

在这个过程中，还要注意饮水量。很多朋友忽视身体感受，过量饮水，甚至为了祛湿，大量饮用薏米赤小豆水，反而使水在体内的代谢异常，形成废水储存在体内。所以在调理湿疹时，要尊重身体感受，不渴不饮，早日将体内的湿气排出体外，保持水液的代谢正常。

只要亲自实践，就能够感受到身体强大的自愈力

以上总结了42种常见疾患的"经络处方"，这些辅助调理的"套餐"虽然方法貌似很简单，但只要亲自实践，就能够感受到身体强大的再生、修复、自愈能力。

据说，现代医学的病名大概有两万种，不可能每一个疾病配一个治疗方案。通过对42种身体常见病症的讲解，希望读者朋友掌握"经络处方"所采用的"经脉所过，主治所及"的原则。熟练掌握这个原则，对待其他常见病症也会有的放矢。

第四章
身体常见问题经络调理方

放下对外在病痛的追逐和对抗，疏通经络，用心激发身体自愈的本能，也许病痛就会在不知不觉中消失了。当然，对于疾病的调理、身体的保养，还需要合理饮食、按时起居、舒缓心情，抱着与疾病和解的心态，慢慢开启属于自己的健康之门。

最后再次说明，上述经络处方，只是自己辅助调理身体所用，切莫执着。身体没有好转，甚至加重，还需要请医生当面诊治为好。

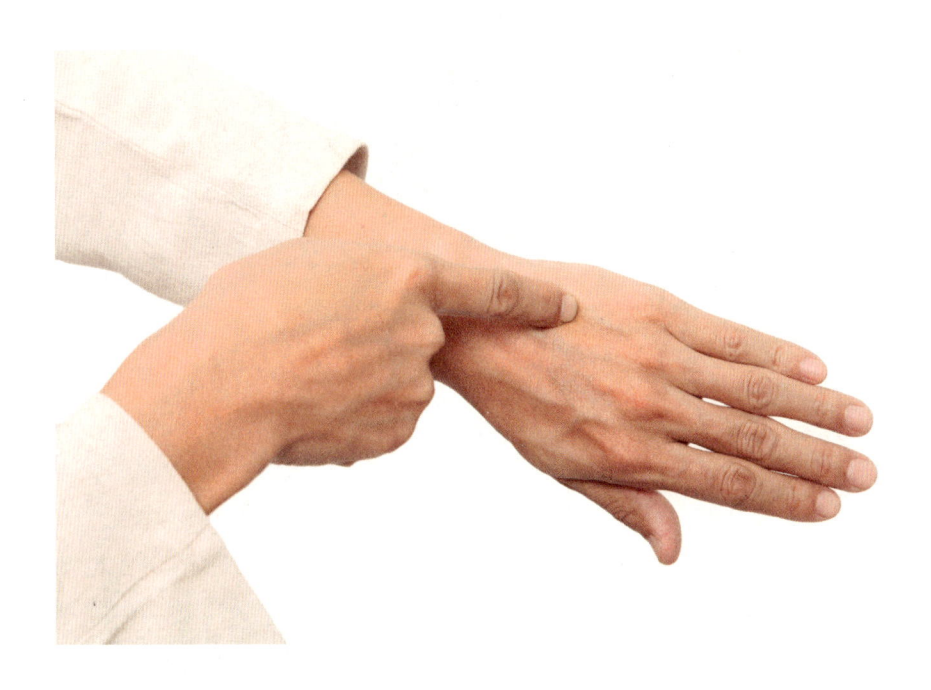

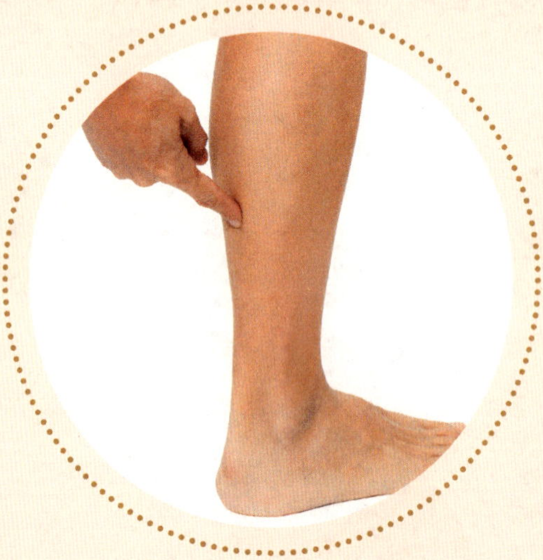

第五章

有病早知道
——经络体检法

◎ 探查经络痛点：盲人都能学会的有效自我体检法

◎ "经络体检法"有哪些手法

◎ 使用"经络体检法"要注意什么

探查经络痛点：
盲人都能学会的有效自我体检法

医学界普遍认为，疾病的形成是一个漫长的过程，但如果在早期就能发现隐患，及时治疗，会大大提高疾病的控制率和治愈率。

随着科技的进步，医疗设备越来越先进，数字影像越来越清晰，理化检验指标越来越精细，很多人已经习惯去医院体检，以此来掌握自己的身体健康状况，但是，现代医学的体检只能发现人体"有形"的问题。

传统医学强调"不治已病治未病"，但"未病"在现代医学看来是"无形"的，不易被察觉。而中医可以通过"望闻问切"来觉察"未病"，以及判断"未病"和"已病"发展的趋势，进而进行及时有效的干预。

《难经》里有句话叫作"望而知之谓之神，闻而知之谓之圣，问而知之谓之工，切脉而知之谓之巧"。换句话说，能够实施望闻问切的人自身是高人、异人，或经过特殊训练，或有家传师承，或天赋异禀。而对我们普通人来说，要用"望闻问切"的方式来检查自己的身体，基本上没有那么大的功夫。

那么，还有没有普通人都能够掌握的简单有效的自我诊病方式呢？

在经络上找痛点，就是一种随时随地有效自我体检的方式。它能探知我们体内未知的、还未成形的、仪器检测不出来的疾病，使我们能直接、及时地通过简单有效的手段将疾病消灭在萌芽状态，断根，以免发展成大患。

明代杨继洲著的《针灸大成·治症总要》讲道："但未中风时，一两月前，或三四个月前，不时足胫上发酸重麻，良久方解，此将中风之候也。"

"足胫"就是足和胫骨，人们称作"迎面骨"，肝经在此经过。如果足和胫骨部位自动出现酸、重、麻等感觉，可能预示着体内有肝风内动、肝阳上亢的情况，此时如果调理肝经，祛除堵塞点，就能在很大程度上避免脑血管意外的发生。

什么是"经络体检"？就是通过探查人体经络，随时发现痛点（经络堵塞点），及时疏通，防患于未然的一套简单、实用手段。

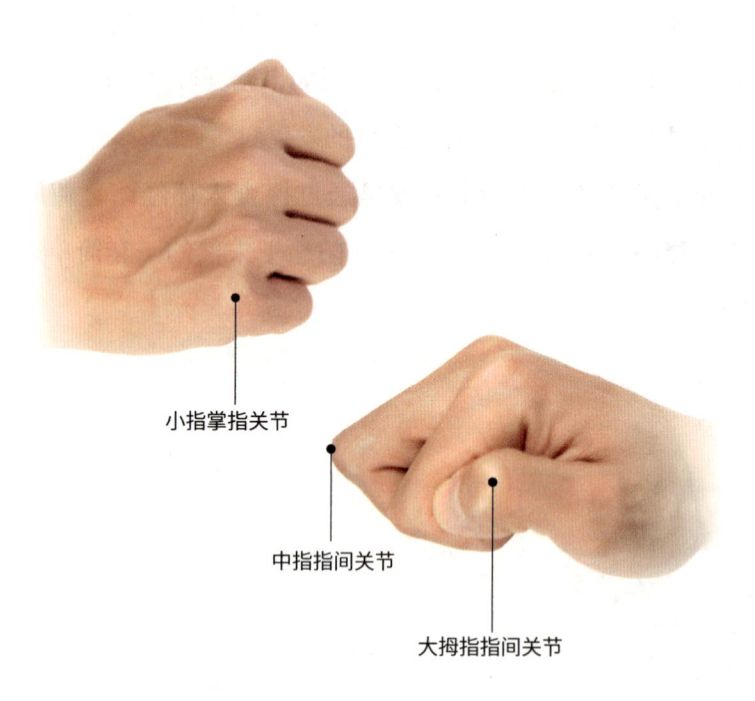

"经络体检法"有哪些手法

敲法

工具：

小指掌指关节、中指指间关节、大拇指指间关节。

小指掌指关节

中指指间关节

大拇指指间关节

手法要领：

用手指关节垂直发力，沿每条经络在四肢上的循行路线依次匀速敲击 5～10 下，有酸、麻、胀、痛等明显感觉的地方就是易堵塞穴位。确定易堵塞穴位的位置后，就可以采用多种外治法来疏通易堵塞穴位。

注意：

敲击的时候不要用大力，力量要垂直作用到肌肤上面。

揉法

工具：

拇指指肚、食指指肚、掌根。

手法要领：

按准易堵塞穴位后，固定顺时针旋转发力，动作先和缓，再逐渐加重。

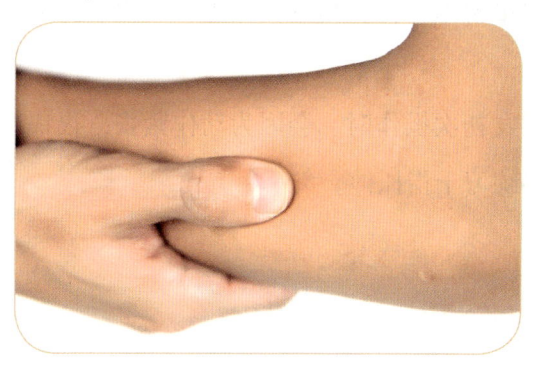

拇指指肚按揉法

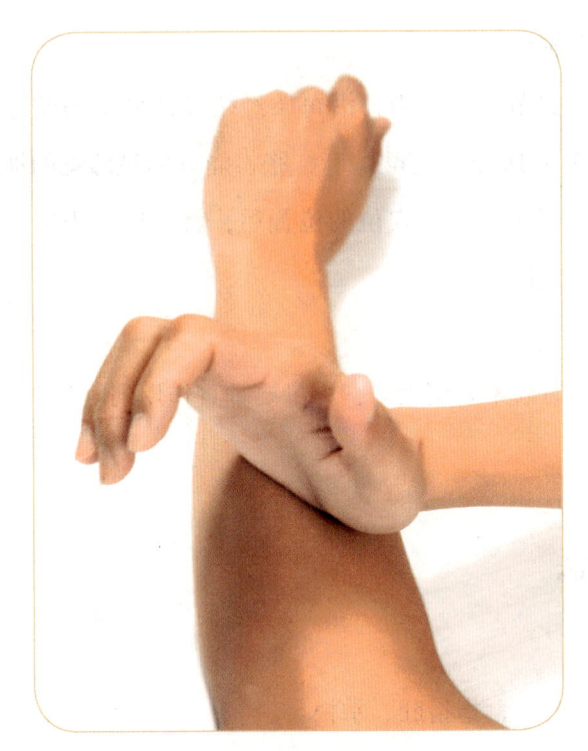

掌根按揉法

注意：

找到易堵塞穴位，便可开始疏通——我喜欢敲三下，揉十圈，敲揉结合。

很多朋友初次操作时，会因为动作紧张，很快产生手指疲劳，建议平时多练习十指抓伸。

使用"经络体检法"要注意什么

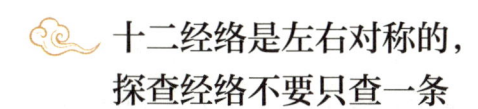

十二经络是左右对称的，探查经络不要只查一条

初次探查时，有人痛点会比较多，但不要沮丧。我们一直在使用身体，却从来没有认真关照过它，经络出现拥堵，这很正常。

十二经络是左右对称的，但敲击探查易堵塞穴位时，两侧的感觉可能不是对称的，在痛处按揉即可，如穴位不疼痛，无需按揉刺激。

晚上九点后不宜探查、疏通经络

经络体检要顺应自然。夜间，人体的状态是阴气上升、阳气下降，以静为主。晚上过多地探查经络，气血会过于活跃，以致有的人精神振奋，无法入眠。

须沿经络自上而下的走向依次探查易堵点，膀胱经和三焦经除外

根据长期的实践经验，除了膀胱经和三焦经，其他十条经络，都是先探查、疏理人体上半身的穴位，下半身的穴位才能得气。

无需按摩整条经络

我不赞同按摩、疏理整条经络，这样会白白消耗气血，让身体易于疲劳。就像一条道路有十个路口，如果只有一个路口堵车，我们只需要派一个交警去那里疏导就可以了，没有必要消耗过多的人力、物力、财力。

曾有一位阿姨找我调理身体，我检查后，让她回去自己疏理经络。在教她找穴位的时候，这位阿姨都会。我很惊诧。她说她平时喜欢研究穴位，而且每天早晨都会在公园用一个小时的时间拍打经络。

我问她上午 9 ~ 11 点会不会觉得困。她说困，因为起得太早了。我便告诉她："身体的本能是要利用睡觉来养气血，困倦是身体气血不足时的提醒，而你每天都把经络拍打一遍，不仅效果不好，还导致气血被白白消耗了很多。"

阿姨一直以为坚持每天拍打十二条经络对身体特别好，殊不知这样无的放矢的做法是在浪费气血。

于是我建议她早晨去公园锻炼时不要拍打所有的经络了，先找到一条经络的易堵塞点，疏通之后再去找别的经络的堵塞点……一条经络一条经络地依次疏通。

一周后，阿姨告诉我锻炼时没疲倦的感觉了，觉得每天身体都有一些好的变化，关键是每天开开心心的。经常去美容院、养生馆保养身体的人可能有同感，接受经络按摩、精油开背后，很容易在床上睡着。很多人只是简单地理解为按摩经络促进了睡眠，殊不知，这是气血被消耗后的身体的本能反应。

所以，建议大家在疏理经络时，把重点放在经络上的易堵塞穴位就好了，不需要在整条经络上平均分配身体有限的宝贵气血。

每天探查、疏理的经络不要超过三条

根据我的经验，每日探查、疏理的经络不要超过三条。因为，如果你的身体虚弱，经络可能堵塞比较严重，相应气血运行就会缓慢。而这时疏理的经络过多，身体在气血不足的情况下，就会表现为倦怠乏力。

每周探查、疏理三条经络，坚持一个月，多数朋友的十二条经络就会畅通。

请大家注意，如第一周你疏理的穴位依然疼痛，第二周可以继续一并疏理。另外，有的朋友疏理经络之后会口渴，这是气血活跃后的正常反应，补充温水即可。

按揉易堵塞穴位，出痧、红肿是好事

第一次探查、疏理经络要有心理准备，有的堵塞点用掌指关节轻敲几下就会有刺痛感（肝经、心包经等），按揉后局部皮肤还可能红肿、青紫、出痧，这些都是气血冲撞易堵点后，将体内的垃圾清出体外的表现，是正常反应，不用担心。

有人问，如果探查每一处易堵穴位都疼，是不是身体糟透了？其实，我们应该这样想，身体被我们有意无意不当使用了很多年，脏腑功能不在最佳状态是很正常的。经络上有很多拥堵点并不能说明脏腑的功能很差，只是在提醒你的身体已存在较多隐患，你不能忽视这些身体发出来的求救信号，必须坚持疏理经络。一段时间后，这些隐患就会慢慢消失，至少不会再往深处发展。

女性特殊时期不主张疏理

女性朋友在生理期的时候（痛经除外）要暂停经络疏理，而正在痛经的女性朋友要马上按揉、疏通肝经、脾经、肾经的易堵塞穴位，也许会有意外惊喜。

为了慎重起见，女性在孕期和产后月子期间，也不要疏理经络，除非是身体不适，需要对症处理。比如，妊娠期抽筋、血压高，产后母乳缺乏等症状，而且这些情况需要在专业的中医师指导下进行。

八岁以下的孩子不用疏通经络

经络是气血运行的通道，只要身体在使用，就会出现经络堵塞的情况，所以小朋友也会出现经络拥堵的问题。但是，由于在探查堵塞穴位时会产生痛感，幼儿会抵触，我们可以采用小儿推拿的保健方法，而且此方法安全、易学。个人认为，儿科推拿时力度要轻，对幼儿的身体微微地抚触即可有明显效果。

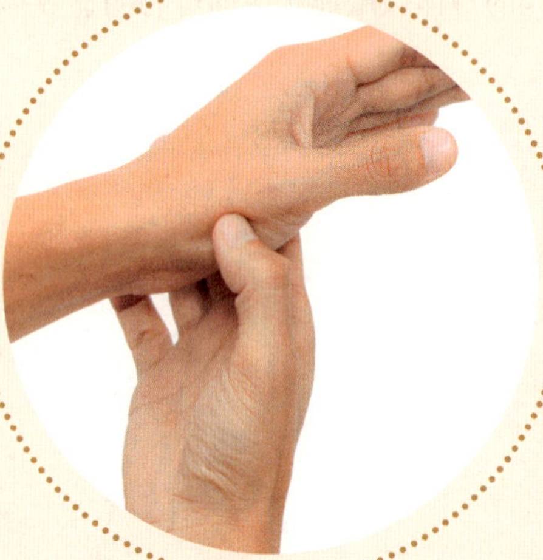

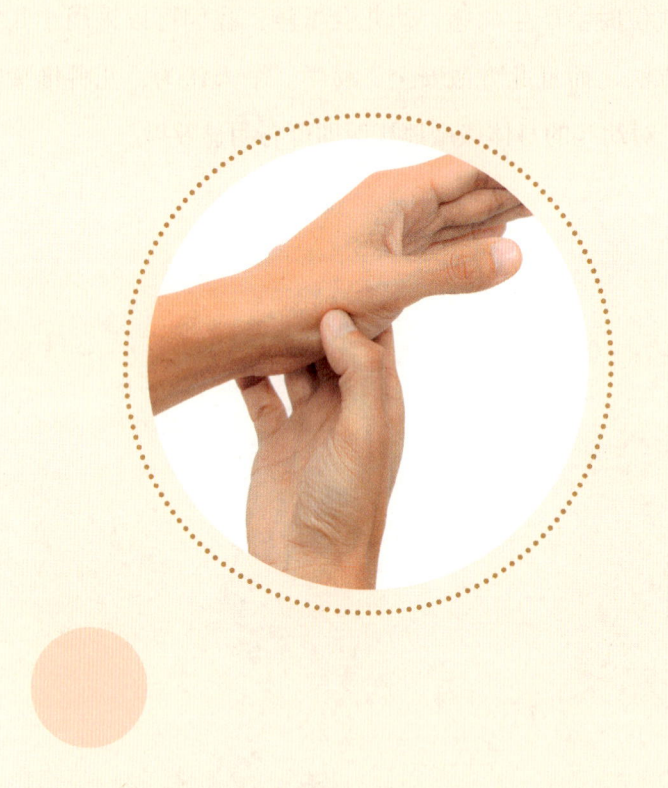

第六章

如何使用"肝经、肺经、脾经体检法"

◎ 如何探查、疏通肝经的易堵点，让身体每天有使不完的力气

◎ 如何探查、疏通肺经的易堵点，强大身体的呼吸功能

◎ 如何探查、疏通脾经的易堵点，有效减缓衰老

如何探查、疏通肝经的易堵点，让身体每天有使不完的力气

一眼看懂肝经的循行路线

关于肝经的循行路线，《黄帝内经·灵枢·经脉》是这么讲的：

（1）肝经从大脚趾内侧开始，向上沿着足背内侧，经过内踝尖旁1寸的距离，向上经过小腿内侧（此时距离小腿胫骨内侧边缘也是1寸的距离，在内踝尖上8寸的位置），穿过胫骨内侧缘的脾经，在胫骨上循行（肝足厥阴之脉，起于大指丛毛之际，上循足跗上廉，去内踝一寸，上踝八寸，交出太阴之后）；

（2）经过膝关节内侧，沿着大腿内侧中线向上（上腘内廉，循股阴）；

（3）进入阴毛中，环绕生殖器，进入小腹，夹着胃的旁边，到达肝，联络于胆（入毛中，过阴器，抵小腹，挟胃，属肝，络胆）；

（4）向上通过膈肌，分布于胁肋部（上贯膈，布胁肋）；

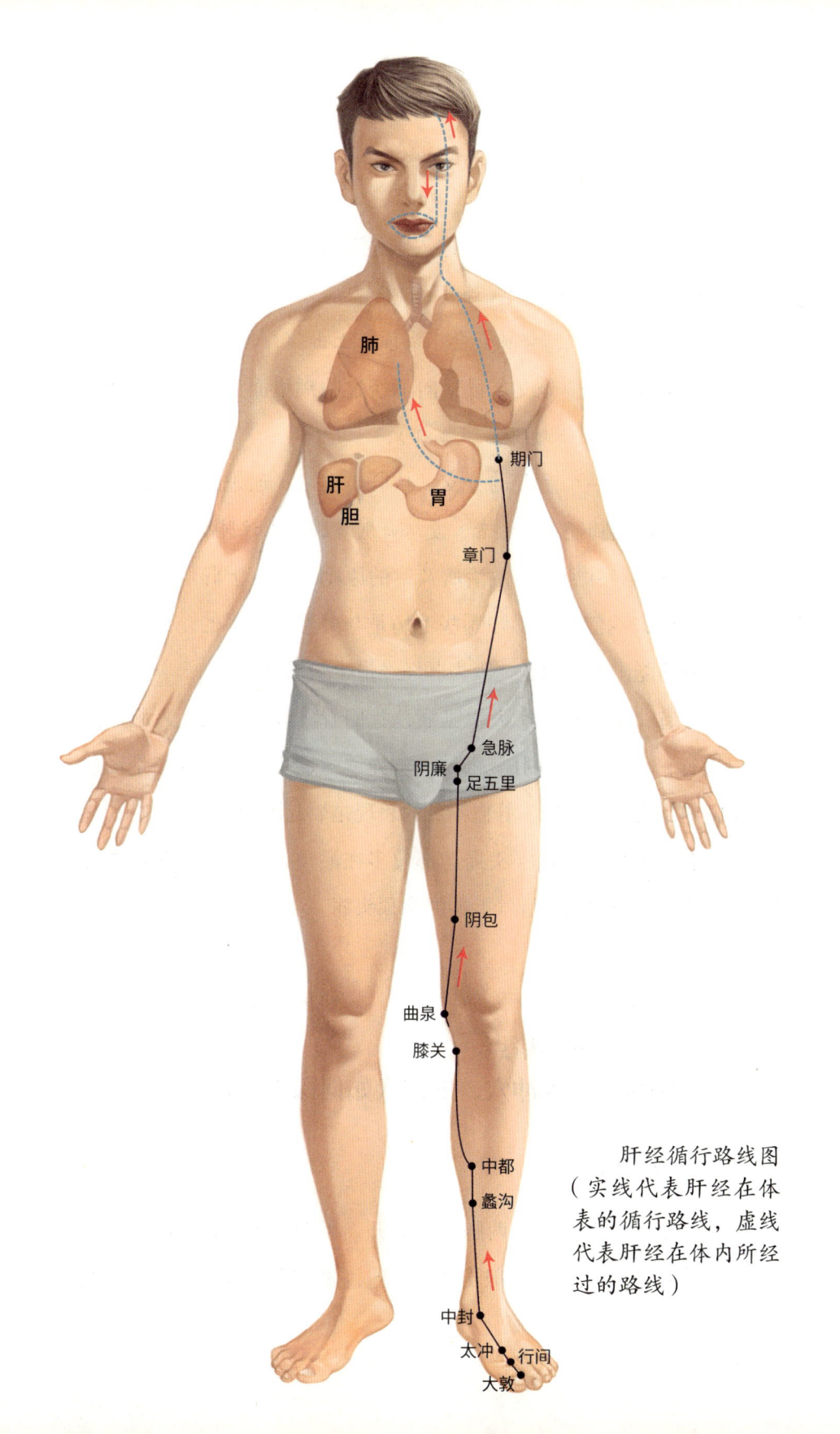

肝经循行路线图（实线代表肝经在体表的循行路线，虚线代表肝经在体内所经过的路线）

（5）沿气管之后，向上进入喉咙后部（颃颡），连接到目系（循喉咙之后，上入颃颡，连目系）；

（6）再向上，与督脉交会于头顶（上出额，与督脉会于巅）；

（7）其中一个分支从目系向下经过脸颊里面，环绕嘴唇内侧（其支者，从目系下颊里，环唇内）；

（8）另外一个重要的分支，从肝再出来，通过膈肌，向上流注于肺，连接肺经（其支者，复从肝别贯膈，上注肺）。

根据"经脉所过，主治所及"的原则，从以上肝经在身体内外的走向，我们可以得知哪些毛病是与肝经有关系的，比如阳痿就是肝功能出现了问题，因为肝经经过生殖器官。

还有，生气后，有人胃胀痛，我们看肝经的路线，入腹后挟胃而行，所以生气后肝气郁结，首先就"欺负"胃；肝经是经过眼睛的，所以熬夜后，肝血不足的表现是晨起眼睛干涩。

有人大怒后头痛，头痛的部位多在巅顶，因为肝经在巅顶与督脉相会，所以这是肝气上冲的巅顶头痛。

肝经上的易堵点
阴包穴、太冲穴、期门穴如何探查、疏通

1. 阴包穴

正坐后双脚着地，两腿微微分开，用对侧大拇指指间关节沿大腿内侧中线从上向下敲击3~5遍，多数人在膝盖上方五指宽

处会有强烈痛感，这就是阴包穴。

多数人的阴包穴不仅痛，还紧绷、发硬，这意味着体内的肝气处在郁结的状态。因为在生活中，人们习惯了争强好胜，但很少有人懂得收敛，所以肝气郁结，会有烦躁易怒、火气冲天的表现。

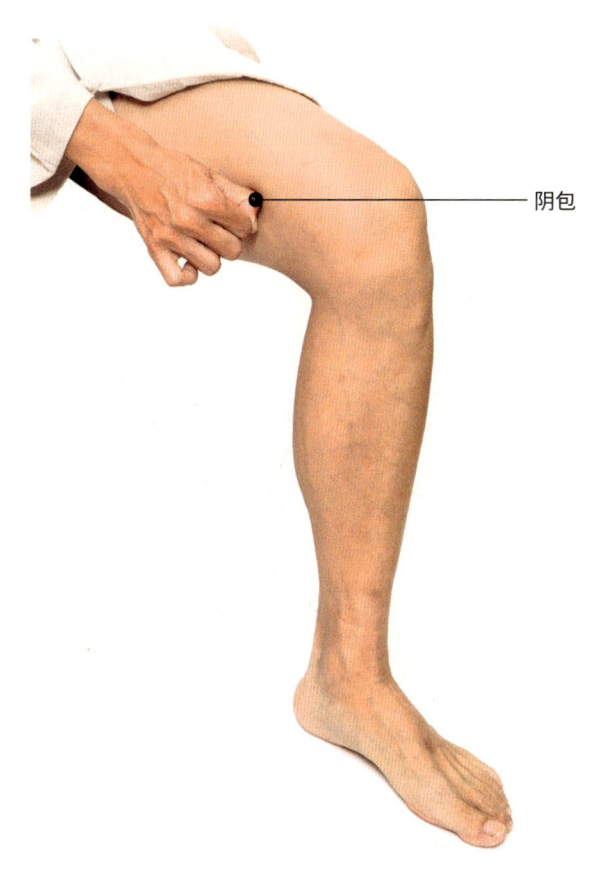

肝经易堵点——阴包穴

2. 太冲穴

太冲穴的简单取法，是在脚面最高点，大脚趾与二脚趾分叉处的凹陷中。自我操作时用食指向脚踝方向勾住此处，然后点揉。

有些朋友按揉太冲穴时，没有明显痛感，但身体却有肝火亢盛的反应，比如说烦躁、易怒等，这是因为阴包穴堵塞，使肝气不能流注到太冲穴。当按揉阴包穴使其痛感下降后，再点揉太冲穴才会有感觉。

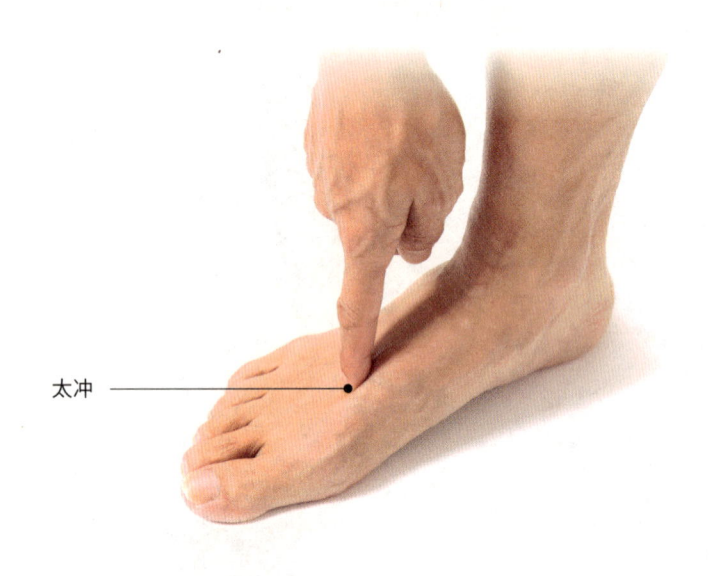

肝经易堵点——太冲穴

3. 期门穴

期门穴位于乳头直下推两个肋间隙，按压有酸胀感处。

我平时喜欢用食指指尖来探查，如有异常，轻敲几下即有痛感，有时敲点后会打嗝、排气，这是身体排解郁气的表现。

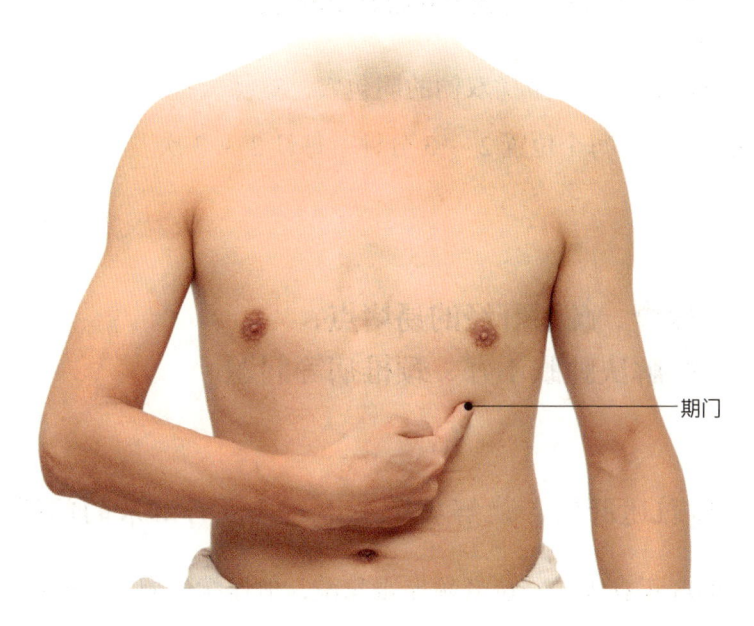

肝经易堵点——期门穴

女性朋友疏理期门穴，拔罐比较方便。用真空罐的上缘抵住乳房下缘，留罐10分钟，拔两天歇一天，不要在意罐痕的颜色，坚持到罐痕消失为止。

注意，女性在经期、孕期、哺乳期，不要在此处拔罐。

有些朋友将肝经疏理通畅，易堵塞穴位痛感消失后，发现自身改变了许多，比如看待问题更加积极、乐观了，人际关系也变好了。

肝经探查、疏通的顺序和时间

疏理肝经时，敲揉双侧的阴包穴，点揉太冲穴探查，在痛处按揉、疏理。每个位置2～3分钟，每日2～3次。

探查、疏通肝经的易堵点，
能解决睡眠不好、颈椎病等问题

1. 疏通肝经，能解决凌晨1～3点钟醒来的问题

2008年春天，一位老领导跟我说，他连续一周每天凌晨2点准时醒来，3点多才能入睡。开始以为是起夜，就没在意，后来无意中发现每次醒来的时间都是凌晨2点，极其准时。

我跟他说："您白天工作忙、压力大，而春天肝气上升，夜里1～3点正是肝经气血旺盛的时间，三个因素叠加在一起，导致频繁夜醒。我帮您揉揉穴位，明天就没事了。"

我先点揉他的双侧太冲穴，揉了半分钟，结果他什么感觉都没有。我心想，他脚部的太冲穴不疼，说明没得气，经气应该堵

在上面了。肝经在小腿部走胫骨，不方便探查，应该顺着大腿内侧的路线查找。于是我用右手的小指掌指关节在他的阴包穴敲击了三下，这位平时很沉稳的领导接连惨叫。我连忙解释，因为气被堵在上面，所以脚面的太冲穴不得气，没有疼痛的感觉。

果然，揉了一会儿阴包穴，痛感减轻，再点揉太冲穴，痛感出现了。我嘱咐老先生当晚自己再揉一揉，结果第二天他非常兴奋地告诉我，他一觉睡到天亮。

2. 疏通肝经，能减缓多梦易醒、颈椎病的问题

肝的一个重要作用是"藏血"。人体在休息和睡眠时，四肢等外周的血液需要量相应减少，大量血液归藏于肝，所以《黄帝内经·素问·五脏生成篇》中说："故人卧血归于肝"。有人常常睡觉时多梦、易醒，这是肝血不足的表现，需要养肝血。

《黄帝内经·素问·金匮真言论》说："东风生于春，病在肝，俞在颈项。"意思是说，春天养生不当容易伤肝，其症状表现在颈项部不适。

古人认为，肝与自然界相联系的通道在"颈项"。脾气耿直的人肝气不舒时，会感觉颈椎僵硬疼痛。同理，有颈椎病的人也会出现肝气不舒、烦躁易怒的情况。因此，在中医看来，治疗颈椎病要先疏通肝经的易堵塞穴位，促进肝的疏泄功能的正常，以恢复颈部肌肉的屈伸能力。

如何探查、疏通肺经的易堵点，强大身体的呼吸功能

一眼看懂肺经的循行路线

关于肺经的循行路线，《黄帝内经·灵枢·经脉》是这样讲的：

（1）肺经从中焦发出，向下联络于大肠，再回绕经过胃的上口（肺手太阴之脉，起于中焦，下络大肠，还循胃口）；

（2）穿过膈肌，属于肺脏（上膈属肺）；

（3）经过肺系（气管、喉咙部）横向到达腋下（从肺系横出腋下）；

（4）向下沿着手臂外侧（掌心向上），经过内侧心经和中间心包经的前面（下循臑内，行少阴、心主之前）；

（5）经过肘关节肌腱的外侧，沿着前臂拇指一线（桡骨内侧边缘）循行（下肘中，循臂内上骨下廉）；

（6）经过寸口（桡动脉搏动处），进入大鱼际，沿边际出大拇指末端（入寸口，上鱼，循鱼际，出大指之端）；

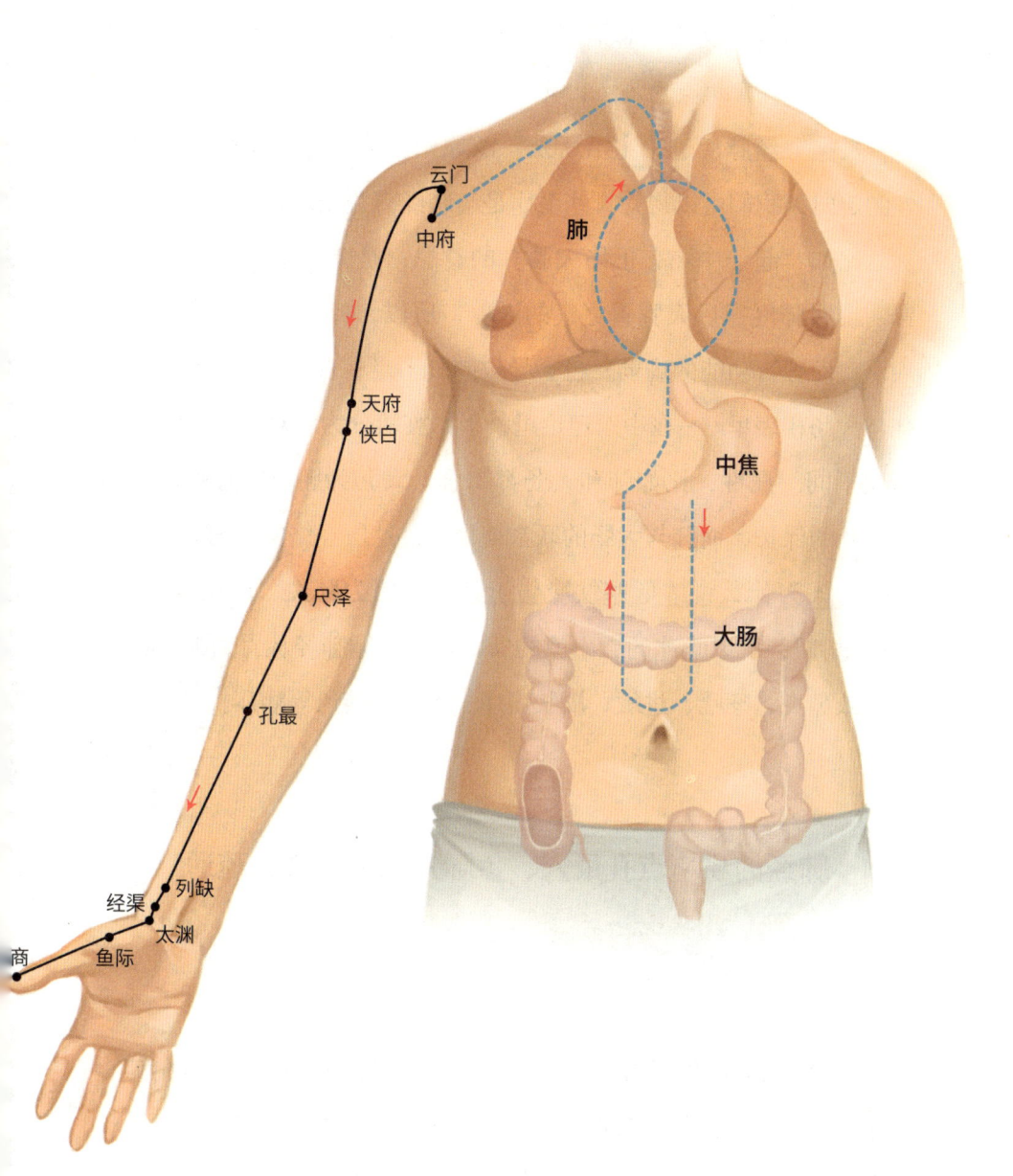

肺经循行路线图（实线代表肺经在体表的循行路线，虚线代表肺经在体内所经过的路线）

（7）肺经的支线从腕后直接到食指末端，连接大肠经（其支者，从腕后直出次指内廉，出其端）。

根据"经脉所过，主治所及"的原则，从以上肺经在身体内外的走向，我们可以得知哪些毛病是与肺经有关系的。

比如"起于中焦，下络大肠"的意思，是肺经起于中焦的脾胃，说明肺气靠后天脾胃之气的滋养，所以，补益肺气要从补脾入手，而脾胃功能的虚弱，也会导致肺气不足；"下络大肠"，说明肺与大肠相表里——在中医理论里，十二脏腑分为六对，成对的脏腑属于同一属性，比如肺和大肠都属金。大肠为腑，肺是脏，肺受大肠的保护，而肺与大肠的联系就是通过这段经络实现的。

古人为什么说"形寒饮冷伤于肺"？因为肺经"还循胃口，上膈属肺"，所以吃冰的、喝凉的后，寒气会循肺经从胃到肺，容易导致鼻炎、哮喘、过敏、皮肤瘙痒、疼痛、痛风等病症。

肺经的易堵点孔最穴、鱼际穴如何探查、疏通

1. 孔最穴

《国家标准针灸图谱》中，孔最穴在肘下5寸的位置。而在实践中，我探查肺经的堵塞点时，几乎人人在肘下2寸处有痛点。如果此处痛感不明显，可以再试着探查肘下5寸的孔最穴。对痛点可以采用敲、揉结合的手法进行疏理，3～5天后痛感可消失。

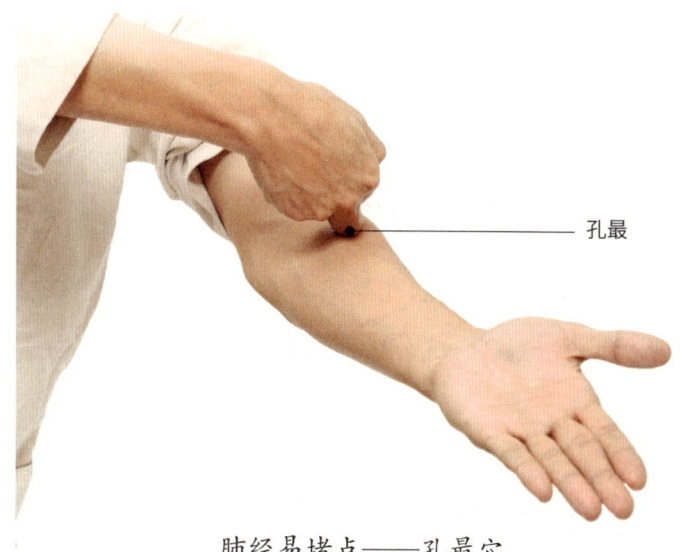

肺经易堵点——孔最穴

2. 鱼际穴

鱼际穴位于第一掌骨中点赤白肉际处，按揉时拇指要靠在骨头和肉的接合部发力点揉。有的人在开始按揉时痛感不重，当把孔最穴疏通之后，痛感才会出现。

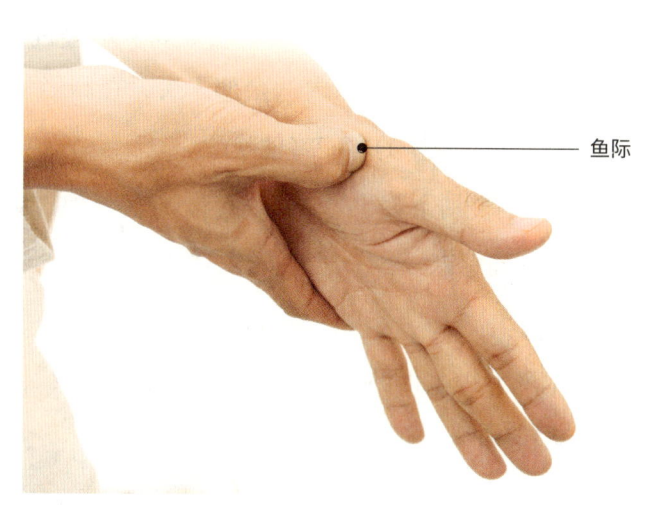

肺经易堵点——鱼际穴

肺经探查、疏通的顺序和时间

疏理肺经时，敲揉双侧的孔最穴、点揉鱼际穴探查，在痛处按揉、疏理。每个位置2～3分钟，每日2～3次。

探查、疏通肺经的易堵点，
能解决久咳易醒、"喝多少，尿多少"等问题

1. 疏通肺经，能够调理感冒之后久咳易醒的症状

一位男性朋友，因为感冒久咳不愈，便找我调理。见面后，他告诉我，吃了好多药都效果不大，甚至在之前的一年时间里，每天凌晨3～5点钟之间会醒，而且咳得最厉害，5点钟以后才能再勉强睡下……为什么会出现这种情况呢？缘于他一次感冒——在输液等常规治疗后貌似好了，但体内的余邪未解，在肺经气血最旺盛的凌晨3～5点钟，身体的本能将他唤醒。

于是，我敲击他右侧肘下2寸的"孔最穴"，痛感强烈。当敲揉5分钟后，"孔最穴"痛感减轻，于是再按揉右侧的鱼际穴，痛感出现了。

继续疏理了十来分钟，他两侧肺经堵塞点——"孔最"、鱼际两穴的痛感明显减轻。

最后我对他说:"明天早上你的咳嗽就会减轻,注意观察,自己再坚持疏理肺经的堵塞点一周,症状就会消失。"

第二天一早,他高兴地打电话过来,说咳嗽明显减轻了,但睡觉还不是很好。我叮嘱他千万要坚持。一周后,他咳嗽的现象消失了,还可以一觉睡到天亮。

2. 疏通肺经的堵塞点,能够解决饮水之后小便量多的问题

有的朋友常常在夏天出现一种情况:正常饮水后,很快会有小便,而且量很大、颜色清。有人对此开玩笑说是"喝多少,尿多少",认为这是肾有什么问题。

实际上,这种情况不是肾的问题,是肺气不降导致的,喝的水没有供养细胞,直接排出了体外。因为肝气主升,肺气主降,肺气不降时,不能将气血精微(包括水)布散到全身各处。

如果饮水之后立即小便,探查肺经的孔最穴、鱼际穴就会疼痛。坚持按揉三天,当痛感下降,肺的功能恢复后,水液的代谢正常,小便量多的问题也就解决了。

如何探查、疏通脾经的易堵点，有效减缓衰老

一眼看懂脾经的循行路线

关于脾经的循行路线，《黄帝内经·灵枢·经脉》是这么讲的：

（1）脾经从大脚趾内侧开始，沿大趾内侧赤白肉际（脚的内侧面），经核骨（大脚趾与脚掌连接处的凸起）向后循行（脾足太阴之脉，起于大趾之端，循趾内侧白肉际，过核骨后）；

（2）向上经过足内踝（上内踝前廉）；

（3）沿着小腿内侧，紧贴胫骨内侧边缘，向上循行，交出足厥阴肝经之前（上踹内，循胫骨后，交出厥阴之前）；

（4）经络膝关节内侧，沿着大腿内侧的前缘（肝经在中间）向上（上膝股内前廉）；

（5）进入腹部（入腹）；

（6）属于脾，联络于胃（属脾络胃）；

（7）继续向上通过膈肌，挨着食管旁边向上（上膈挟咽）；

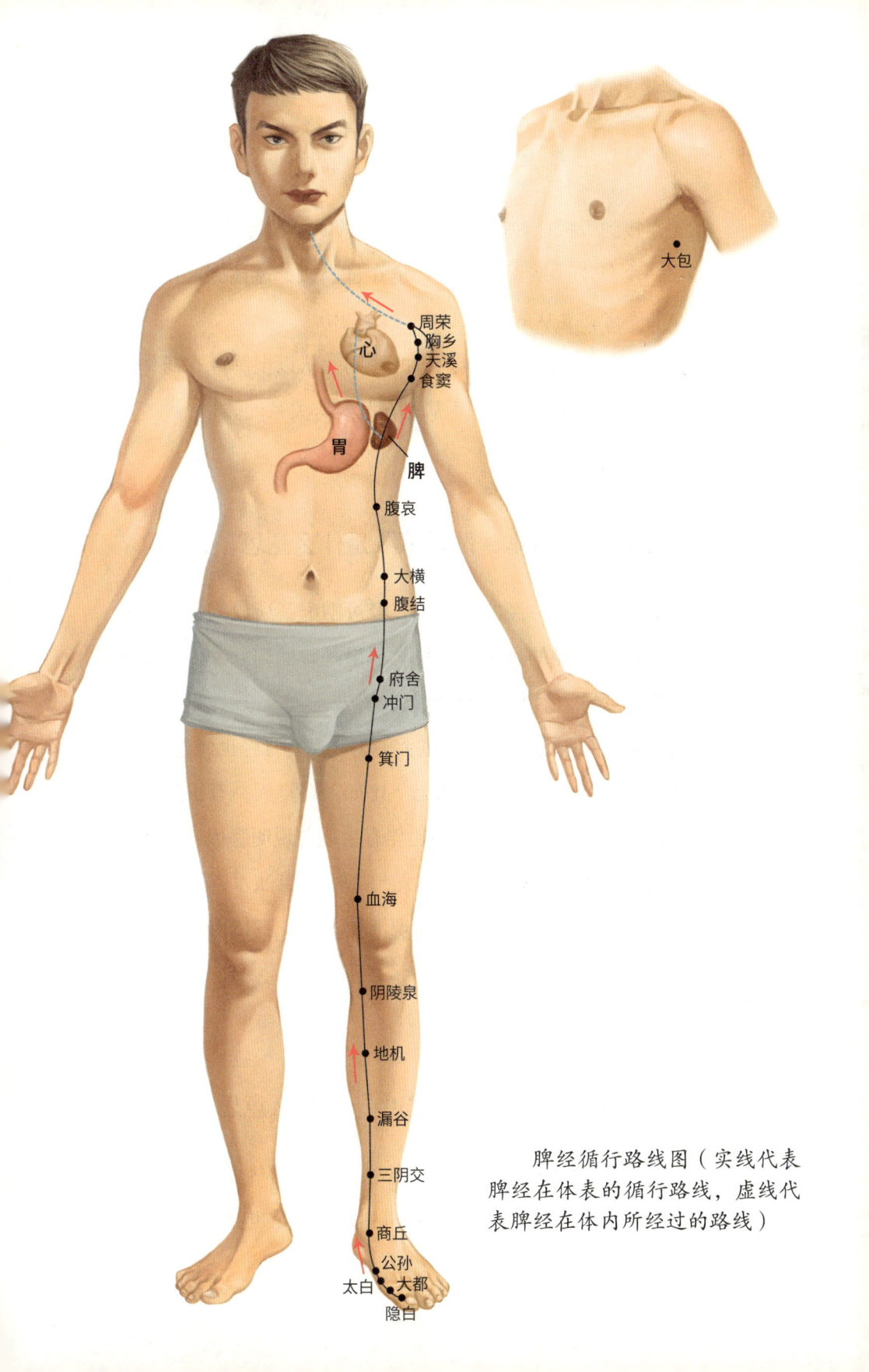

脾经循行路线图（实线代表脾经在体表的循行路线，虚线代表脾经在体内所经过的路线）

（8）连接到舌根，并散布于舌下（连舌本，散舌下）；

（9）一个分支，从胃部分出，也穿过膈肌，流注到心中，连接心经（其支者，复从胃别，上膈，注心中）。

根据"经脉所过，主治所及"的原则，从以上脾经在身体内外的走向，我们可以得知哪些毛病是与脾经有关系的。

"挟咽，连舌本，散舌下"是什么意思

"挟咽"，意思是脾经的循行路线经过咽喉，所以当你咽喉肿痛时，可以排查脾经的易堵塞穴位。如果是脾的问题，多次疏理脾经的易堵塞点后，咽喉肿痛症状就会消失。

"连舌本"，意思是脾经也经过舌头（肝经、肾经也经过），所以我们舌的形态可以反映脾的状态。比如，在夏天，有很多朋友都是湿漉漉的"胖大舌头"，有的还伴有齿痕，说明脾虚，身体湿重——湿盛，浊水多。如果此时不先想办法排出浊水，还大量饮水，就会进一步增加脾的负担，出现消化不良、身体困重、倦怠乏力等现象。

"复从胃，别上膈，注心中"是什么意思

"复从胃，别上膈、注心中"，意思是脾经的气血从胃分出，穿过膈肌，流注到心中，那么，脾的气血是否充足也会影响到心。

临床中，常见一种心慌失眠，患者以为是心脏病，但检查却没有任何问题；号脉时，心脉（左寸）节律、节奏、跳动都正常，但往往脾脉（右关）沉、弱；而且患者常有倦怠乏力、便秘或者便溏等消化不良的情况，甚至在劳累过后心慌、胸闷发作明显。这时，中医的调治方法就是要恢复脾的功能，再用升阳的药物将气血传到心脏就好了，也就是中医常说的"补中益气"。

脾经的易堵点地机穴、三阴交穴、阴陵泉穴、太白穴、公孙穴如何探查、疏通

1. 地机穴

跷起二郎腿，用同侧小指掌指关节从膝关节开始由上至下沿着小腿内侧缘一直敲至内踝。在胫骨内侧缘，膝关节内侧下3寸（四指宽）处会有痛感，这就是地机穴。注意要敲击骨头与肉的接合部，不要敲到骨头上。

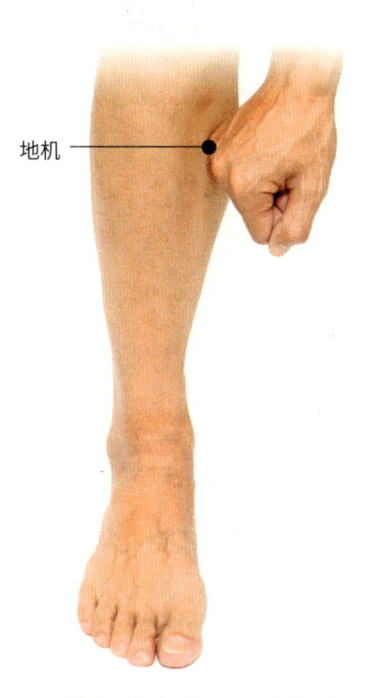

脾经易堵点——地机穴

2. 三阴交穴和阴陵泉穴

三阴交穴在内踝尖上 3 寸，胫骨内侧缘后际，敲击会有酸痛的感觉。另外，个别朋友在敲击胫骨内侧缘的顶端时，刚开始就痛不可摸，坚持按揉、疏通，疼痛就会消失，这就是阴陵泉穴。

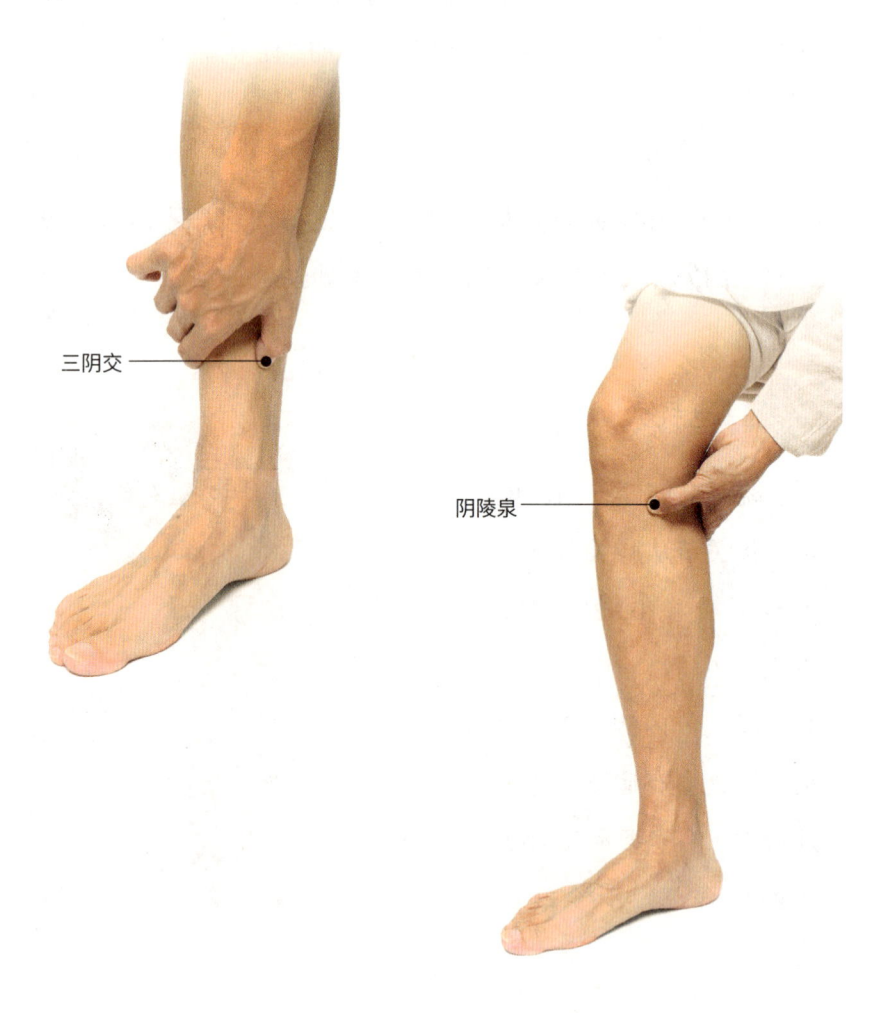

脾经易堵点——三阴交穴、阴陵泉穴

3. 太白穴和公孙穴

大脚趾与脚掌相连的关节是一个凸起，古人称为"核骨"。太白穴在核骨后面，公孙穴在太白穴后1寸。我们用拇指按揉、探查时，哪个穴位更疼就按揉、疏通哪一个。

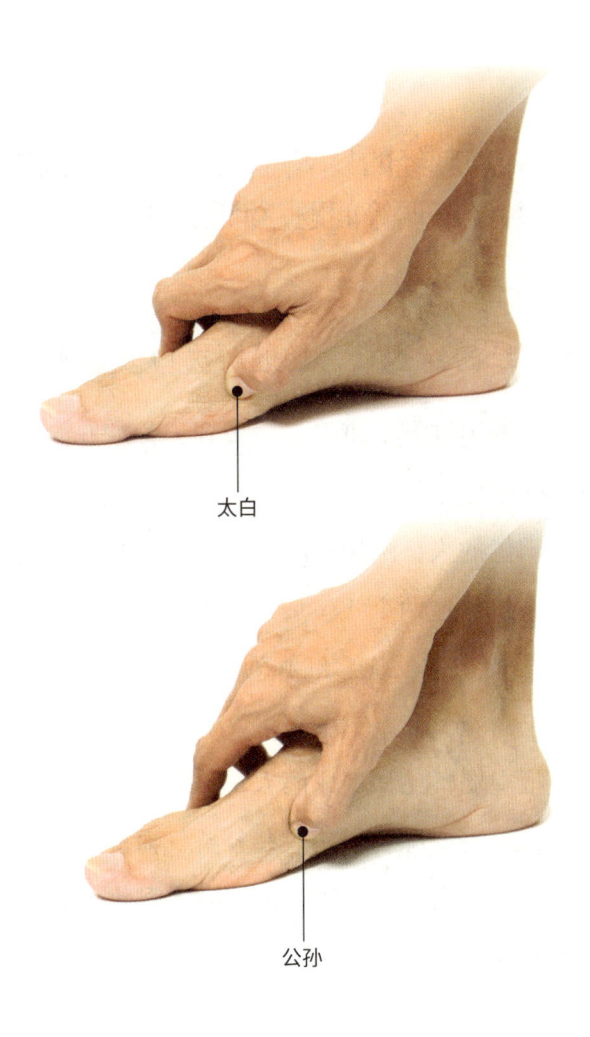

太白

公孙

脾经易堵点——太白穴、公孙穴

脾经探查、疏通的顺序和时间

疏理脾经时,先敲揉双侧的地机穴、三阴交穴,再点揉太白穴或公孙穴探查,在痛处按揉、疏理。每个位置2~3分钟,每日2~3次。

探查、疏通脾经的易堵点,能解决白天犯困、痛经、月经不调等问题,消除百病的萌芽

1. 疏通脾经的堵塞点,能够解决白天犯困的问题

有些朋友9点刚打完上班卡,一坐到工位就开始犯困,而到了中午时间又精神焕发了。这是因为脾虚造成的。

上午莫名困倦的人,疏理脾经时,地机穴和三阴交穴会有强烈反应,有的人按揉这两个穴位后还会出现红肿,这是经气撞击堵塞经穴所产生的正常反应。红肿处如果有痛感,要轻轻按揉,直到痛感消失。

如果气血很虚弱,比如糖尿病人,疏理脾经易堵穴位时则只有酸痛,此类人群需要配合使用一些补益气血的中药或食物。经络疏通后,这些补益之品可以顺利地被身体吸收,上午9点~11点钟困倦的现象自会消失。

2. 疏通肝经、脾经、肾经的堵塞点，能调理痛经、月经不调等妇科问题

女人的月经与肝、脾、肾三个脏腑关系密切，平时疏通好肝、脾、肾三条经络的堵塞点，对改善痛经、月经不调等妇科症状效果不错。

我的爱人从初潮后十多年一直痛经，这跟她中学住校时经常用凉水洗头有关系。

我开始研究经络问题的时候，她一直不信任我，不让我给她调理经络。2007年12月，她又来例假，这次疼得特别厉害，甚至直不起腰。我主动请缨，先探查地机穴，再按揉肝经的太冲穴，再找肾经的水泉穴，个个刺痛难当，而且都是左侧的穴位痛感强烈。

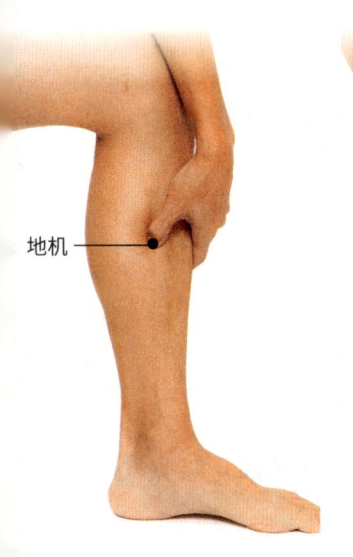

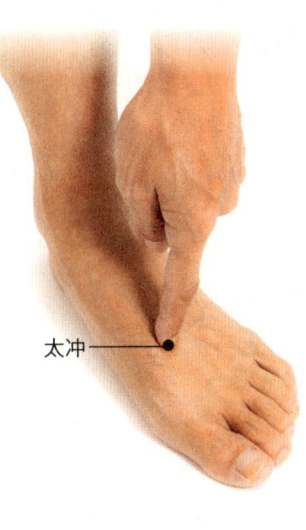

脾经易堵点——地机穴　　肝经易堵点——太冲穴　　肾经易堵点——水泉穴

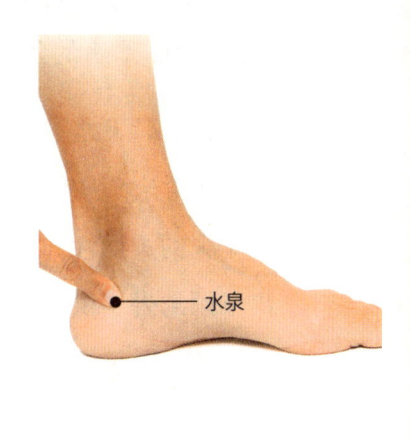

于是，我给她揉脾经的地机穴5分钟，痛感减轻，然后依次点揉肝经的太冲穴、肾经的水泉穴各5分钟。按完后，她觉得有一股暖流从下肢升起注入小腹，腰已经能直起来，前后不到半小时，痛感就消失了。因为第二天我要讲课，就嘱咐她第二天上午自己再敲揉脾经，巩固一下。

这样坚持下来，十年了，她的痛经再也没发生过。当身体出现问题的时候，我们总以为身体是无能为力的，于是借助药物等外力进行干预，忽视了身体的自我调整能力，同时也打乱了身体的自愈程序。从上述给我爱人调理痛经这件事再一次看出，只要经络疏通，就会促进气血的正常运行，身体就能自愈。关键是，你敢不敢给身体一点时间，你相不相信身体可以有能力做到。

3. 疏通脾经的易堵点，把百病的源头消灭在萌芽状态

脾为后天之本，气血生化之源。金元时期的名医李东垣甚至在《脾胃论·脾胃盛衰论》中说："百病皆由脾胃衰而生也。"由此可见脾的重要性。脾属土，就像大地一样，如果土地肥沃就会结出丰硕的果实供人们享用；如果是戈壁荒漠，自然物产匮乏，人们也难以生存。

脾的功能体现在一个"化"字上，就是将吃进来的食物转化成身体需要的能量物质。所以，脾的功能正常，机体的消化吸收功能才健全，气、血、津液才能为身体提供足够的养料，使脏腑、

经络、四肢百骸，以及筋肉皮毛等组织得到充分的营养。同时，代谢后产生的垃圾、废物才能顺利排出体外。

脾，统血。血者，水也，所以脾的功能正常可以合理调控体内水液的代谢。如果人体水液代谢失常，体内就会有湿浊生成，好比农田涝了，庄稼不能有收成一样。湿浊是滋生许多疾病的土壤。

如果体内阳气充足，像灿烂的阳光，地上的积水一会儿就蒸发了。相反，体内阳气不振，废水就会继续残留。除湿，可以靠健脾、利水、化湿的药物，但光依赖外力是不行的，不仅要从生活方式上入手，减少寒凉、肥甘之品的摄入，尽量做减法，减轻脾的负担，还要时时检查、疏通脾经上的易堵穴位。

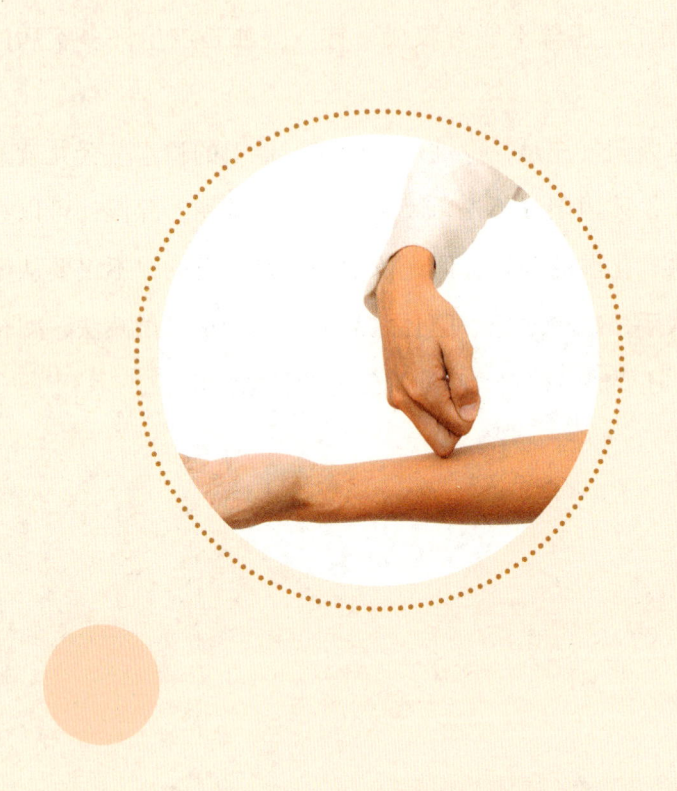

第七章

如何使用"心包经、三焦经、肾经体检法"

◎ 如何探查、疏通心包经的易堵点，让坏情绪离开你的身体

◎ 如何探查、疏通三焦经的易堵点，促进人体代谢正常

◎ 如何探查、疏通肾经的易堵点，减缓人体的衰老

如何探查、疏通心包经的易堵点，让坏情绪离开你的身体

一眼看懂心包经的循行路线

关于心包经的循行路线，《黄帝内经·灵枢·经脉》是这么讲的：

（1）心包经从胸中发出，属于心包，通过膈肌，经过胸部、上腹和下腹，联络于三焦（心主手厥阴心包络之脉，起于胸中，出属心包络，下膈，历络三焦）；

（2）沿胸部出胁部（其支者，循胸中出胁）；

（3）在腋下3寸的地方向上循行到腋下（下腋三寸，上抵腋下）；

（4）沿上臂的内侧，走上臂中间的位置（循臑内，行太阴、少阴之间）；

（5）向下进入肘窝，沿前臂中央两根肌腱之间，到腕关节（入肘中，下臂，行两筋之间）；

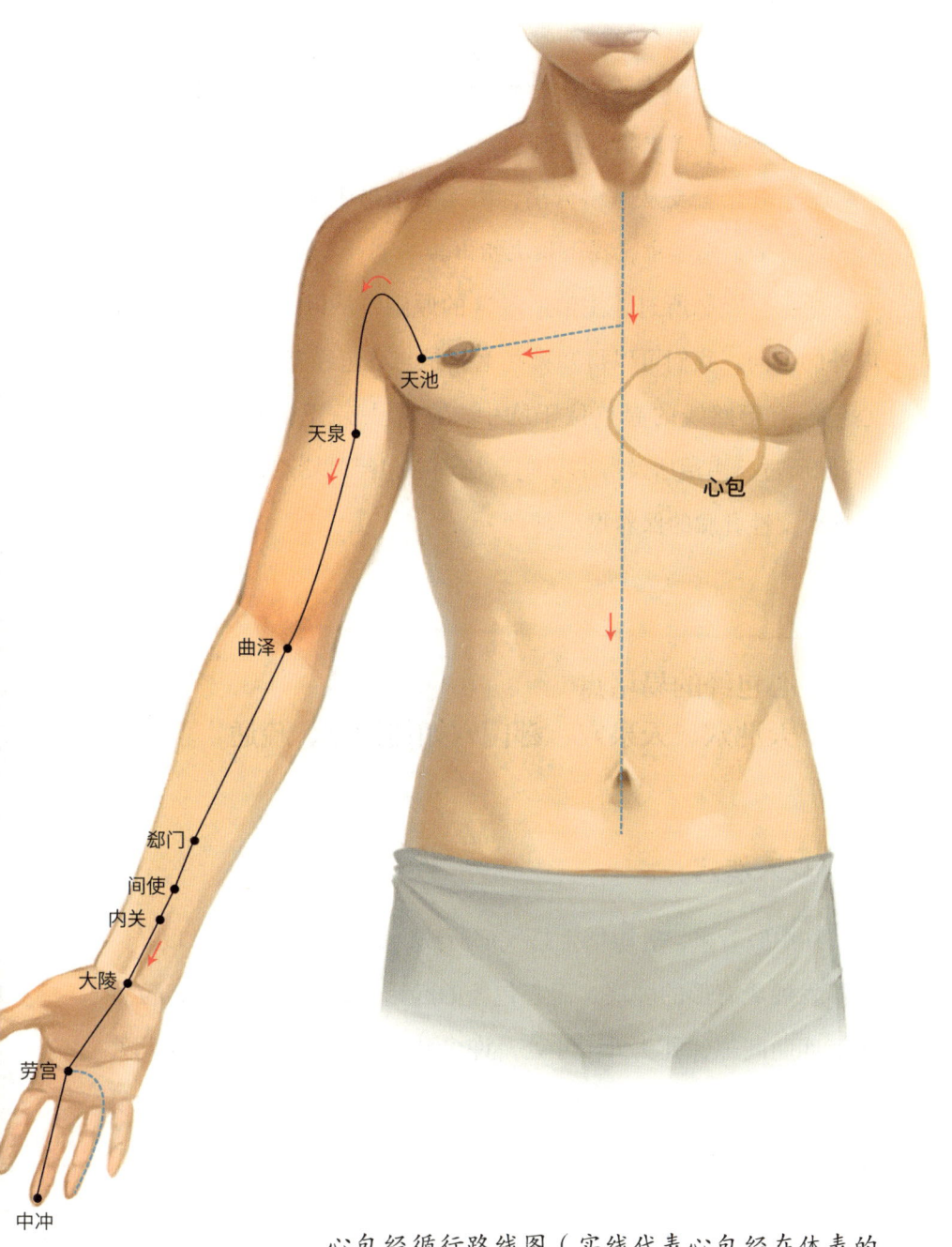

心包经循行路线图（实线代表心包经在体表的循行路线，虚线代表心包经在体内所经过的路线）

（6）进入手掌中，沿中指外侧（掌心向上的状态）出于中指末端（入掌中，循中指出其端）；

（7）一个分支从掌中分出，沿无名指出于末端，去连接三焦经（其支者，别掌中，循小指次指出其端）。

根据"经脉所过，主治所及"的原则，从以上心包经在身体内外的走向，我们可以得知哪些毛病是与心包经有关系的。比如，心包经有形路线的起点位于胸中，在乳头旁开1寸的位置。按"经脉所过，主治所及"的原则，梳理心包经易堵点，保持心包经畅通对女性乳腺的保养很重要。

心包经的易堵点
天池穴、天泉穴、郄门穴如何探查、疏通

1. 天池穴

在中医看来，乳腺增生是气郁所致，其实就是憋了一口恶气，逐渐发展成有形的肿块。而心包经的起始点穴位是天池穴，位置在第四肋间隙，乳头外1寸处，许多乳腺增生的肿块恰恰在此处多发。所以，请女性朋友平时一定要主动探查、疏通心包经的易堵点，避免酿成后患。

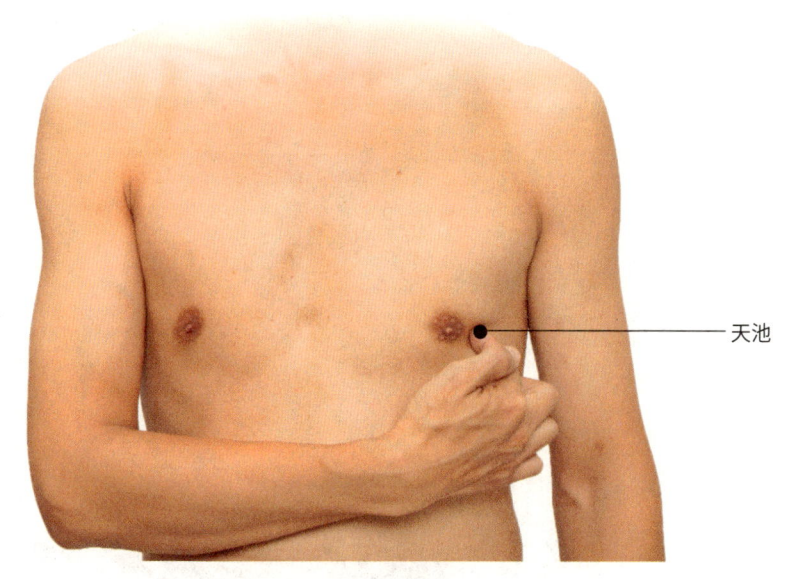

心包经易堵点——天池穴

2. 天泉穴

手掌放平，曲肘呈 90°，用另一只手的大拇指指间关节沿肱二头肌中线由肩轻敲至肘关节，在肱二头肌起端处就是天泉穴(有一部分人的痛点在肱二头肌中段)。有的朋友在敲揉、探查天泉穴的同时会打嗝、排气，这属于正常现象，郁气总得有个出口，否则伤人。

徒手祛百病

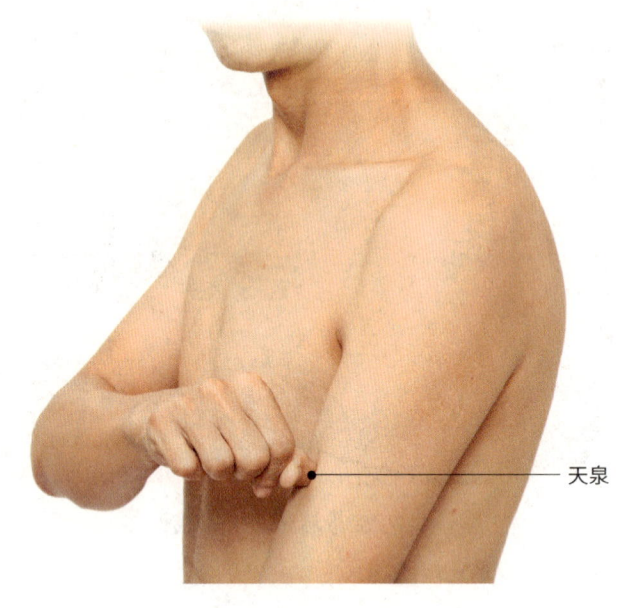

心包经易堵点——天泉穴

3. 郄门穴

前臂腕横纹与肘关节横纹的距离是12寸，将前臂中间画一条线，在其中点的位置向下一拇指宽就是郄门穴，它在腕横纹上5寸。

在敲揉、探查心包经前臂部分时，我发现有些人肘下2寸的位置常会疼痛，遂将这个无名之处，设为心包经的常见堵点。

郄门

肘下2寸
（心包经常见无名堵点）

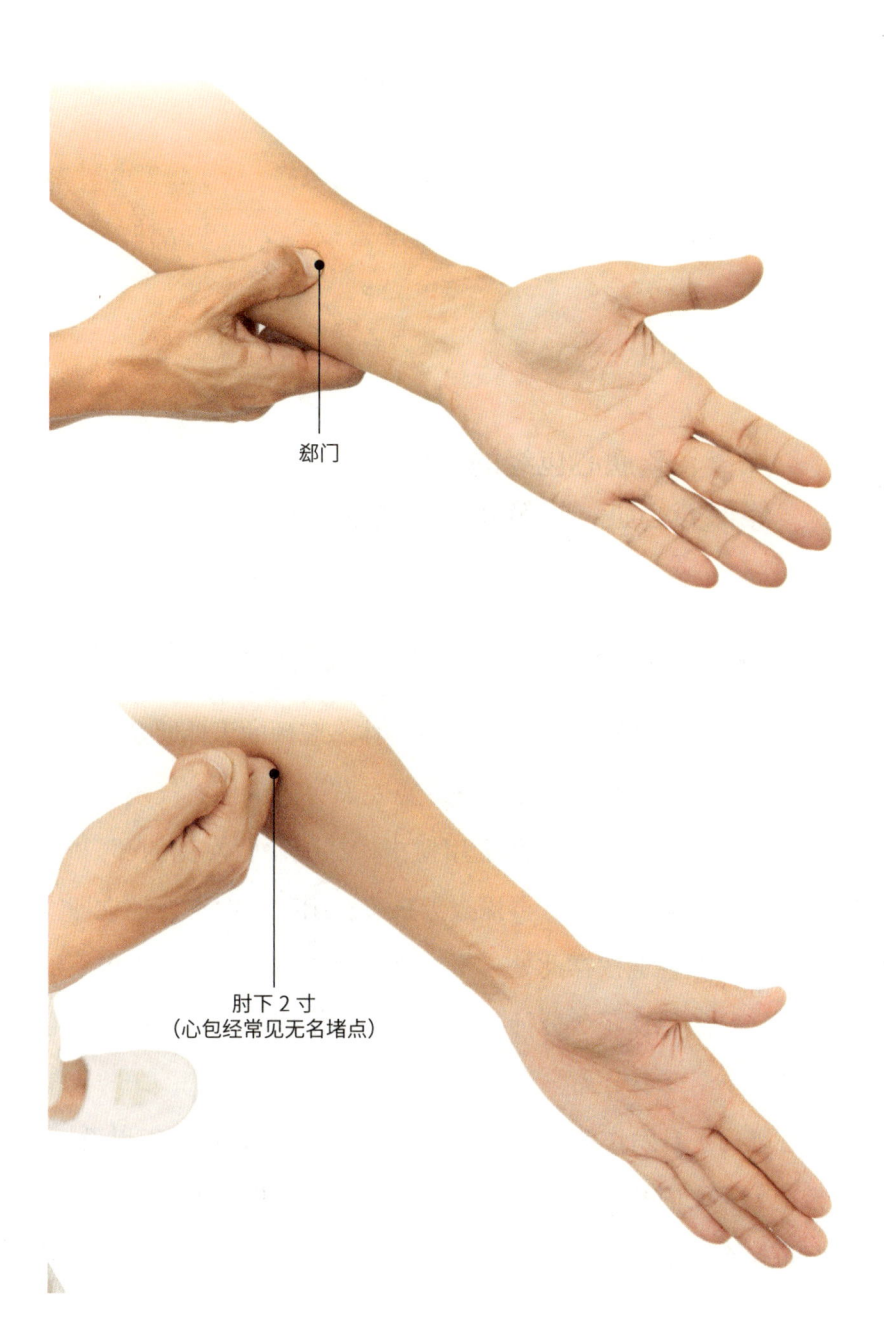

心包经易堵点——郄门穴、"肘下2寸"

心包经探查、疏通的顺序和时间

疏理心包经时，敲揉、探查双侧的天泉穴、"肘下2寸"、郄门穴，在痛处按揉、疏理。每个位置按揉2～3分钟，每日2～3次。

探查、疏通心包经的易堵点，能保养心脏，缓解胃痛、胃胀等问题

1. 疏理心包经易堵点，心脏病发作时可救急

有年夏天，我的一位年龄40岁、体态肥硕的男性朋友在中午生气后情绪一直不稳定，于下午3点左右突感胸闷、气短。我碰巧拜访，便让他平躺，并马上用拇指按揉他手臂左侧的郄门穴，发现有痛感，但不明显，再探查天泉穴，刚敲了两下，他立即喊疼。于是我轻轻地按揉此处，不一会儿他长出一口气，心也不那么慌了，又给他揉了5分钟，天泉穴已经出痧了，再摸脉搏，心率85次/分，节律正常。

心脏病一旦发作就是急病，要是抢救不及时，后果不堪设想。我希望大家平时多照顾自己的心包经，减缓发作的概率。如果时时坚持探查、疏理心包经上的堵塞点，让心包经保持畅通，就能将心脏的隐患消除于无形。

另外，在现实生活中，遇到心脏病急性发作的情况应马上拨打急救电话，听从医生指导，不要自己盲目处理，以免出现意外。

2. 用肘窝刮痧法疏理心包经易堵点，能很快缓解胃痛、胃胀

因生气、进食寒凉等原因导致胃痛、胃胀时，在双侧肘窝处——心包经易堵塞处刮痧，在痧出来后，胃部不适感会立即消失。此法在实践中屡试不爽。

有人问，肘窝和胃有什么关系呢？

我在实践中发现，疏通心包经的肘窝处有降逆和胃（胃气以降为顺）的作用，而肘窝中央处是心包经的循行路线，清理此处的瘀滞有助于恢复心包经畅通，对于胃气的恢复有直接关系。

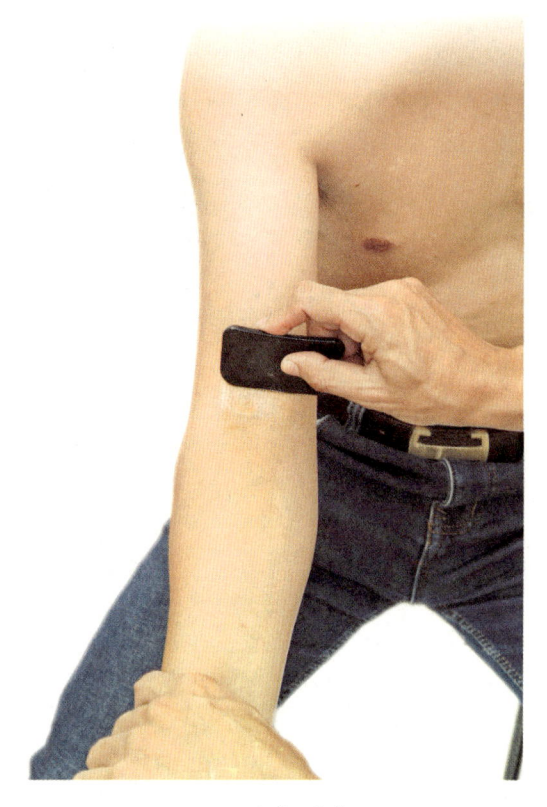

肘窝刮痧

另外，在人体全息理论（足底可以投射全身，所以有足疗；手掌可以投射全身，所以有手诊手疗；耳朵可以投射全身，因此有耳诊耳疗……这是生命的全息理论，于20世纪50年代由西方人提出）里，肘窝处恰恰投射的是身体前部中间区域，对应的是脾胃。所以，在肘窝处刮痧，如同给胃做调理，当然效果显著。

如何探查、疏通三焦经的易堵点，促进人体代谢正常

🌀 一眼看懂三焦经的循行路线

关于三焦经的循行路线，《黄帝内经·灵枢·经脉》是这么讲的：

（1）三焦经起于无名指的末端，上行在小指与无名指之间，穿过手掌背面（三焦手少阳之脉，起于小指次指之端，上出两指之间，循手表腕）；

（2）沿着手臂的背面，循行于前臂两骨之间（出臂外两骨之间）；

（3）向上通过肘尖，沿上臂外侧的骨头边缘，向上经过三角肌的外侧边缘，到达肩部（上贯肘，循臑外上肩）；

（4）穿过胆经的肩井穴（而交出足少阳之后）；

（5）进入缺盆（锁骨上窝），分布于膻中（胸骨中央），散络于心包（入缺盆，布膻中，散落心包）；

（6）通过膈肌，遍布于上、中、下三焦（下膈，循属三焦）；

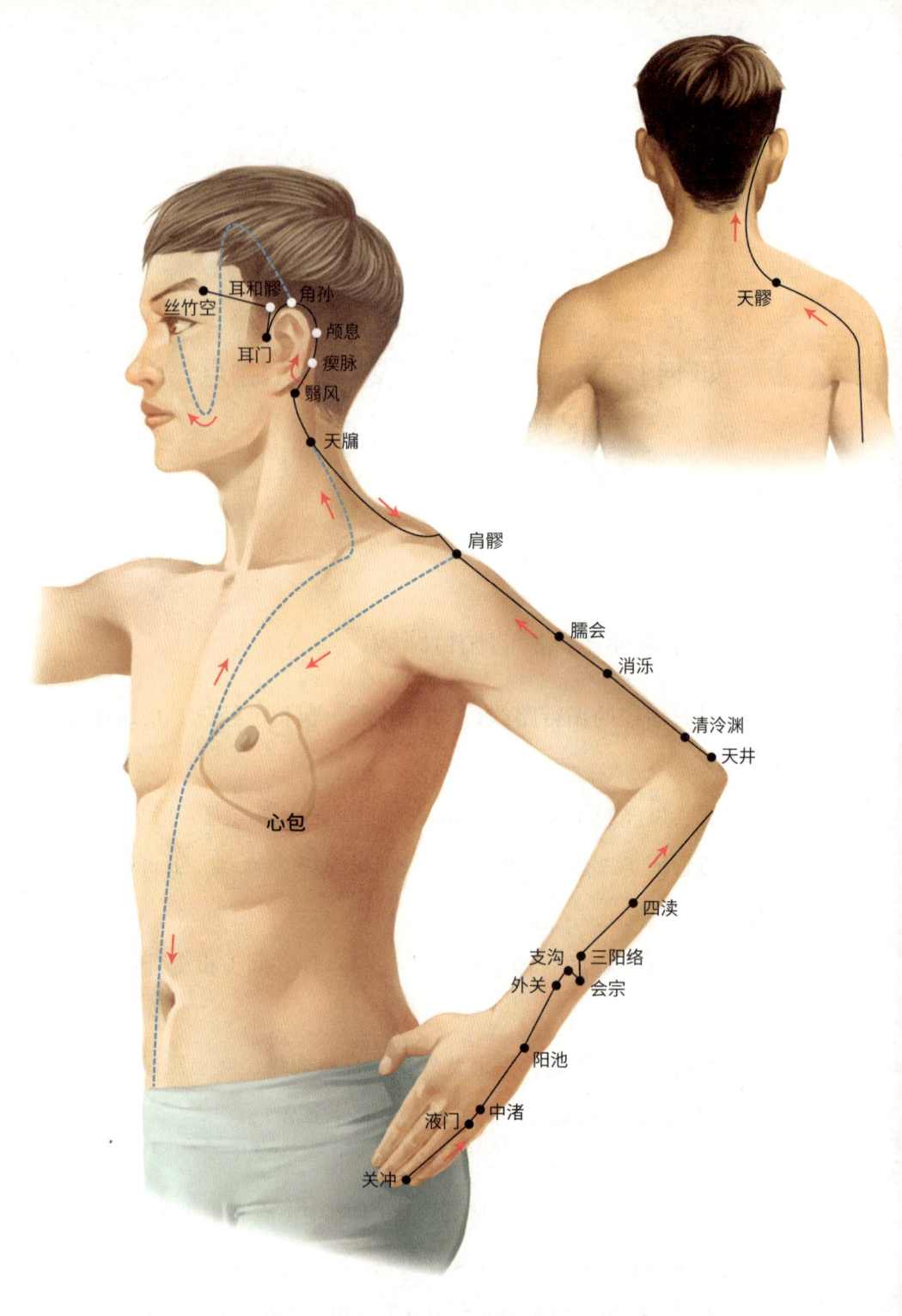

三焦经循行路线图（实线代表三焦经在体表的循行路线，虚线代表三焦经在体内所经过的路线）

（7）从膻中有分支，上行，经过锁骨上窝（其支者，从膻中上出缺盆）；

（8）向上经过颈部，连系耳后的骨头（上项系耳后）；

（9）直上出耳上方，转弯向下经面颊，至眼下（直上出耳上角，以屈下颊至䪼）；

（10）从耳后有一个分支进入耳中，再出来走耳前，经过上关（颧骨上弓）前，交到面颊，到外眼角接胆经（其支者，从耳后入耳中，出走耳前，过客主人前，交颊，至目锐眦）；

（11）三焦与膀胱经在腘窝的委阳穴脉气相通。

根据"经脉所过，主治所及"的原则，从以上三焦经在身体内外的走向，我们可以得知哪些毛病是与三焦经有关系的。

比如，"其支者，从耳后入耳中，出走耳前"意思是，三焦经的循行路线从耳后进入耳中，出走耳前——经过头部的侧面。如果头部侧面出现问题，如偏头痛、一侧耳鸣都可能是三焦经堵塞后的反应，疏通三焦经的易堵塞穴位对偏头痛会有帮助。

三焦经的易堵塞点四渎穴、消泺穴、翳风穴、角孙穴如何探查、疏理

1. 四渎穴

三焦经像一个情绪感应器，经络畅通，堵塞点便没有疼痛；一旦情绪波动、烦躁发怒，探查四渎穴立即就会有反应。

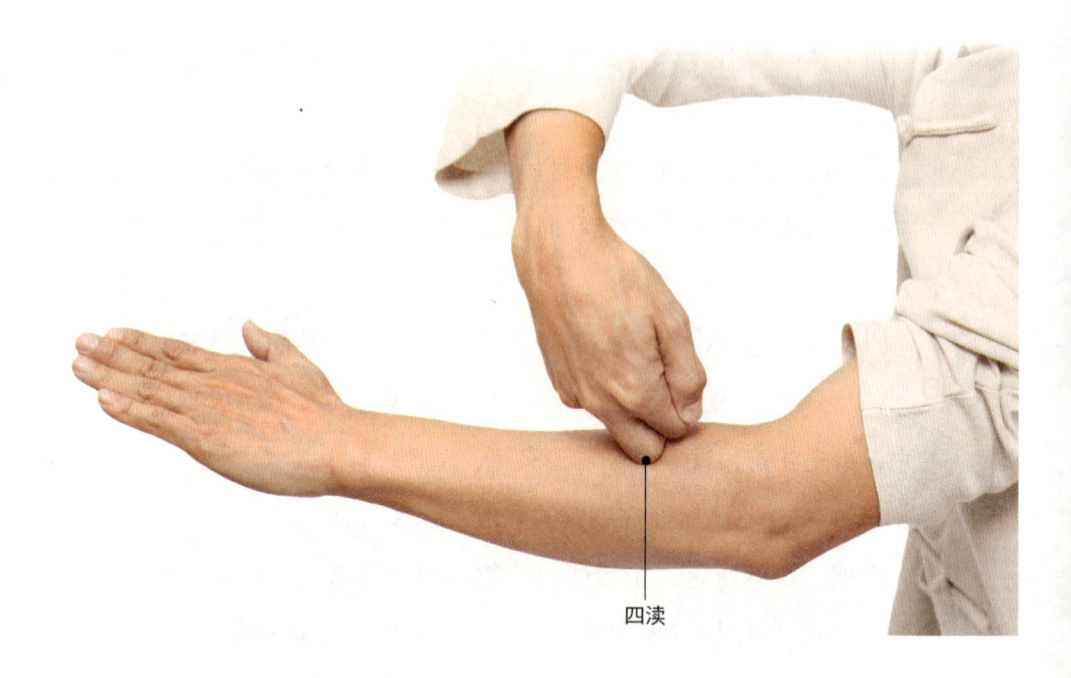

三焦经易堵点——四渎穴

实践中发现，多数人左侧四渎穴痛于右侧。

如何探查、疏理四渎穴呢？

左手掌心向下，前臂微屈，用右手的中指指间关节在左手前臂肘关节下2寸（三指宽）处轻轻敲击，会有强烈痛点——四渎穴。

2. 消泺穴

用大拇指的指间关节轻敲手臂外侧紧贴肱骨中点下缘会有痛

感，这就是消泺穴。当心烦、易怒、口苦、耳鸣，而按揉四渎穴没反应时，探查此穴会有痛感，而且越敲越疼，甚至难以忍受。

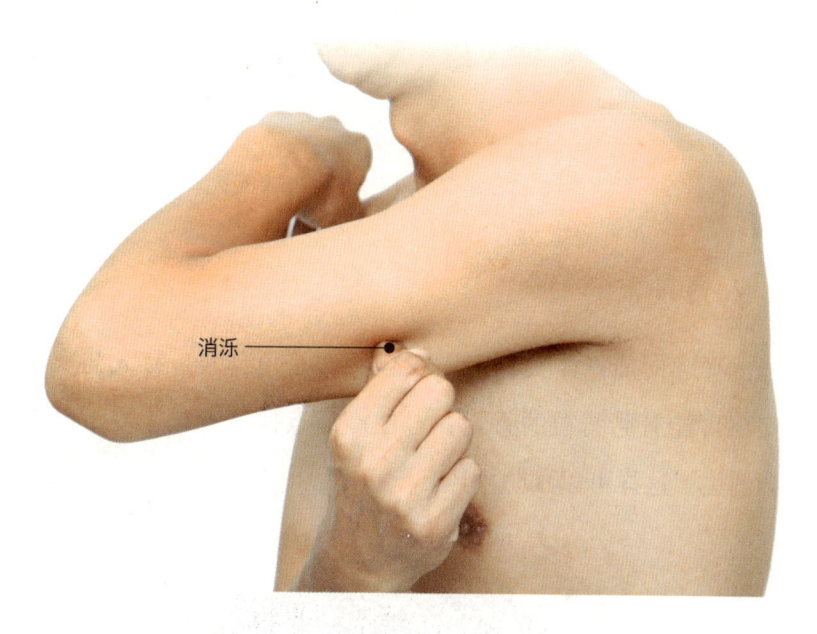

三焦经易堵点——消泺穴

3. 翳风穴

将食指放在耳后高骨的下端，向内侧倾斜，是一个斜面，这里就是翳风穴。点揉翳风穴时，多数朋友没有痛感，但如果有偏头痛、一侧耳鸣的症状或者刚刚感受寒邪，点揉此穴会非常疼痛。

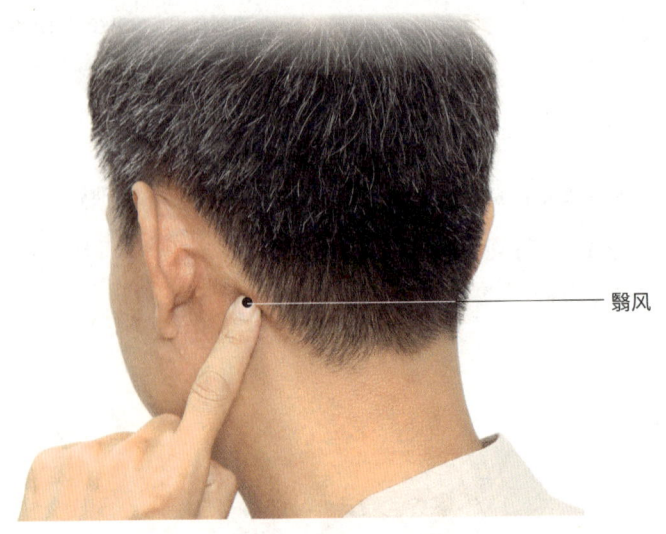

三焦经易堵点——翳风穴

4. 角孙穴

折耳廓向前，耳尖直上入发际处即是角孙穴。有人初次点揉时皮下可能有脂肪粒的感觉，忍住疼痛点揉三五天，皮下的疙瘩即会消失，这样可以预防中风。

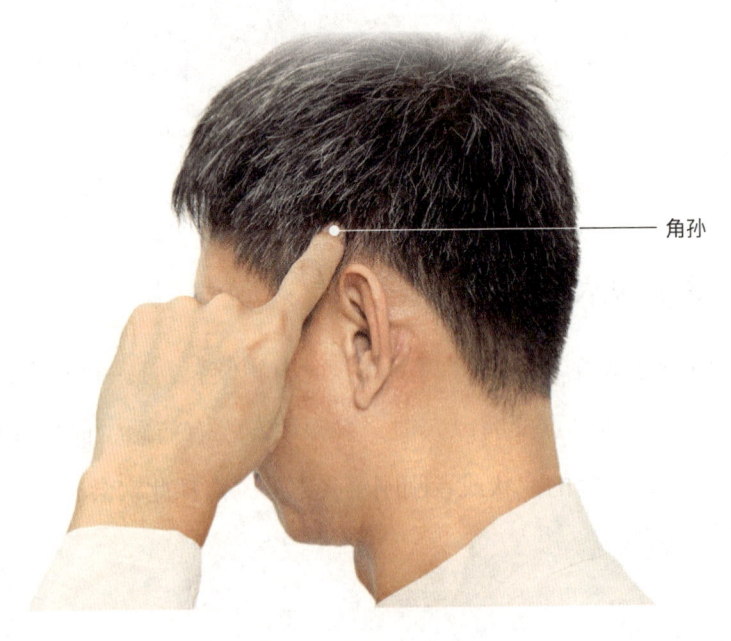

三焦经易堵点——角孙穴

三焦经探查、疏通的顺序和时间

疏理三焦经时，先敲揉双侧四渎穴、消泺穴，再点揉翳风穴、角孙穴探查，在痛处按揉、疏理。每个位置2～3分钟，每日2～3次。

探查、疏通三焦经的易堵点，能解决偏头痛、耳鸣、内分泌失调等问题

1. 疏理三焦经的易堵点，能够调理偏头痛症状

有一位做管理工作的80后白领，患头痛病已有半年之久，十分痛苦。最初，他左侧头痛的频率居多，且晚上尤为严重。最近随着工作压力增大，无论白天黑夜都会出现持续头痛的现象。

偏头痛，是胆经和三焦经出了问题，都是郁结引起的。于是，我右手握拳，用小指掌指关节轻敲他左侧的四渎穴，仅敲了两下，他便痛苦地咧嘴。几分钟后，四渎穴痛感减轻，我又帮他找到翳风穴，以及胆经的肩井穴和风市穴，并嘱咐他回去自己按揉。

第二天，他对我说："昨晚还有一点点痛，但今天虽然忙于各种会议，却没有任何痛感。这次头痛最大的苦恼就是疼痛一直持续，且找不到任何原因，原来是经络不通导致的。没想到经络这么神奇！"

2. 疏理三焦经的易堵点，让你不再耳鸣

某年夏天，一位老友来京，闲聊中得知他受耳鸣之苦已有一年，每晚他的耳朵里就像有一只蜜蜂嗡嗡鸣叫，叫得人心烦意乱，严重影响睡眠。询问得知，他这一年来事业发展十分不顺利，我推测他的耳鸣是因为心理压力大，气郁化火所致。于是，我拖住他的胳膊开始探查四渎穴，左侧痛不可摸，右侧痛感不明显。我边敲边揉，十多分钟后，接着点揉他左侧的翳风穴。

按揉后，四渎穴和翳风穴的痛感减轻得很快，随后我给他解释经络堵塞的原理、得气的感觉，告诉他晚上别饮酒，早点休息，明天耳鸣的症状就能减轻，他半信半疑。第二天上午，一见面，他笑着说："昨晚耳朵没叫，上床后一会儿就睡着了。"

3. 疏理三焦经的易堵点，促进五脏六腑"风调雨顺"

《黄帝内经·素问·灵兰秘典论》说："三焦者，决渎之官，水道出焉。"《难经·六十六难》说："三焦者，原气之别使也，主通行三气，经历于五脏六腑。"这两段话告诉我们三焦与水的代谢、气的运行有关。

中医认为，三焦在身体里是调节水、气运行的，是让五脏六腑"风调雨顺"的。所以不论针对身体里的何种异常，都要配合选用三焦经的穴位来辅助调理。

还有一种理论，认为三焦的功能主要是调节体内各种激素的分泌，比如上焦对应脑垂体、松果体、甲状腺等；中焦对应胸腺、

第七章
如何使用"心包经、三焦经、肾经体检法"

胰腺等腺体；下焦对应性腺、肾上腺等腺体。我认为有道理。因为我遇到的甲状腺疾病、糖尿病患者，在探查其三焦经时不仅有阻滞，而且个个痛不可摸。

内分泌系统对于人体十分重要，七大腺体分泌的激素量都不大，但必须刚刚好，如果失衡，身体会发生异常变化，比如脑垂体分泌生长激素异常、甲状腺分泌甲状腺素异常，都会引发严重的疾病。

熬夜、情绪的失控也会使内分泌系统功能异常，此时三焦经一定会有反应。所以如何化解怒气，减轻熬夜对身体的影响就很重要。

很多人都知道生气后应马上疏理肝经、按揉心包经，其实是三焦经受到了影响。平时可能疏理三焦经的四渎穴、消泺穴都正常，但只要你生气，这两个穴位马上会有反应，轻敲几下就痛不可摸。所以要时时体检，随时发现体内的郁结，将它排解掉，防患于未然。

如何探查、疏通肾经的易堵点，减缓人体的衰老

一眼看懂肾经的循行路线

关于肾经的循行路线，《黄帝内经·灵枢·经脉》是这么讲的：

（1）肾经从脚小趾下边开始（肾足少阴之脉，起于小趾之下）；

（2）斜向脚底心，出于舟骨粗隆下，沿内踝之后，分支进入脚跟中（邪趋足心，出于然谷之下，循内踝之后，别入跟中）；

（3）向上贴着跟腱前侧循行至膝关节，出腘窝内侧，上大腿内侧后方（以上腨内，出腘内廉，上股内后廉）；

（4）通过脊柱属于肾，联络于膀胱（贯脊属肾，络膀胱）；

（5）从肾向上，通过肝、膈，进入肺中（其直者，从肾上贯肝膈，入肺中）；

（6）沿着喉咙，夹舌根旁（循喉咙，挟舌本）；

（7）从肺出来的分支，络于心，流注于胸中，接心包经（其支者，从肺出络心，注胸中）。

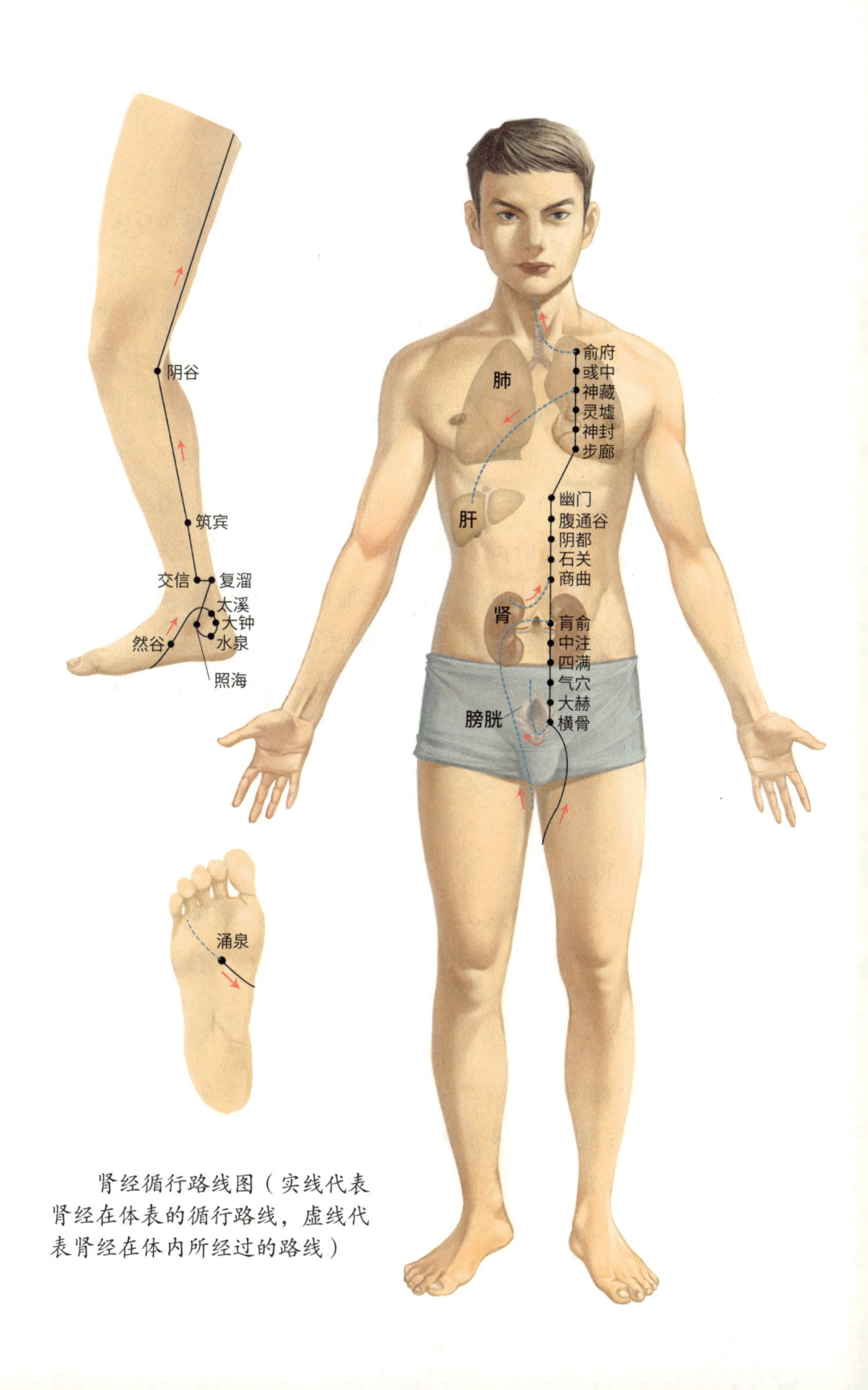

肾经循行路线图（实线代表肾经在体表的循行路线，虚线代表肾经在体内所经过的路线）

根据"经脉所过，主治所及"的原则，从以上肾经在身体内外的走向，我们可以得知哪些毛病是与肾经有关系的。

比如，中医有一句术语叫"肝肾同源"，从经络行走来看，肾经经过肝（从肾上贯肝膈），所以如果肝有病，可以先从调肾入手。另外，肾经"入肺中"，肺气损耗时，我们就要调肾，让身体从肾那里来源源不断地补充能量。再比如，肾经走咽喉（循喉咙），所以，久咳后的嗓子干痒、晨起嗓子痒等症状与肾有关，可以自我疏理肾经的易堵塞穴位来调理。（当今人们习惯了关注局部问题，以为咽喉炎就是喉咙的问题，而从经络走行看，肝、心、脾、肺、肾的经络都经过咽喉。对待此类问题，要从这几条经络上来寻找痛点，着手分析，明确判断是哪一个脏腑的问题，才能对症施治。）

肾经的易堵点
大钟穴、水泉穴、照海穴如何探查、疏理

1. 大钟穴

拇指或食指放在足内踝尖（最高点）与跟腱连线中点处，然后向下轻推5毫米至骨头上缘处，停住不动，这就是大钟穴。向脚底板方向发力点按此穴，以最小半径点揉30圈，如有刺痛的感觉，说明肾经堵塞。

大钟

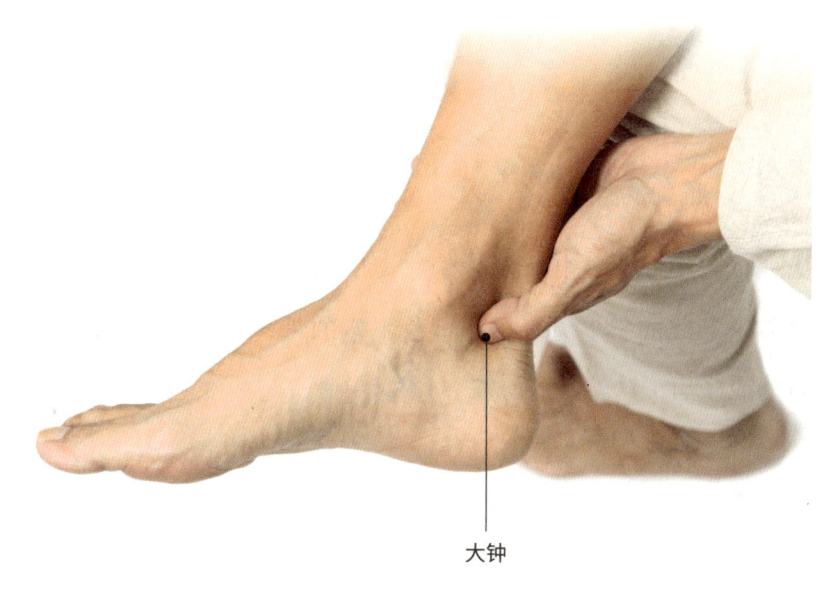

肾经易堵点——大钟穴

2. 水泉穴

水泉穴在足内踝尖与足跟尖连线的中点处，以拇指点揉，多数人会刺痛难当。

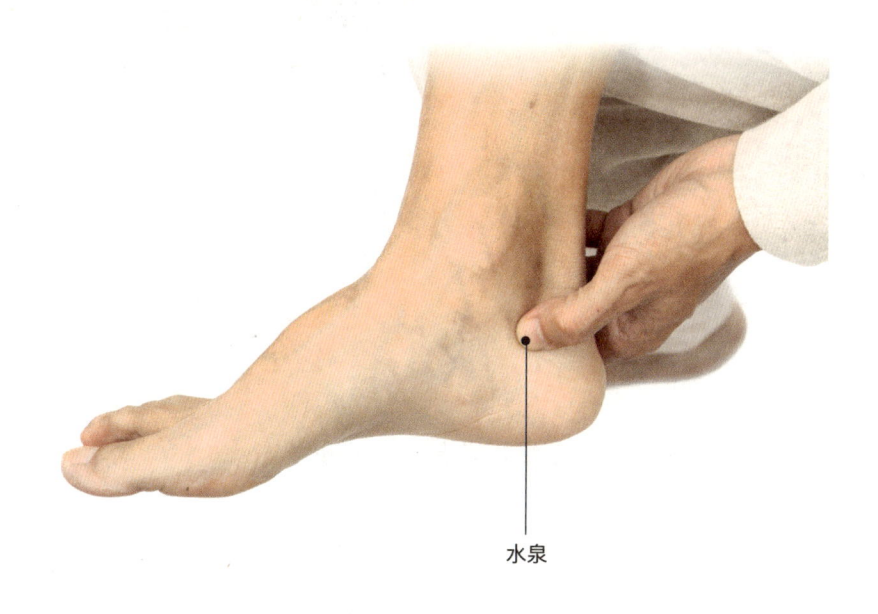

水泉

肾经易堵点——水泉穴

3. 照海穴

足内踝尖、足跟尖、水泉穴三点一线。将拇指放在水泉穴上，沿着这条线向斜上方轻推至踝骨下端的骨缝处，发力点揉，会有刺痛或胀痛，这就是照海穴。

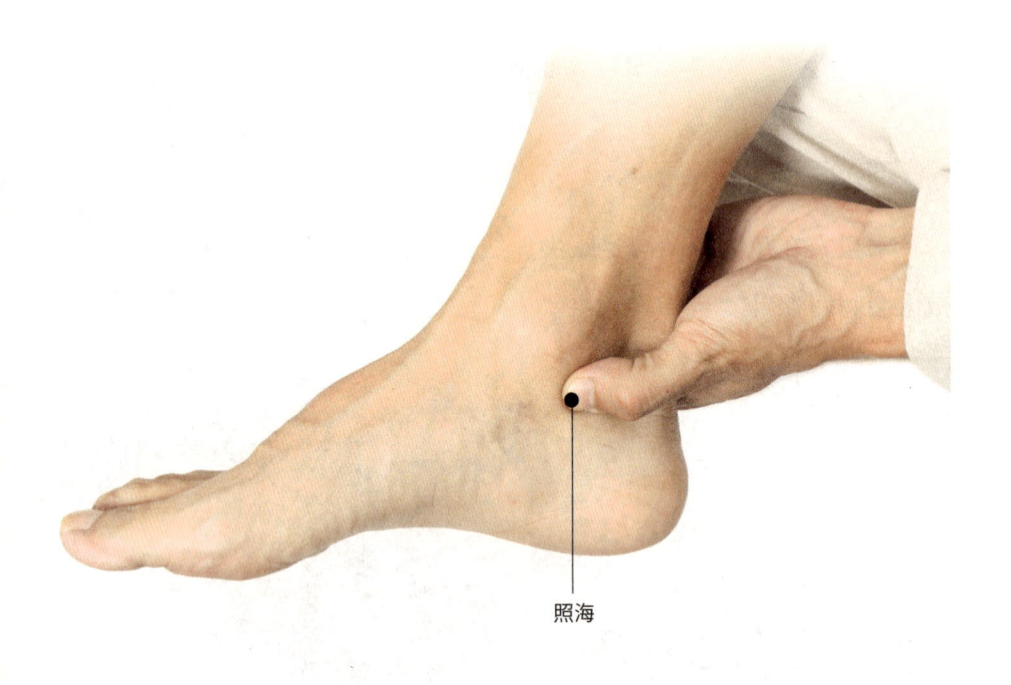

照海

肾经易堵点——照海穴

🌥 肾经探查、疏通的顺序和时间

疏理肾经时，点揉、探查双侧的水泉穴、大钟穴、照海穴，在痛处按揉、疏理。每个位置 2～3 分钟，每日 2～3 次。

🌥 探查、疏通肾经的易堵点，
##　　能解决尿频、尿急等问题

1. 按揉肾经的易堵点水泉穴，
   能缓解尿频、尿急、慢性咽炎、久咳咽痒的症状

朋友的女儿，17 岁，平时不敢吃凉，怕冷、痛经、手脚冰凉，舌象、脉象都显示阳虚、有寒。

朋友带她来找我调理，当时见面是傍晚，我无意间让她喝点水，她妈妈说："这孩子有一个最大的毛病就是晚上不能喝水，即使喝一口水，也不知要去多少趟卫生间。"

我蹲下身，按了一下她的水泉穴，小女孩连连喊疼，两侧皆痛。我让她妈妈回去给她按揉水泉穴，在肾俞穴（第二腰椎棘突旁开两指宽，左右各一）拔罐，并艾灸关元穴（肚脐下 3 寸，前正中线上），又开了点祛寒的成药。她母亲每天坚持帮她调理，一个月后，再见到她时，已经面色红润，尿频、腰酸的现象早已消失。

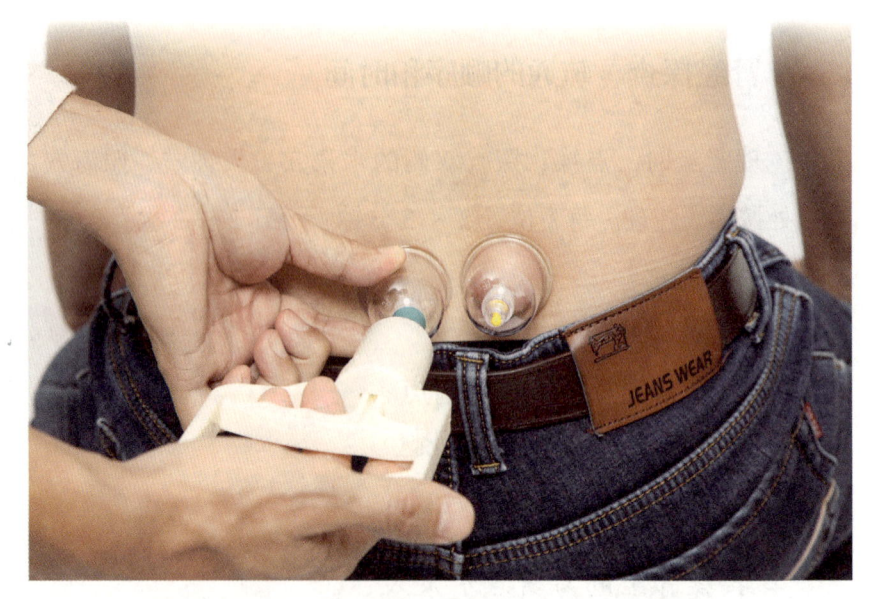

肾俞穴拔罐，能缓解肾虚带来的一系列问题。

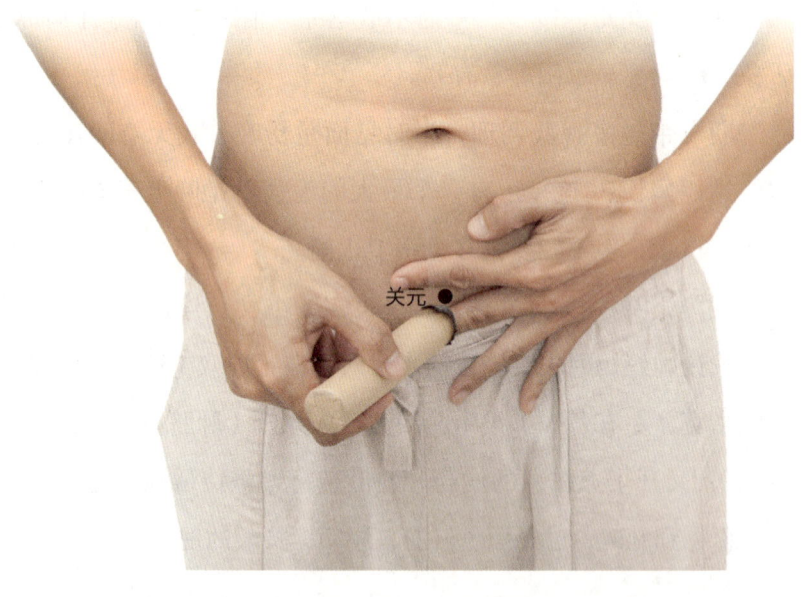

关元

艾灸关元穴，对身体寒重、体质弱的人很有好处。

另外，如果平时疏通好肾经的易堵塞穴位，可以预防女性因"尿路感染"而产生的尿频、尿急、量少、尿痛，且反复发作、迁延不愈的问题。

2. 疏通肾经的易堵点大钟穴，可以调理慢性咽炎

朋友的爱人自称患有慢性咽炎，特别容易"上火"，甚至闻到一点油烟就嗓子疼，牛羊肉及辛辣的食物绝对不敢吃，相当痛苦。我给她把脉，脉沉细无力，舌苔薄白，舌头湿滑，且经常手脚冰凉，没有一点"火"象！按揉一下大钟穴，疼得直躲，而按揉脾经的太白穴、公孙穴则没什么反应，看来也是肾阳不足，体寒较大，治法以扶阳气为主。

于是，我让她回去按揉肾经的大钟穴、膀胱经的昆仑穴，在肾俞穴上拔罐。三天后复诊时，她高兴地告诉我："前两天按昆仑穴、大钟穴时都肿了，今天好多了，手脚已有温热感，好久没有这样的感觉了，重要的是嗓子基本不疼了。"持续调理了一个月后，她咽炎上火的症状消失了。

给大家提个建议，咽部如果真的有火，嗓子会红、肿、热、痛。如果舌头一派寒象，手脚发凉，应该以扶阳的思路为主，绝对不能用清热泻火的方法，那是南辕北辙，无异于饮鸩止渴。

3. 按揉肾经的易堵点照海穴，能够缓解久咳咽痒的问题

有一年的 11 月下旬，我在武汉讲经络课，第一天上午上课时，一位学员不时地咳嗽两声。课间休息时，我问她什么情况，她说之前感冒，已经好了。可是近一周，武汉降温，就开始咳嗽，嗓子不时干、痒，听课时想忍住咳嗽，可是忍不住。

我俯下身，点揉她双侧的照海穴，两侧都是刺痛的感觉，然后我教她自己按揉。第二节上课时，她边揉边听讲，不知不觉，咳嗽次数明显减少，而下午再上课的时候，已经听不到她咳嗽了。

照海穴是八脉交会穴，通阴跷脉，"阴跷照海膈喉咙"，只要咽喉有问题，点揉照海穴会有刺痛或胀痛。感冒之后的"常规治疗"，貌似好了，可是有持续的干咳、晨起嗓子痒，这是余邪未解，按揉照海穴会有帮助。

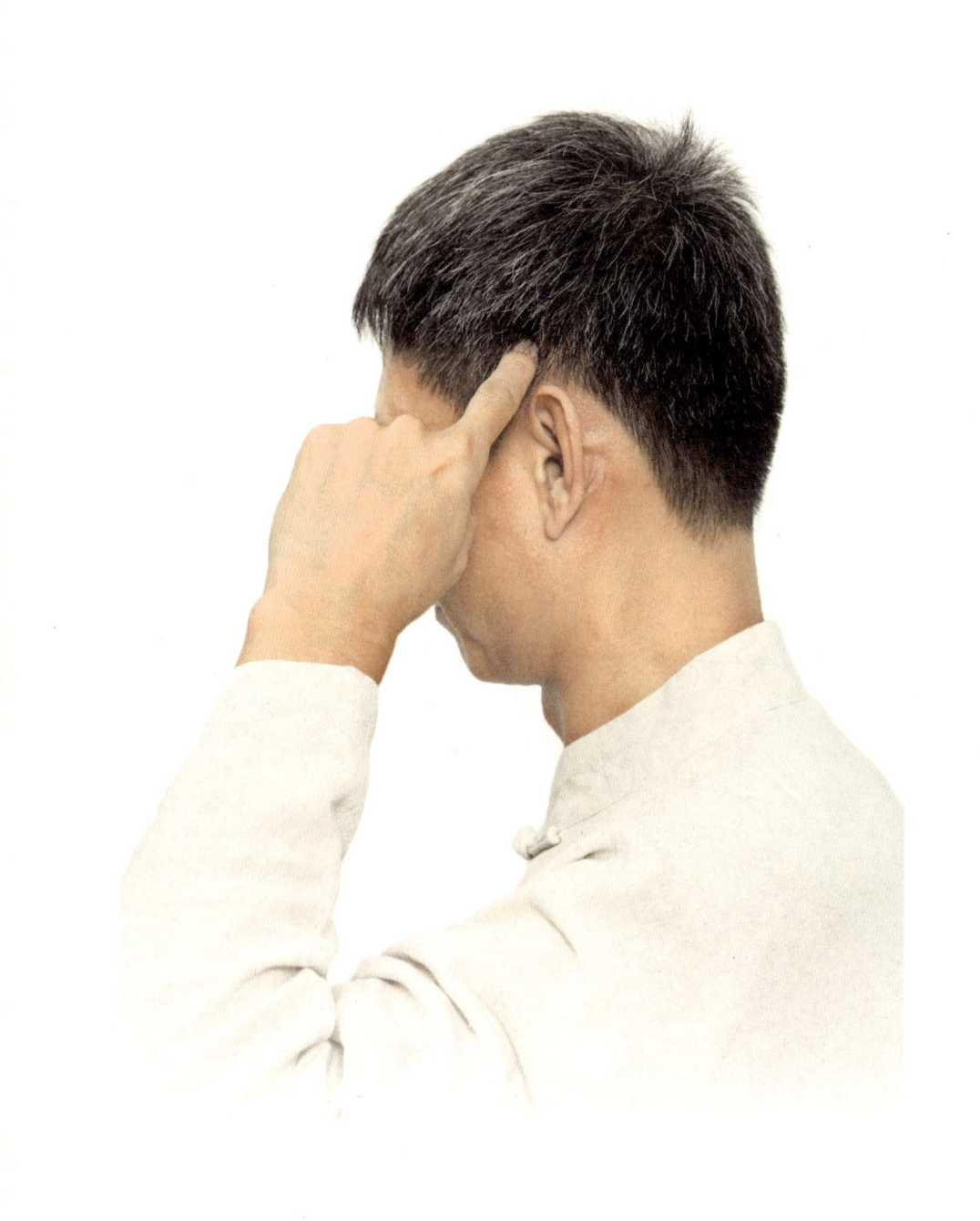

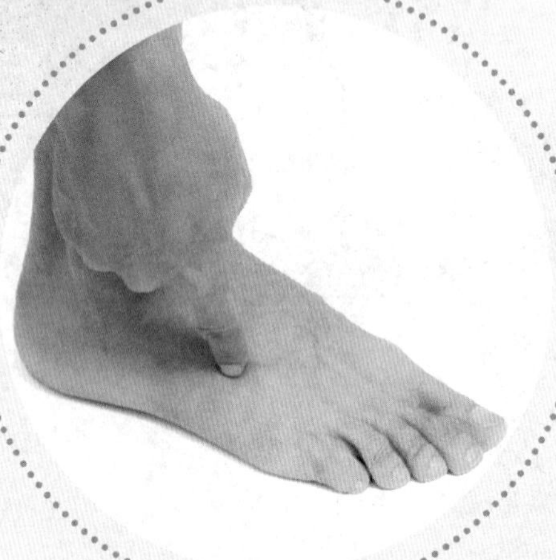

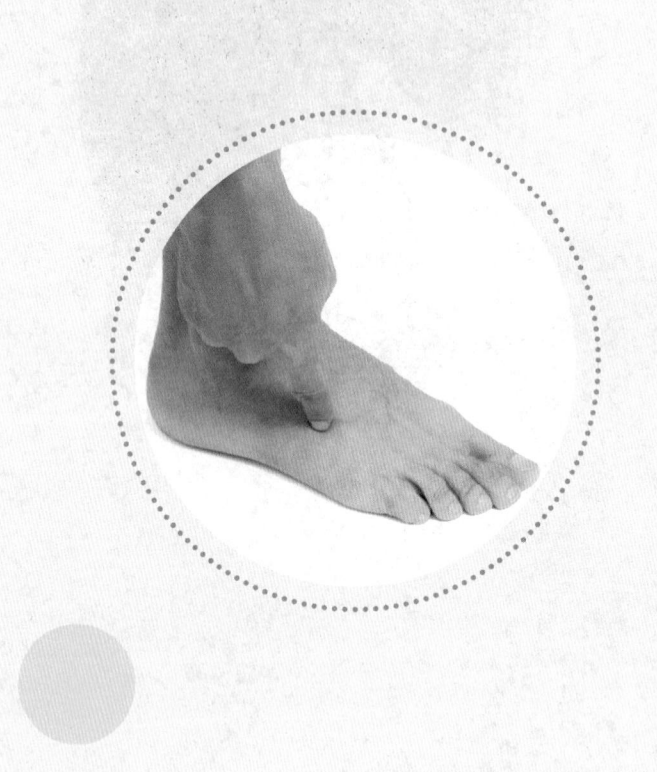

第八章

如何使用"膀胱经、胃经、胆经体检法"

◎ 如何探查、疏通膀胱经的易堵点,让身体"最大的排毒通道"畅通无阻

◎ 如何探查、疏通胃经的易堵点,养好身体的后天之本

◎ 如何探查、疏通胆经的易堵点,为其他脏腑提供能量

如何探查、疏通膀胱经的易堵点，让身体"最大的排毒通道"畅通无阻

一眼看懂膀胱经的循行路线

关于膀胱经的循行路线，《黄帝内经·灵枢·经脉》是这么讲的：

（1）膀胱经从眼角内侧开始，沿正中线两侧上行至额部，交会于头顶（膀胱足太阳之脉，起于目内眦，上额交巅）；

（2）从头顶分出到耳上角（其支者，从巅至耳上角）；

（3）其直行的部分从头顶向内络于脑，再从项部分开下行（其直者，从巅入络脑，还出别下项）；

（4）一支沿肩胛内侧，夹脊柱旁（1.5寸）到达腰中，进入脊柱两旁的肌肉（循肩髆内，挟脊抵腰中，入循膂）；

（5）联络于肾，属于膀胱（络肾属膀胱）；

（6）从腰中有一个分支，沿着脊柱旁，通过臀部，进入腘窝中（其支者，从腰中下挟脊，贯臀入腘中）；

（7）项部的另一支分支从肩胛内侧脊柱旁开3寸的路线下行

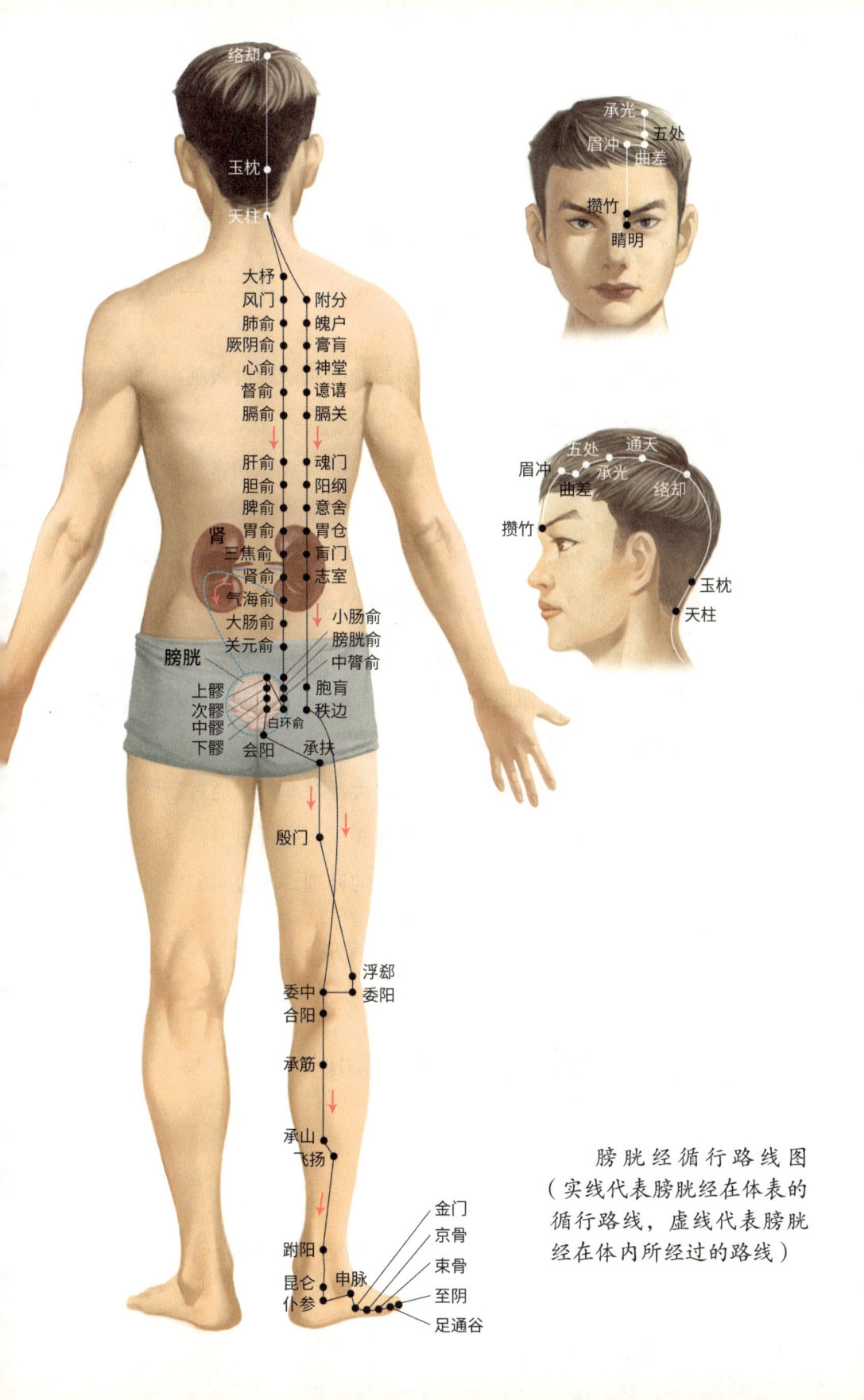

膀胱经循行路线图（实线代表膀胱经在体表的循行路线，虚线代表膀胱经在体内所经过的路线）

（其支者，从髆内左右，别下贯胛，挟脊内）；

（8）经过髋关节，沿大腿后侧外缘下行，会合于腘窝中（过髀枢，循髀外，从后廉，下合腘中）；

（9）从腘窝向下通过小腿后侧的腓肠肌，经过跟腱前侧，到外踝后方（以下贯腨内，出外踝之后）；

（10）沿足部外侧，到小趾的外侧，接肾经（循京骨，至小趾外侧）。

根据"经脉所过，主治所及"的原则，从以上膀胱经在身体内外的走向，我们可以得知哪些毛病是与膀胱经有关系的。

比如，眼角内侧是膀胱经的起点（起于目内眦），有的朋友经常眼眶痛，如果是内眼眶痛，按照"经脉所过，主治所及"的原理，按揉同侧膀胱经的昆仑穴会有速效。

又比如，受寒对身体的伤害非常大，寒邪可以通过膀胱经的"背俞穴"（挟脊抵腰中）侵袭多个脏腑。而捏脊对身体有益处的原因，即是通过对膀胱经"背俞穴"的调理，间接对脏腑进行沟通和调节。

膀胱经的易堵点昆仑穴、承山穴、委中穴、合阳穴如何探查、疏理

1. 昆仑穴

将拇指或食指放在足外踝尖与跟腱连线的中点，向下轻推，

遇骨头则停住不动，这就是昆仑穴。向脚底板方向发力点按此穴，用最小半径点揉 30 圈，如痛不可摸，说明膀胱经有寒，继续按揉、疏理 3～5 分钟，痛感就会减轻。

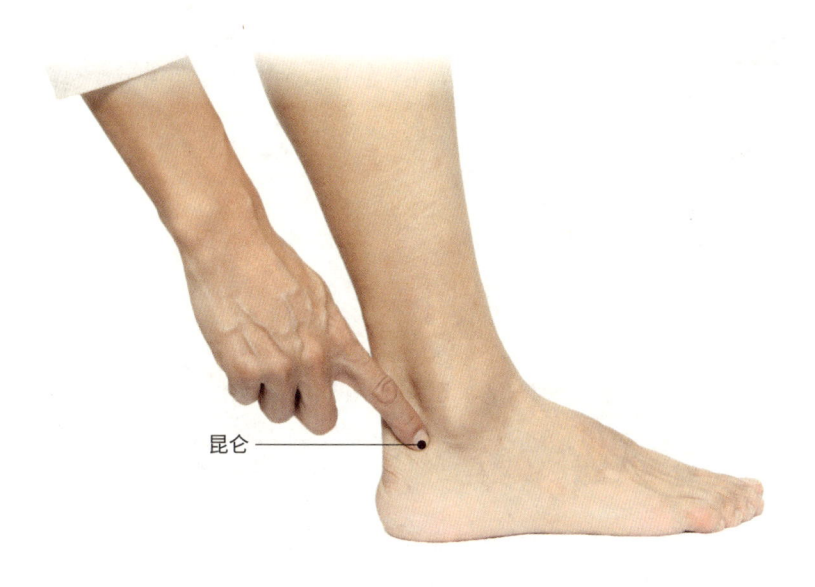

膀胱经易堵点——昆仑穴

2. 承山穴

承山穴在跟腱最上端与小腿肌肉的接合部（腓肠肌两肌腹之间凹陷的顶端）。自我操作时，坐直，双腿自然下垂，用同侧大拇指的指间关节垂直发力，敲击 10 下，痛感会显现出来。

很多年长的人走路时腿脚发沉或睡觉时易抽筋，疏理此处可以缓解症状。

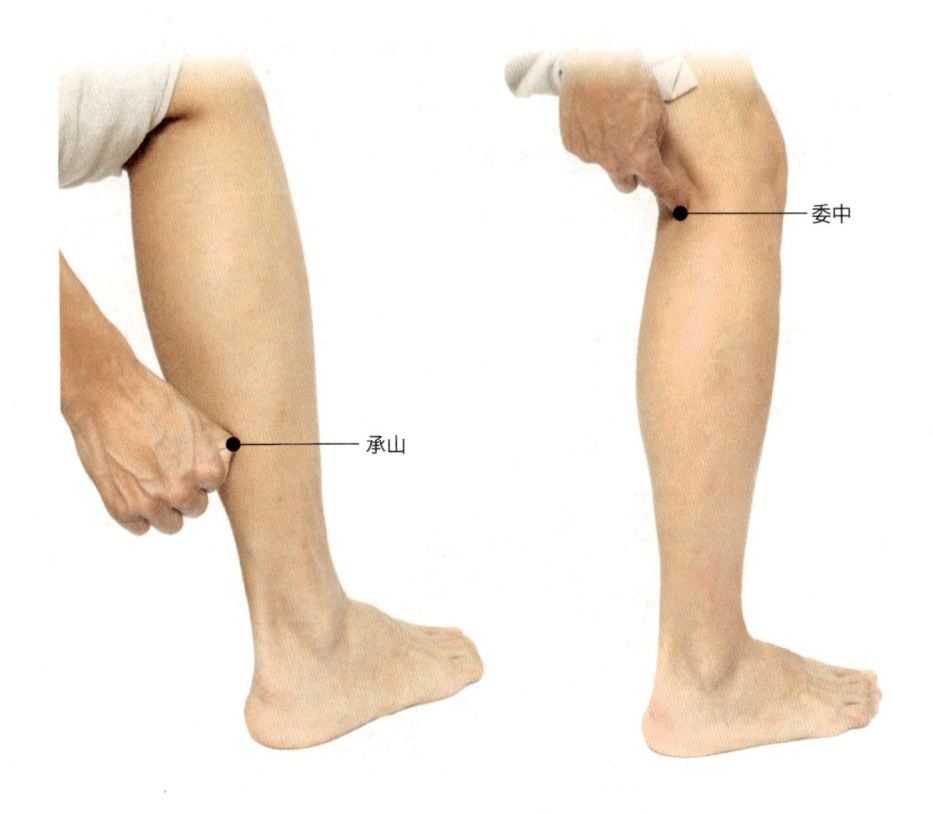

膀胱经易堵点——承山穴、委中穴

3. 委中穴

委中穴位于膝盖后方的腘窝中点处。探查此穴时需要身体坐直，手腕放松，轻轻按揉。一般情况下，按揉这个穴位是不疼的，但对于有腰部疾患、膝关节肿痛的朋友，此处不仅疼痛明显，还可能出现突出皮肤表面的结节或肿物，慢慢按揉，结节就会渐渐散开。

4. 合阳穴

合阳穴在委中穴下 2 寸（三指宽）处，用同侧拇指的指间关节敲击，痛感会显现。对于经常走路、逛街过多的朋友，当小腿发紧时，敲揉此穴能够促进气血在小腿的布散。

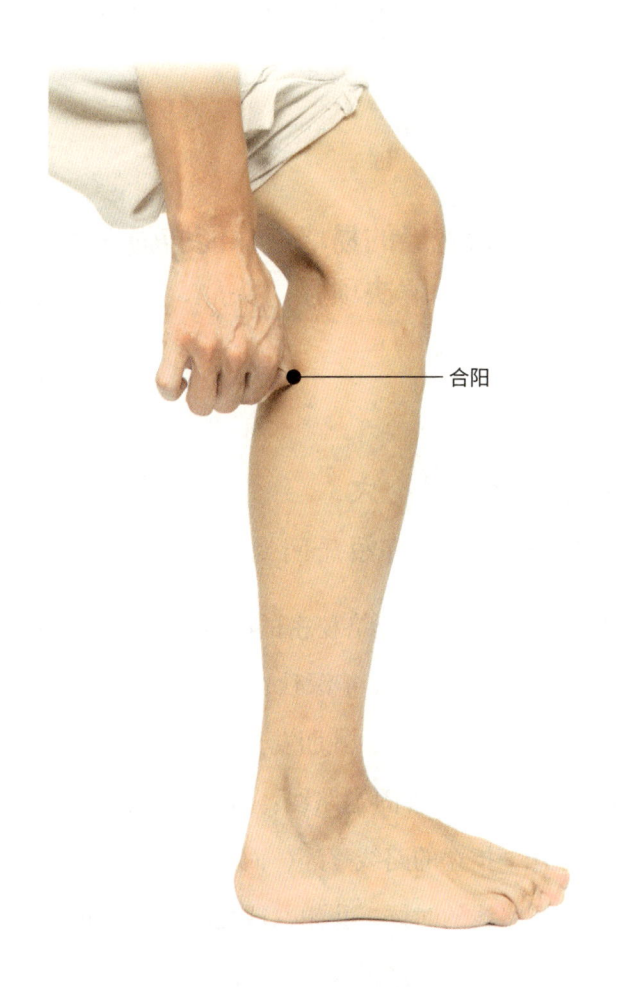

膀胱经易堵点——合阳穴

膀胱经探查、疏通的顺序和时间

疏理膀胱经时，先点揉双侧昆仑穴，接着敲揉承山穴、合阳穴、委中穴探查，在痛处按揉、疏理。每个位置2～3分钟，每日2～3次。

每天捏脊，每次三遍，或者每周在背部膀胱经刮痧一次，不用纠结出痧与否。

探查、疏通膀胱经的易堵点，能增强人体防病的第一道免疫力，解决项强、头痛、腰椎间盘突出、小腿抽筋等问题

1. 按揉膀胱经的昆仑穴，能够缓解项强、前额痛问题

在学习中医知识、探索经络秘密的时候，总有一些难忘的案例，给我以灵感和思路。2007年深秋，我遇到一位女士，35岁，自述头痛半年，多方治疗无效，经朋友介绍找到我。

此人的头痛很特别，有固定路线：从两眼眶内侧开始，经前额正中线两侧旁开一指宽的路线疼痛，而且脖子发硬。

当她描述头痛路线的时候，我想，这是膀胱经的起始路线。于是我问道："是下午3点疼痛加重，5点钟后会缓解吧？"她回想了大

约半分钟，说道："确实如此，每天下午严重，晚饭的时候基本就不痛了。"

了解得知，她每年冬天都要去俄罗斯工作，初夏时回国。这使我确信这是膀胱经受寒引起的头痛：下午3～5点钟是膀胱经气血最旺盛的时间，此时气血要把寒气排出体外，但寒邪较深，所以形成头痛。

按揉她的昆仑穴，她疼得连连缩脚。我一边轻揉昆仑穴，一边给她讲原理，不知不觉5分钟过去了，她穴位处的痛感减轻了不少。

我让她以后每天下午2：50，即提前10分钟按揉昆仑穴。没想到三天后的晚上6点，她打电话告诉我，困扰她半年的头痛好了。

有时候，我们把身体提醒、抗议的信号误当成了"病"，其实是由于根源性的问题没有解决，这个外在的"象"一直存在，所以就成了人们口中的"顽疾"。

2. 疏通膀胱经的易堵点，
能够缓解腰椎间盘突出症

湖南中医药大学附属医院心血管科的一位护士朋友与我分享过她的一个案例：一位中年男士来心血管科病房探望住院的母亲，见到老人，他说他也住院了。原来他腰椎间盘突出症发作，入院治疗。朋友刚好查房，问他什么症状，他指着自己的大腿后部中央说:"这条线都痛,最痛苦的是弯腰受限,甚至不能俯身系鞋带。"

朋友一看,疼痛路线正好在膀胱经上,就蹲下身,点揉他患侧的昆仑穴,揉了5分钟,昆仑穴的痛感消失。让他走几步,感觉轻快不少;再让他弯腰,让病房里所有人惊讶的场面出现了——他很轻松地弯下腰,自己解开鞋带又系上了。

这只是一个案例,我不强调单穴治病,因为任何疾病都是整体的投射,原因也是多方面的。所以,对于上面这位腰椎间盘突出症的患者,还需要认真将膀胱经的其他易堵塞穴位疏通,让膀胱经的气血畅通起来,这对于恢复腰肌的力量、腰椎部位的气血供应有帮助,避免再次发作。

3. 按揉膀胱经的承山穴,
能够解决小腿抽筋的问题

很多经络易堵塞穴位都是我在自己、家人、朋友的身上实践出来的,再经过更多人的验证,其中,对于承山穴,我印象特别深刻。

当年妻子怀孕,没用任何保健品,自然养胎。在第六个月的一天深夜,我在睡梦中被妻子的叫声惊醒,原来她的左小腿抽筋了。

当时,我用右手的拇指按在她左腿的承山穴上,不到一分钟,抽筋立止。以后妻子再也没抽筋过,去产检的时候还不忘与其他孕妇分享。

对于健康，我们总想找到标准答案，找到事物的决定性因素，这是理想化的。人们谈到抽筋，首先想到"缺钙"，有的老年人大量补钙，但抽筋却没有缓解。有的人去验血，但并不缺钙。那么，为什么局部会"缺钙"呢？

我认为，当承山穴堵塞时，气血不能很好地布散到小腿肌肉，自然影响微量元素在腿部肌肉细胞的正常分布，所以不是承山穴擅长治疗小腿抽筋，而是疏通它来恢复气血在小腿部的循行。

我建议大家平时保持小腿的柔软，也是这个道理。

4. 疏通膀胱经，构筑人体防病的第一道屏障

膀胱经从头到脚贯穿整个人体后部，为人体抵御外邪的第一道屏障，极易受寒邪的侵袭。

很多人在风寒感冒时有这样的体会：初起时颈部僵硬疼痛，有人伴有头痛、后背疼痛，甚至下肢后部疼痛，这些部位都在膀胱经的循行路线上。

现代研究表明，发烧是病毒、细菌、病原体侵入人体，形成致热因素所致，而中医认为这是外邪侵袭身体。比如夏天空调低温，冬天穿得过少，寒邪就容易侵袭肌表。如果正气旺盛，就会与邪气激烈对抗，产生的病理产物就越多；致热源增多，体温就会升高。

孩子的阳气比大人要旺盛，所以小孩烧起来的体温可达40℃；大人没有能力烧那么高，最多也就烧到39℃。

从另一个方面我们还明白，有的人很久没有感冒发烧症状，也许缘于他身体强健，不给病毒、细菌可乘之机，但也可能是因为他身体正气不足，对入侵之敌没有反抗的力量，因此对来犯之敌置若罔闻。

膀胱经是十二正经中分布区域最长、最广的一条，从头到脚贯穿整个人体后部。大家一定有过这样的经验：对风比较敏感的人，如果风从前面吹来，你会提前防范；如果风从后面吹来，你会马上不舒服。为什么呢？明枪易躲，暗箭难防。

《黄帝内经》一再强调："圣人避风，如避矢石，虚邪贼风，避之有时"。圣人把风比作矢石，风从后面来，偷偷摸摸的，所以又叫贼风。

综上所述，现实生活中，要保护好身体的第一道屏障——膀胱经，避寒是关键。

如何探查、疏通胃经的易堵点，养好身体的后天之本

一眼看懂胃经的循行路线

关于胃经的循行路线，《黄帝内经·灵枢·经脉》是这么讲的：

（1）胃经从鼻翼旁边开始（胃足阳明之脉，起于鼻之交頞中）；

（2）交会到鼻根中（旁约太阳之脉）；

（3）向下沿鼻外侧进入上牙，回出环绕口唇，向下交会于颏唇沟——承浆穴（下循鼻外，上入齿中，还出挟口，环唇，下交承浆）；

（4）沿下颌，出面动脉部——大迎穴（却循颐后下廉，出大迎）；

（5）再沿下颌角，向上过耳朵前面（循颊车，上耳前）；

（6）经颧弓上，沿发际，至前额中部——眉毛上方（过客主人，循发际，至额颅）；

（7）从大迎穴分出一个分支向下，经颈动脉部，沿喉咙走（其支者，从大迎前下人迎，循喉咙）；

（8）进入锁骨上窝——缺盆，通过膈肌，进入胃，联络于脾

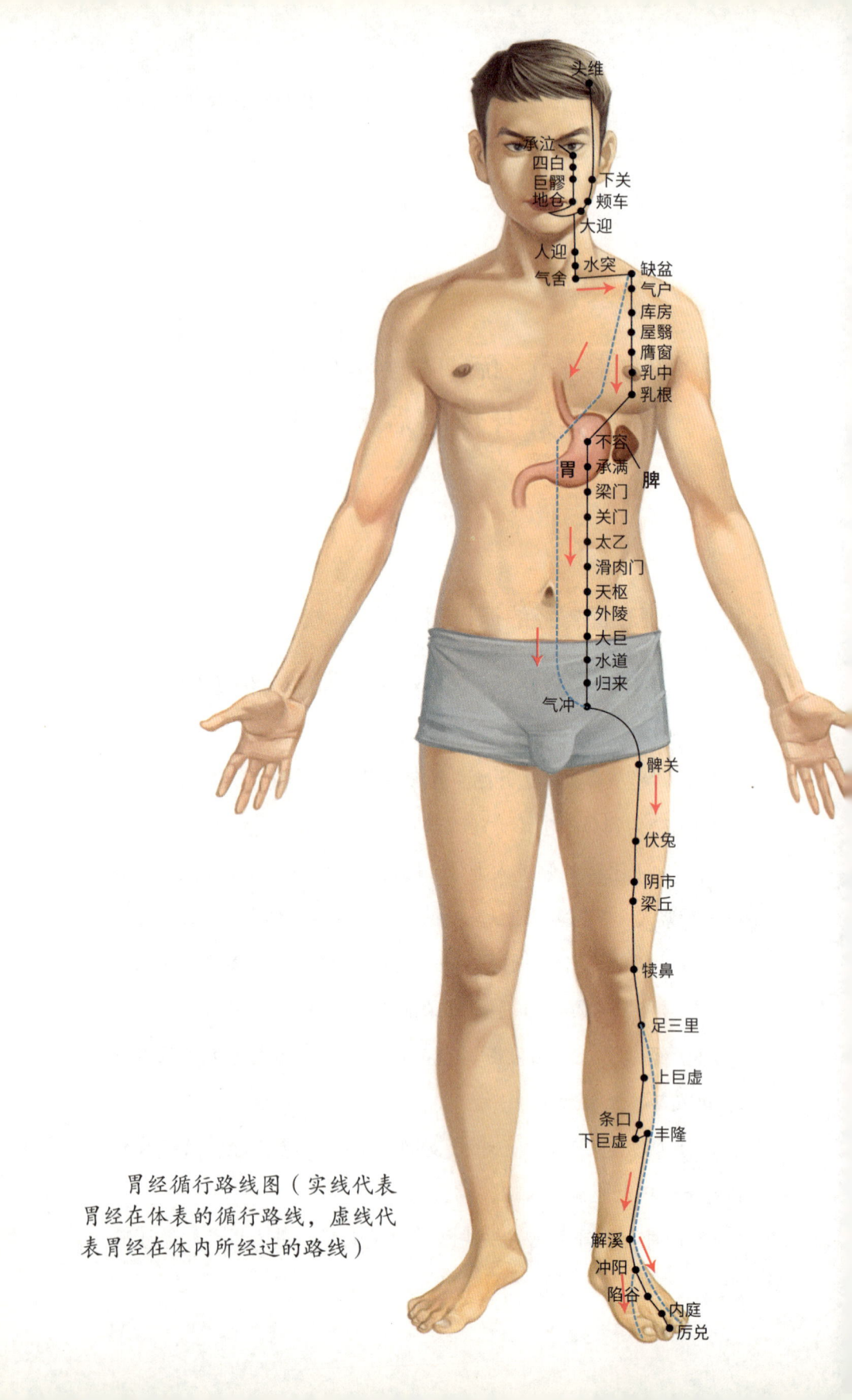

胃经循行路线图（实线代表胃经在体表的循行路线，虚线代表胃经在体内所经过的路线）

第八章
如何使用"膀胱经、胃经、胆经体检法"

（入缺盆，下膈，属胃络脾）；

（9）从缺盆另外的分支，直行向下，经乳中，直下夹脐两旁——身体前部正中线旁2寸，进入气街——腹股沟动脉部气冲穴（其直者，从缺盆下乳内廉，下挟脐，入气街中）；

（10）从胃口的分支向下，在腹里循行（其支者，起于胃口，下循腹里）；

（11）在腹股沟动脉处与前者会合，由此下行经髋关节前到大腿前面（股四头肌隆起处），向下经过膝关节髌骨（下至气街中而合。以下髀关，抵伏兔，下膝膑中）；

（12）沿胫骨外侧边缘，下行至足背，进入中趾内侧趾缝，出第二趾外末端（下循胫外廉，下足跗，入中趾内间）；

（13）从膝关节下3寸——足三里处，有一个分支分出，向下进入中趾外侧趾缝，出中趾末端（其支者，下廉三寸而别，下入中趾外间）；

（14）从足背部分还有分支分出，进入大趾趾缝，出大趾末端，去连接脾经（其支者，别跗上，入大趾间，出其端）。

根据"经脉所过，主治所及"的原则，从以上胃经在身体内外的走向，我们可以得知哪些毛病是与胃经有关系的。比如胃经"入于齿中"，意思是说，胃经的一段路线是沿鼻外侧进入上牙的，所以，上牙的疾患，包括上牙疼痛、上牙龈肿痛等症状往往与胃经的堵塞有关，那么，如果你及时疏理胃经的易堵塞穴位，就能迅速见效。当然，这种方法对牙神经受损的情况不起作用，需要请牙医处置。

又比如，胃经"循发际，至额颅"，是说胃经还经过前额，那么，如果你前额部位疼痛，也要遵循"经脉所过，主治所及"的原则去疏理胃经易堵塞穴位，效果立竿见影。

还有，胃经在头部以下的循形路线是从锁骨中点直下，经过乳腺（其直者，从缺盆下乳内廉），因此，平时自己经常动手疏理胃经，保证畅通，就有保护乳腺的益处。

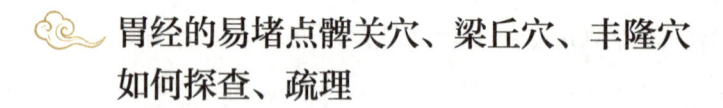

胃经的易堵点髀关穴、梁丘穴、丰隆穴如何探查、疏理

1. 髀关穴

髀关穴位于腹股沟中央下 2 寸（三指宽）处。胃有隐患、急性胃痛发作，或者前额部头痛者，多数人在上段的髀关穴有强烈痛感，或在左侧，或在右侧。

2. 梁丘穴

坐位，下肢用力蹬直，髌骨外上缘上方凹陷正中处就是梁丘穴。

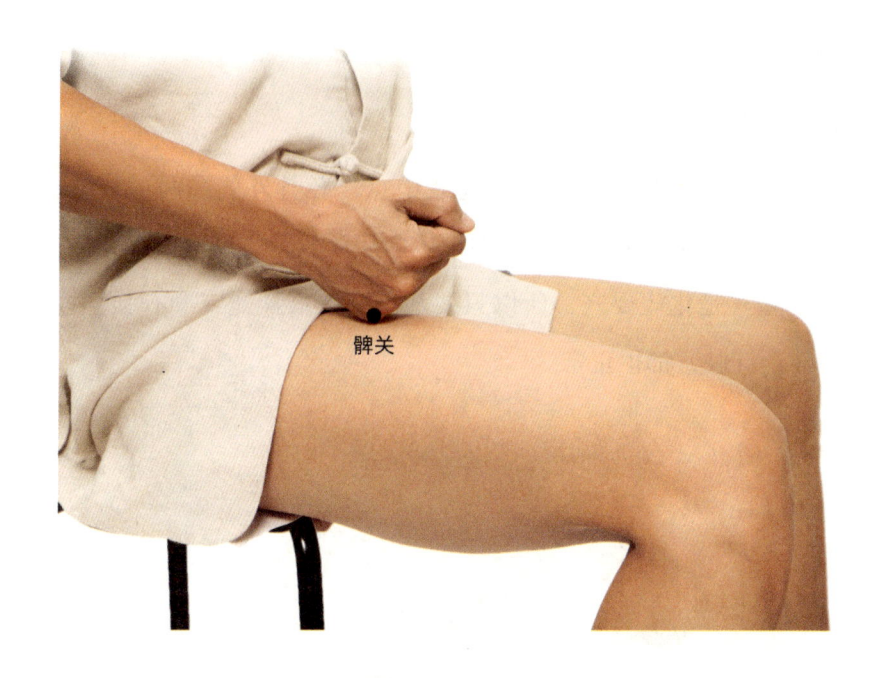

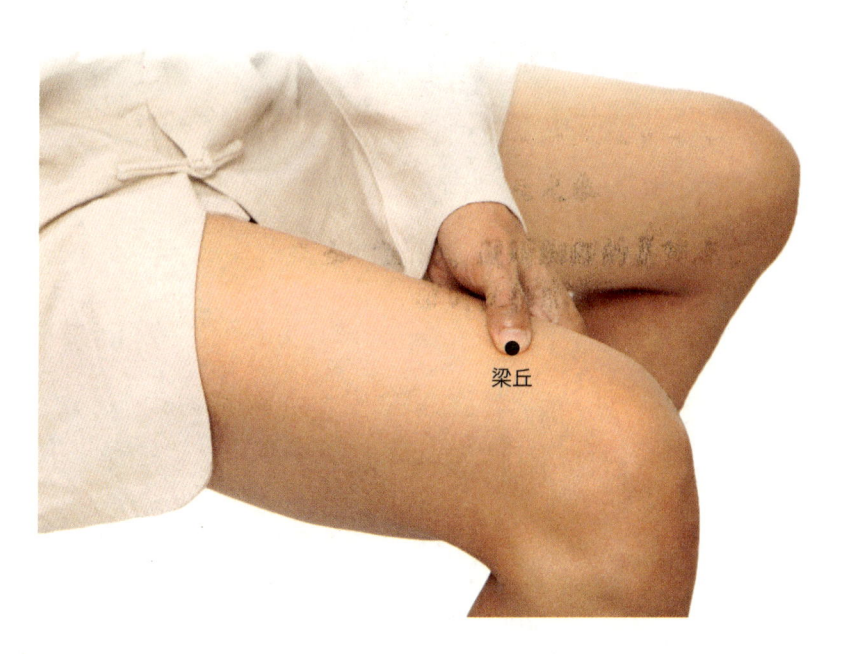

胃经易堵点——髀关穴、梁丘穴

3. 丰隆穴

丰隆穴在外踝尖与外膝眼连线中点，胫骨外侧缘两横指处，用中指指间关节敲击、探查，如果体内痰湿较重，反应会很明显。因为丰隆穴是化痰要穴，所以只要水湿多，敲揉此穴会有强烈疼痛，甚至红肿，都很正常。

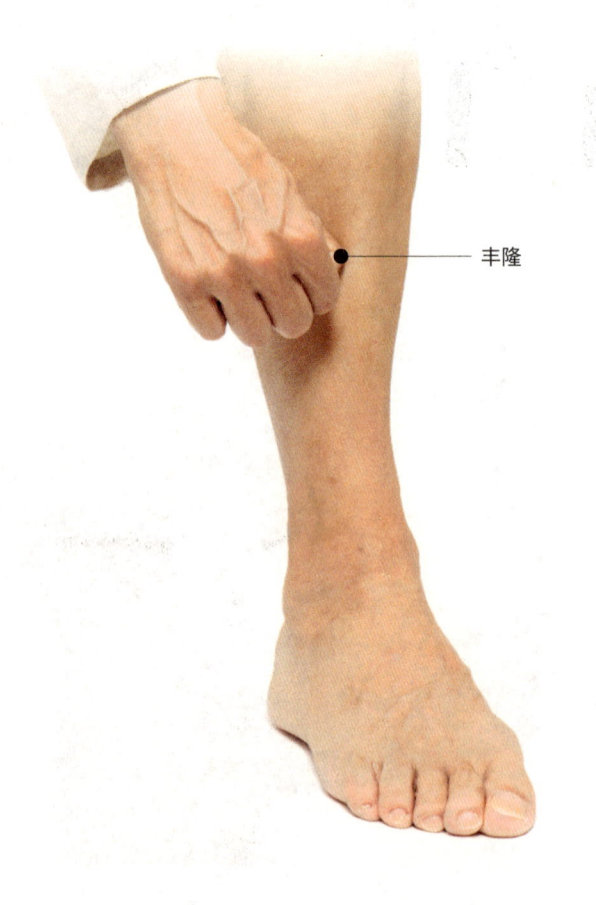

丰隆

胃经易堵点——丰隆穴

胃经探查、疏通的顺序和时间

疏理胃经时，敲揉、探查双侧髀关穴、梁丘穴、丰隆穴，在痛处按揉、疏理。每个位置2~3分钟，每日2~3次。

探查、疏通胃经的易堵点，能增强后天之本，解决食欲不振、酒后头痛等问题

1. 疏通胃经的易堵点，很快缓解胃寒引发的食欲不振

多年前的一个春节，母亲来北京过年。来之前，她的胃口就不好，尤其是来之前的十来天，只进食稀粥、咸菜。到北京当晚，我给母亲进行调理，先探查她胃经的易堵塞穴位，发现她右侧的髀关穴剧痛，而左侧则感觉不强烈。

于是，我用最轻柔的力度在堵塞的痛点处边敲边揉，并告诉母亲这是胃气尚可的表现，否则就不会有强烈痛感了。

调理了十来分钟，母亲痛快地打了两个嗝，紧接着发现在她的大腿根部出现一块直径6厘米左右的红肿。

第二天一早，发现昨晚出现在母亲腿上的红肿面已经扩大了，而且上面散布着多个青紫斑点，就像膝盖磕在地上产生的瘀紫一样，而紫色意味着寒盛，说明胃中有寒。此时，母亲的胃口大开。后来她自己每天上午按揉，坚持了一个星期，红肿瘀紫才渐渐褪

去，说明胃经已经通畅了，胃的功能恢复了正常。

2. 疏理胃经的易堵点，很快缓解酒后头痛的问题

有一次，我由于饮酒过量，第二天晨起时头痛欲裂，而疼痛位置正好在前额部，我推断是过量饮酒伤了胃气，进而导致头痛。于是我"正襟危坐"，用双手小指掌指关节从大腿根部开始往下敲，髀关穴立即疼痛难当。我强忍疼痛边敲边揉，一会儿，头部疼痛立止，只是略微还有点昏沉，用时不过3分钟。

其实，对于一切胃病的辅助调理，都应该先疏理胃经的易堵塞穴位，以恢复胃气。

夏天，阳气在肌表，体内阴寒，女孩子喜欢吃冰激凌，男孩喜欢冰啤酒，感觉很过瘾，其实寒凉之物已经伤了胃气。有这种习惯的朋友经常前额疼痛，应该及时疏理胃经的易堵塞点。

请记住，生活方式是致病的重要因素，想要健康就要做减法，管住嘴很重要。

第八章
如何使用"膀胱经、胃经、胆经体检法"

如何探查、疏通胆经的易堵点，为其他脏腑提供能量

☁ 一眼看懂胆经的循行路线

关于胆经的循行路线，《黄帝内经·灵枢·经脉》是这么讲的：

（1）胆经从外眼角开始，上行到额角，向下过耳朵后面，沿颈旁，行三焦经之前（胆足少阳之脉，起于目锐眦，上抵头角，下耳后，循颈，行手少阳之前）；

（2）至肩上的肩井穴退后，交出三焦经之后，进入缺盆——锁骨上窝（至肩上，却交出手少阳之后，入缺盆）；

（3）从耳后有一个分支，进入耳中，再走到耳前，至外眼角（其支者，从耳后入耳中，出走耳前，至目锐眦后）；

（4）再从外眼角分出，向下至大迎，会合三焦经至眼下（其支者，别锐眦，下大迎，合手少阳，抵于䪼）；

（5）向下经过颊车——咬紧牙关，下颌关节凸起处，下行颈部，会合于缺盆——锁骨上窝（下加颊车，下颈，合缺盆）；

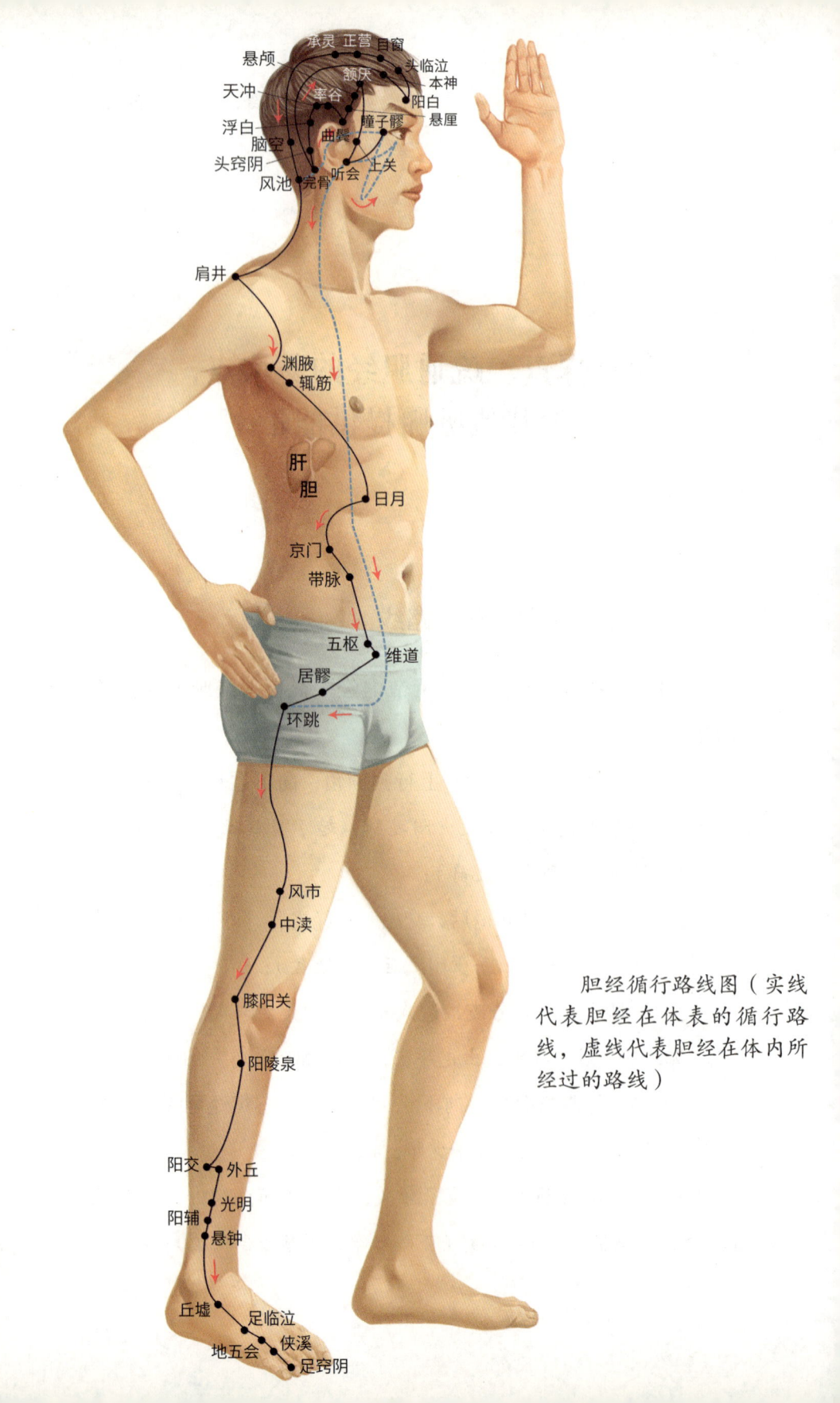

胆经循行路线图（实线代表胆经在体表的循行路线，虚线代表胆经在体内所经过的路线）

第八章
如何使用"膀胱经、胃经、胆经体检法"

（6）由此向下至胸中，通过膈肌，联络于肝，属于胆；沿两胁，出于气街（腹股沟动脉）绕阴部毛际，横向进入髋关节部（以下胸中，贯膈，络肝，属胆，循胁里，出气街，绕毛际，横入髀厌中）；

（7）从缺盆（锁骨上窝）的分支，向腋下，过胸部的肋骨，向下会合于髋关节部（其直者，从缺盆下腋，循胸，过季胁，下合髀厌中）；

（8）由髋关节向下，沿大腿外侧中线，过膝关节外侧，向下过腓骨小头前，直下到腓骨下段，向下过外踝的前部，沿足背进入第四脚趾骨的外侧（以下循髀阳，出膝外廉，下外辅骨之前，直下，抵绝骨之端，下出外踝之前，循足跗上，入小趾次趾之间）；

（9）从足背的分支，进入大趾趾缝间，出大脚趾外侧端，接肝经（其支者，别跗上，入大趾之间，循大趾岐骨内出其端，还贯爪甲出三毛）。

根据"经脉所过，主治所及"的原则，从以上胆经在身体内外的走向，我们可以得知哪些毛病是与胆经有关系的。

比如，胆经"从耳后入耳中，出走耳前，至目锐眦后"，所以，头部侧面的问题、一侧耳鸣的问题与胆经、三焦经关系密切，疏通胆经、三焦经对于缓解这些"顽疾"有帮助。

又比如，胆经的循行路线在躯体的侧面（循胁里，出气街，绕毛际，横入髀厌中。其直者，从缺盆下腋，循胸，过季胁，下合髀厌中），所以两肋胀痛、腿部外侧的疼痛与胆经有直接关系。

胆经的易堵点肩井穴、风市穴、悬钟穴、足临泣穴如何探查、疏理

1. 肩井穴

肩井穴在大椎穴（低头，后颈部隆起最高点，下缘凹陷处）与锁骨肩峰端连线中点处。

将对侧手掌握拳，用拇指指间关节轻敲肩部最高点，初次探查会很疼痛。而有的人轻敲一会儿手臂就会发酸，省力的办法是将手掌置于痛点，四指向手掌方向发力，将肩井穴反复捏拿，痛感会慢慢减轻。

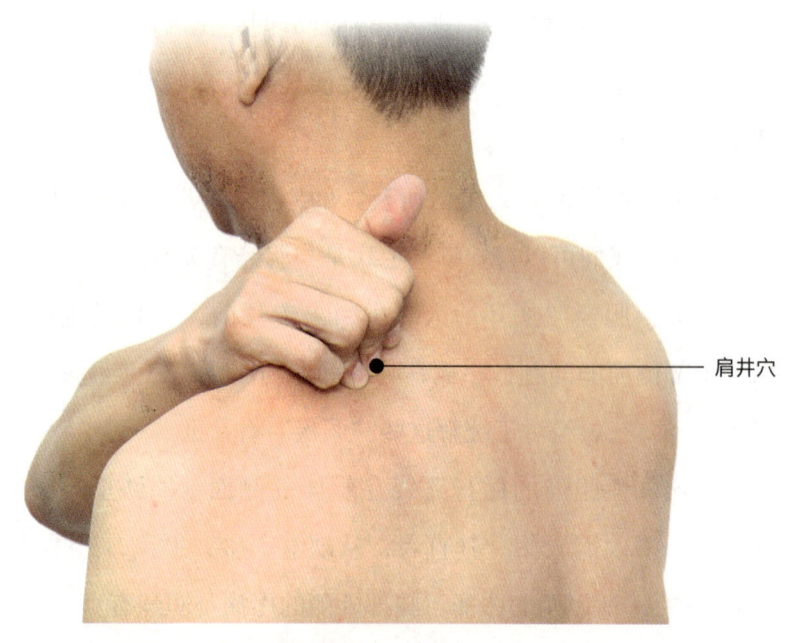

胆经易堵点——肩井穴

多数人肩膀僵硬，坚持捏拿，每天3～5次，每次30下，肩部肌肉就会慢慢变软，肩井穴也就通畅了。

2. 风市穴

直立，双手并拢下垂在大腿外侧，中指指尖偏下方就是风市穴。

用同侧拇指指间关节敲击风市穴，多数人会有强烈痛感。而胆经既容易存郁气，也容易受寒，疏理此穴能够理气、排寒。另外，风市穴与肝经的阴包穴是对称的，所以大腿内外侧在等高的位置有易堵塞穴位，可以同时敲击、疏通。

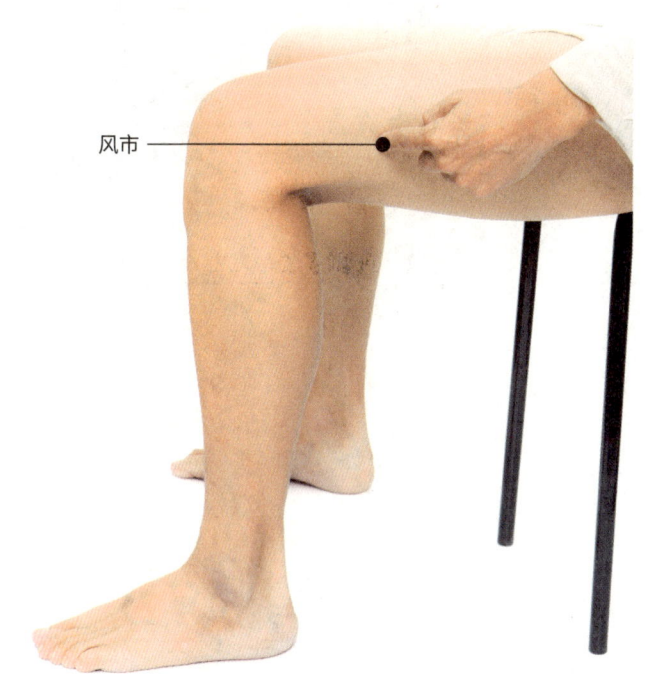

胆经易堵点——风市穴

3. 悬钟穴

悬钟穴位于外踝尖上3寸（四指宽），两骨头之间，与脾经的三阴交穴对称。用拇指指间关节轻敲此穴时，有高血压、坐骨神经痛、寒气凝结之人痛感强烈，甚至在按揉后出现结节，坚持按揉3～5天结节将会散开。如果敲击、探查此穴没有感觉，可疏理风市穴，待将风市穴按揉至不痛，再探查悬钟穴就会有反应了。

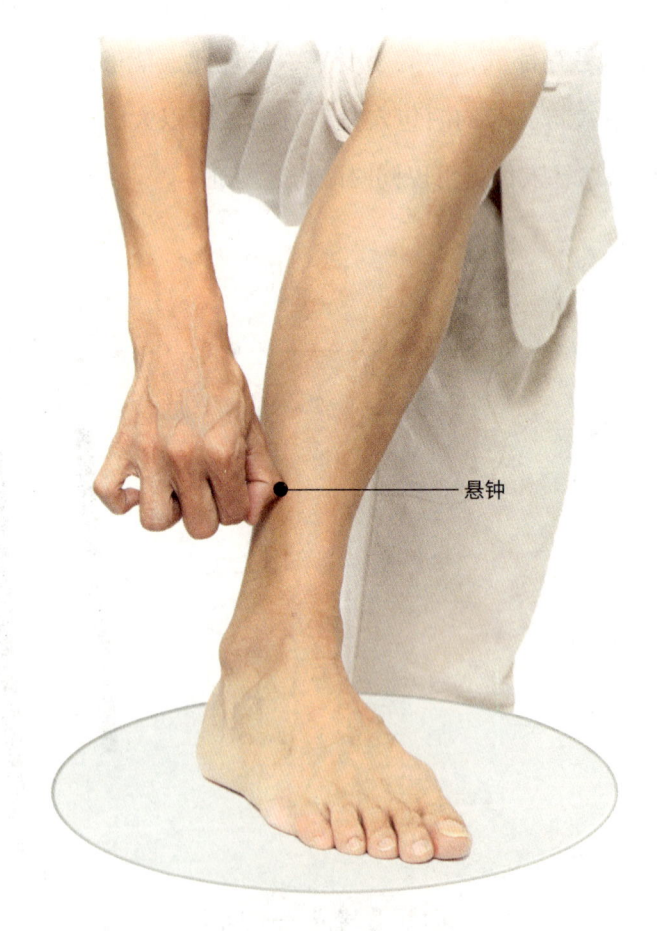

悬钟

胆经易堵点——悬钟穴

4. 足临泣穴

足临泣穴位于足面外侧第四脚趾与第五脚趾延长线交会分叉处。轻轻点揉此穴，患有耳鸣、偏头痛等症状的重症患者会疼痛难当，需要每日坚持疏理，至不痛时即可。

请大家注意，在疏理胆经的易堵塞点时，同时可能会出现打嗝、放屁等排气现象，甚至有的人第二天大便会呈黑色，不要惊慌，这是因为胆经瘀毒经肠道排出所致，过几日就正常了。

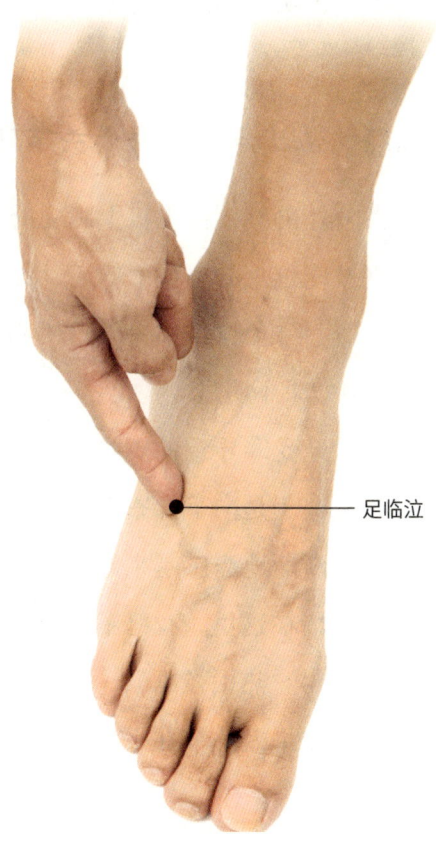

胆经易堵点——足临泣穴

胆经探查、疏通的顺序和时间

疏理胆经时，先敲揉双侧肩井穴、风市穴、悬钟穴，点揉足临泣穴探查，在痛处按揉、疏理。每个位置2～3分钟，每日2～3次。

探查、疏通胆经的易堵点，能散寒解郁、瘦大腿，解决髋关节活动受限等问题

1. 疏通胆经的易堵点，解决髋关节活动受限的问题

一位女士，去国外出差，在飞机上睡觉时，身上盖的毛毯掉了，以致右腿一直被座位上的空调对吹着，结果下飞机时行走困难——可以上台阶，但平走时右腿的髋关节疼痛，活动受限。虽然回国后多方治疗，但效果不明显。

很显然，这是胆经受寒导致的。找到我时，我先为她探查大腿的风市穴，没感觉，于是向下探查、敲击腿外踝上3寸的悬钟穴，开始时没反应，渐渐地痛感越来越强烈，用手一摸居然出现一个疙瘩，气机完全堵在这里。我叮嘱她忍住痛，同时用大拇指用力弹拨结节，她疼得"热泪盈眶"，大约2分钟，结节消失了。我让她下地走一走，结果髋关节在平走时完全不疼了，在场的朋友连连称奇。

很多人因为不懂中医，只有看到效果时才觉得简单且不可思议。其实，身体只要经络畅通、气血充足，功能就会正常。明白这个道理，掌握经络循行路线和疏通手法，非专业人士都能成为自己的保健医生。

2. 疏理胆经的风市穴，
能够发挥散寒解郁的功效

《黄帝内经·素问·风论》中说："故风者，百病之长也。"也就是说，在引起疾病的众多外感因素中，风邪是主要致病因素。

风府穴、风池穴、翳风穴在头项接合部，风邪容易从这里入脑；风门穴、秉风穴在肩胛，风邪容易从这里袭肺；风市穴在下肢，如果胆经受寒，风寒之邪就潜伏于此。大腿外侧寒凉积聚，身体本能会增加局部的脂肪，所以敲大腿外侧胆经，一段时间后就会发现大腿瘦了。

有一次讲养生课，在课间休息时，一位五十多岁的瘦弱女士向我诉说她的困扰：入睡困难，且睡后易惊醒，症状已持续半年之久。我猜测这可能与情绪有关，便问她这种现象是否是在经历了某种特殊事情之后产生的，她说半年内她的父母双双故去，从那以后就开始入睡困难，睡后易醒。

我顺手敲击了一下她右腿的风市穴，结果她马上打了一个嗝，这个嗝持续时间较长，好像从心底最深处发出来的。课间茶歇，我继续帮她疏理风市穴，大概敲了 50 下，每一下都伴有这样一个嗝。

第二天，她说前一夜入睡虽然困难，但夜里没有惊醒，一觉睡到天亮。后来，她按照我教的这个方法调理了一段时间，问题解决了。

3. 养肝护胆，既要疏通经络，还要注意调节起居生活

《黄帝内经·素问·六节脏象论》中说："凡十一脏，皆取决于胆也。"这句话的意思是"胆"决定其他十一个脏腑的功能。

以前一直难以理解这句话，甚至认为是错的，直到拜读无名氏老师的《内证观察笔记》，才恍然大悟。

按照子午流注的次序，胆经在子时气血旺盛，之后依次是肝、肺、大肠、胃、脾、心、小肠、膀胱、肾、心包、三焦，而在其他经络气血旺盛之前的一小段时间，胆气都要帮助调动其气血，促进十一脏腑的功能。

胆经在身体的侧面循行，它像门轴、枢纽一样，对身体有着非常大的作用。《黄帝内经·素问·阴阳离合论》中说："是故三阳之离合也，太阳为开，阳明为合，少阳为枢。"

门户的作用大家都熟悉，门能够开合，靠什么起作用？靠枢（门轴）起作用。

什么是"阳"呢？中医理论将"阳"分为三部分：太阳、阳明、少阳。太阳的作用是负责开，"太阳为开"指的就是这层意

第八章
如何使用"膀胱经、胃经、胆经体检法"

思。随着太阳主开功能的启动，阳门打开了，阳气得以逐渐升发、释放。这在自然界表现为万物逐渐发陈、蕃秀。而在人体呢？阳气的作用得到发挥，人们才能精力旺盛地工作、生活、学习。

但是，如果太阳一直处于升发、释放的状态，一味工作、不眠不休是不行的，所以，开到一定阶段，就要有一个关闭的机制，将阳门逐渐关闭，使升发、释放的过程减弱下来，这就是阳明经的合。一开一合，它靠什么来转动呢？靠枢机来转动。所以，太阳的开，阳明的合，就要靠少阳枢机的作用。"少阳为枢"指的就是这层意思。

少阳的枢机机制正常，保证该开的时候让阳气得以释放、升发，该关的时候让阳气收藏、贮存，保证人体与四时相应，身体则可以处在和谐的状态。

相反，夜里11点钟至凌晨3点钟是气血在胆、肝两经循行的时间，这时胆、肝的功能最旺盛，此时它们的主要工作是进行血液的新陈代谢、推陈致新。如果这个时间人没有休息，胆、肝不仅不能做好本职工作，还要拿出能量支持我们，所以总熬夜的人肝火旺是假象，实际是能量透支的表现。

总之，养肝护胆，既要疏通经络，还要注意调节起居生活。归根到底，健康取决于你自己。

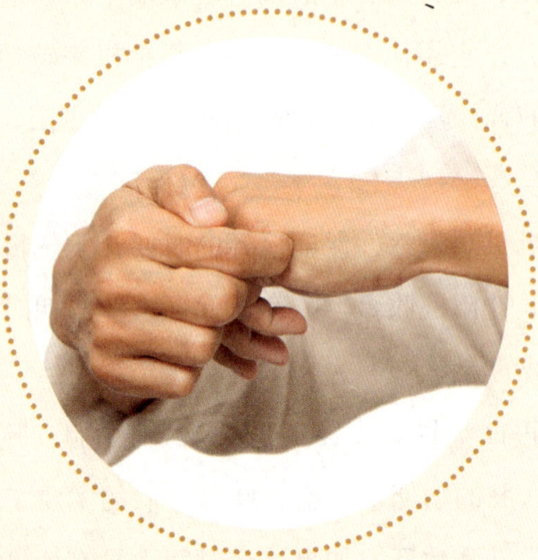

第九章

如何使用"心经、小肠经、大肠经体检法"

◎ 如何探查、疏通心经的易堵点，清除心脏发病隐患

◎ 如何探查、疏通小肠经的易堵点，保护心脏，消除颈肩疾患

◎ 如何探查、疏通大肠经的易堵点，让人体排泄正常

如何探查、疏通心经的易堵点，清除心脏发病隐患

🌥 一眼看懂心经的循行路线

关于心经的循行路线，《黄帝内经·灵枢·经脉》是这么讲的：

（1）心经从心中开始，出属于心脏与他脏相连的系带（心手少阴之脉，起于心中，出属心系）；

（2）向下穿过膈肌，联络小肠（下膈络小肠）；

（3）另一支，从心脏的系带部向上，挟咽喉，入眼睛（其支者，从心系上挟咽，系目系）；

（4）原经过心系的一支，从心系上行至肺，经过腋下（其直者，复从心系却上肺，下出腋下）；

（5）向下过肘关节内侧，沿着上臂内侧后缘（在肺经与心包经的后面）（循臑内后廉，行手太阴、心主之后）；

（6）向下过肘关节内侧，沿前臂内侧后缘，到达小指内侧末端，连接小肠经（下肘内，循臂内后廉，抵掌后锐骨之端，入掌

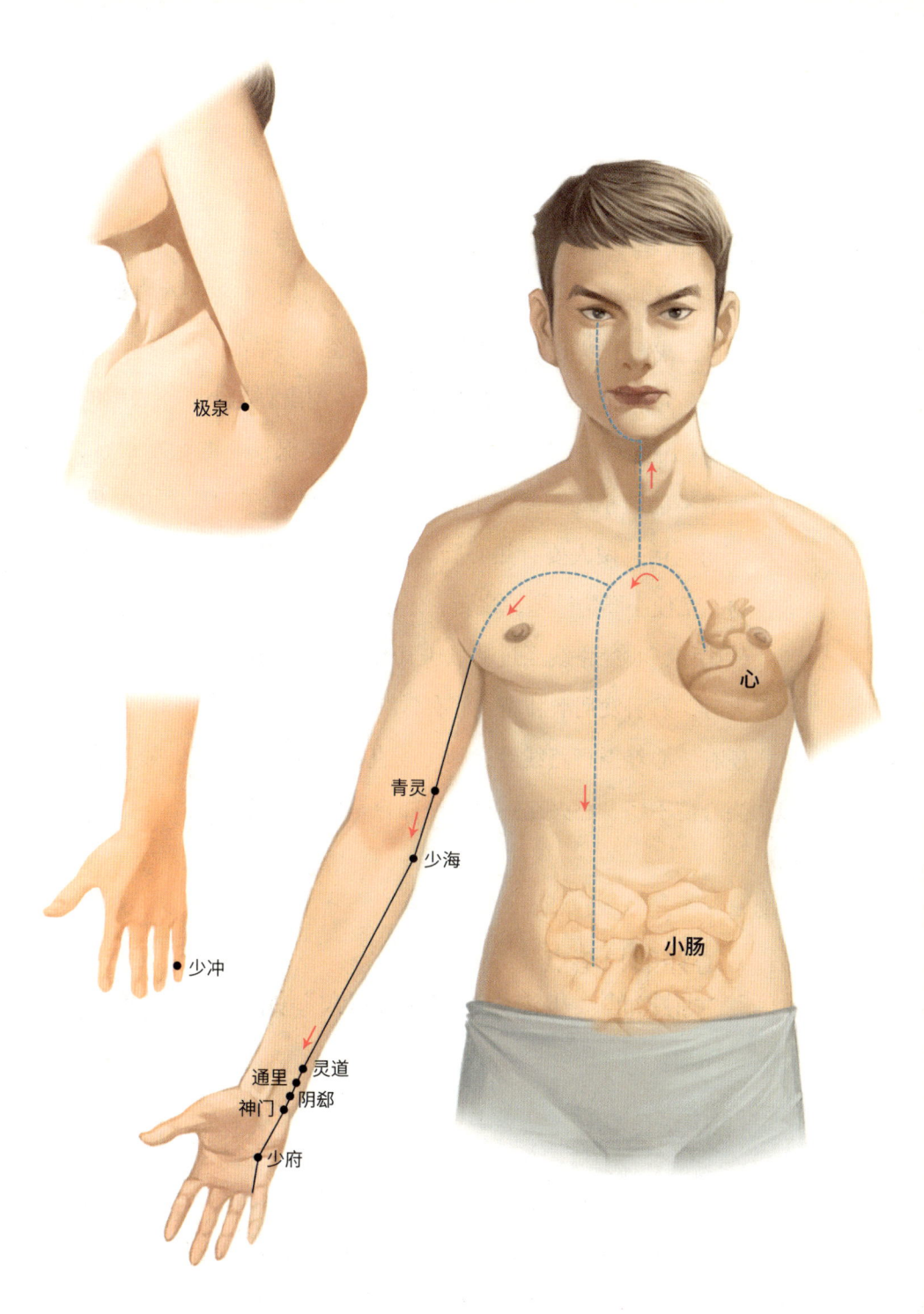

心经循行路线图（实线代表心经在体表的循行路线，虚线代表心经在体内所经过的路线）

内后廉，循小指之内出其端）。

　　根据"经脉所过，主治所及"的原则，从以上心经在身体内外的走向，我们可以得知哪些毛病是与心经有关系的。

　　比如，心经的走向"下膈络小肠"，体现出心与小肠相表里的关系。要保证心的功能正常，前提条件就要保证心的温度正常，这就要求不能让小肠受寒；小肠的温度是热的，心才是暖的。正应了那句老话：做人要有热心肠。但是，由于现代人喜爱摄入寒凉食物，常使小肠饱受寒凉之苦，影响心脏的健康。

　　又比如，心经路线经过咽喉（其支者，从心系上挟咽），当心里有火时，易引发咽喉肿痛，伴有舌红、舌苔黄等症状。

　　还有，心经循行路线经过肺（其直者，复从心系却上肺），所以，当心情不畅、心火亢盛时，往往容易导致肺气衰弱。

心经的易堵点
"蝴蝶袖"、少海穴、"腕部四穴"如何探查、疏理

1."蝴蝶袖"

　　年过40岁，当举起手臂做敬礼的动作时，有的人会在上臂下方开始出现悬垂肌肉。用拇指和食指从腋下开始向肘关节方向捏揉这一条"脱离组织"的肌肉时，会有捏棉絮的感觉，甚至感觉还有疙疙瘩瘩的脂肪颗粒，用力捻搓，疼痛难忍。

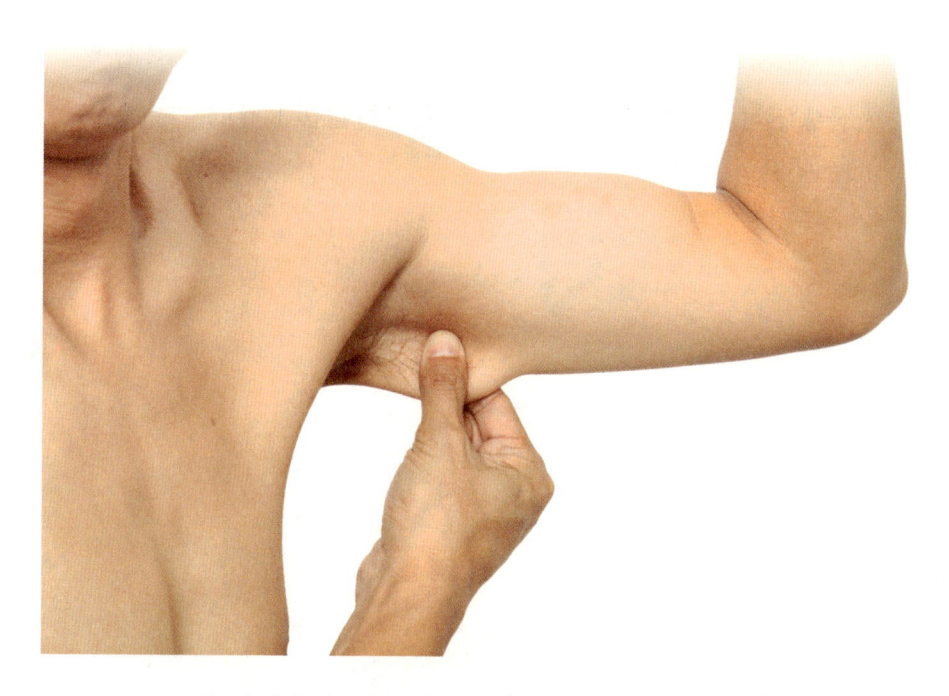

捻搓"蝴蝶袖",对心脏有很好的保健作用。

这条松弛的肌肉俗称"蝴蝶袖",是人心脏供血不足,气血、营养不能及时布散,垃圾得不到及时排出而堆积在此的表现。

如果每天坚持捻搓(搓麻将的动作)每侧各5分钟,每日2次,可以促进局部的血液循环;坚持数月,松弛的肌肉会变实,心脏供血就会顺畅,胸闷气短的现象也会随之消失。

2. 少海穴

屈肘,在肘横纹内端与肱骨内上髁连线中点处就是少海穴。将拇指指肚放在此穴上,以最小半径旋转,逐渐加力点揉,多数人会痛不可摸。如果没有感觉，就要坚持捻搓上臂的"蝴蝶袖"，再探查少海穴会得气。

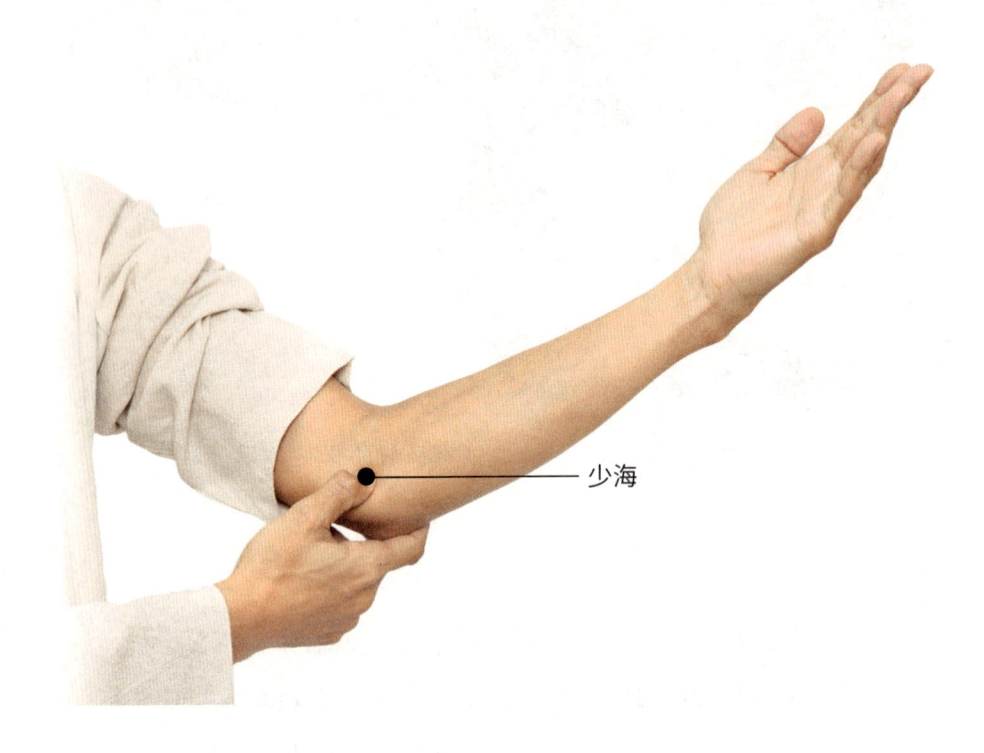

心经易堵点——少海穴

3. 腕部四穴

掌心向上，在腕部找到小指侧腕屈肌腱桡侧凹陷处，从远端至近端 1.5 寸的距离分别是神门、阴郄、通里、灵道四个穴位。

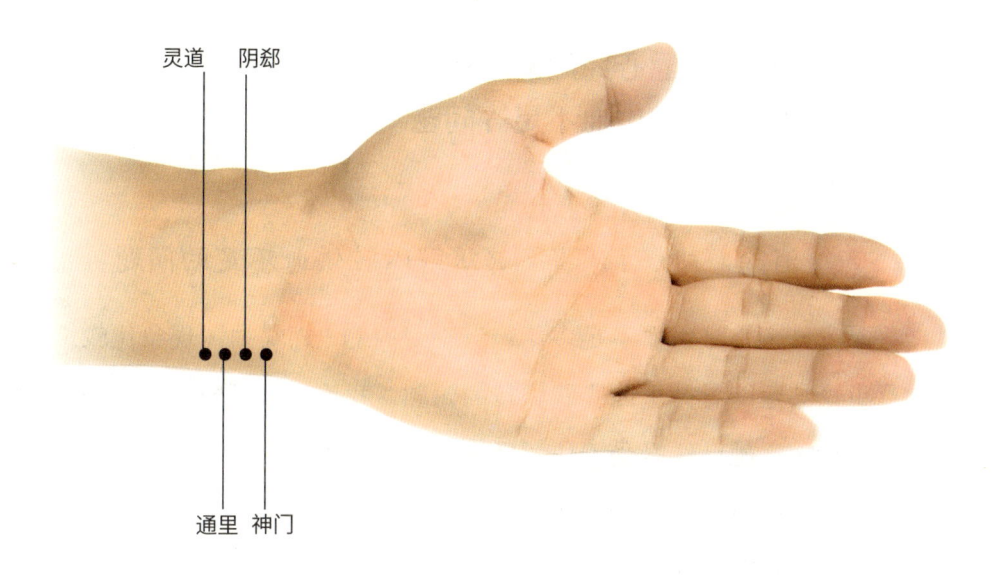

第九章
如何使用"心经、小肠经、大肠经体检法"

灵道　阴郄

通里　神门

心经易堵点——神门穴、阴郄穴、通里穴、灵道穴

心经共有九个穴位，在人体其他经络上还没有这样短的距离分布四个穴位。它们的名字也告诉我们这是养心安神、保护心脏的要穴。

心脏功能正常时，点按这四个穴位只有微酸的感觉，如果心脏有发病隐患，按揉此处会有酸痛的感觉。

心经探查、疏通的顺序和时间

疏理心经时，捏揉双侧的"蝴蝶袖"，点揉少海穴、"腕部四穴"探查，在痛处按揉、疏理。每个位置2～3分钟，每日2～3次。

探查、疏通心经的易堵点，能解决心脏供血不足等问题

1. 消除"蝴蝶袖"，能够缓解心脏供血不足的问题

我母亲心脏供血不足多年，上手臂内侧"蝴蝶袖"现象比较严重，甚至能看见里面脂肪颗粒的轮廓。我为她调理时，轻轻用点力捻搓，她已经忍受不住。后来我不在她身边时，让她每天中午自己捏揉10分钟。两个月后，原来松弛的肌肉居然有了一些弹性，母亲心慌气短的现象也减少了很多。

我告诉母亲，心慌气短的情况消失当然是一个好现象，但是，从长远来看，消除"蝴蝶袖"，以避免心脏发生紧急情况才是最重要的。

2. 长按少海穴，让心脏供血充足

有一次，我为一位42岁的朋友把脉，其脉象显示左寸心脉有些弱，于是我用手捏揉其左上臂心经易堵点——"蝴蝶袖"，没有松弛的感觉；再按其少海穴，仍没有任何感觉，这说明不是经络通不通畅的问题，而是气血不足的表现。于是我告诉他："你供血不足了。"没想到他很惊讶，原来前几天一位老中医也是这么跟他说的。他问："为什么中医都说我心供血不足呢，我并没有心脏不适的感觉啊？"我回答："脉象、经络等信号都提示你的心脏有问

题，但问题不大。"随后，我给他按揉少海穴10分钟，少海穴渐渐出现酸痛感，这表明气血慢慢活跃起来了。

3. 疏通心经，关键遇事还要"放得下、看得开"

中医认为，心的主要功能是主神明、主血脉。《黄帝内经·素问·灵兰秘典论》中说："心者，君主之官也，神明出焉……故主明则下安，以此养生则寿，殁世不殆，以为天下则大昌。主不明则十二官危……以此养生则殃，以为天下者其宗大危，戒之戒之！"

这段话的意思是，心为君主之官，心的生理功能正常则人体其他各脏腑的功能才能正常；若心有了病变，君主之官的作用不能正常发挥，其他脏腑失去主宰，则会功能失调，种种病变随之产生。

所以，在中医看来，健康的前提是：心是虚的、空的、明的。佛家讲"空"，道家讲"虚其心，实其腹，弱其志，强其骨"，《尚书》中说"满招损，谦受益"。"虚"也好，"空"也罢，都要求我们遇事要"放下、看开"，要活在当下，不要总是活在过去的记忆中，更不能不切实际地妄想未来。

当下，成年人的病不容易治疗，可能与心事太重、焦虑太多有关吧。

如何探查、疏通小肠经的易堵点，保护心脏，消除颈肩疾患

🌀 一眼看懂小肠经的循行路线

关于小肠经的循行路线，《黄帝内经·灵枢·经脉》是这么讲的：

（1）小肠经从小指外侧（掌心向下姿态）末端开始，沿手掌的侧面，向上经过腕部，出腕部小指侧的凸起骨头，直上沿尺骨（手臂小指一侧的骨头）的下边（小肠手太阳之脉，起于小指之端，循手外侧上腕，出踝中，直上循臂骨下廉）；

（2）向上过肘内侧肱骨内上髁和尺骨鹰嘴之间的缝隙，向上沿上臂内侧后缘（出肘内侧两筋之间，上循臑外后廉）；

（3）向上至肩关节部，绕肩胛骨，交会到肩上（出肩解，绕肩胛，交肩上）；

（4）进入缺盆，联络于心，沿食管，通过膈肌，到胃，属于小肠（入缺盆，络心，循咽，下膈，抵胃，属小肠）；

（5）从锁骨上窝的分支，上行沿颈旁，向上经过面颊，到外

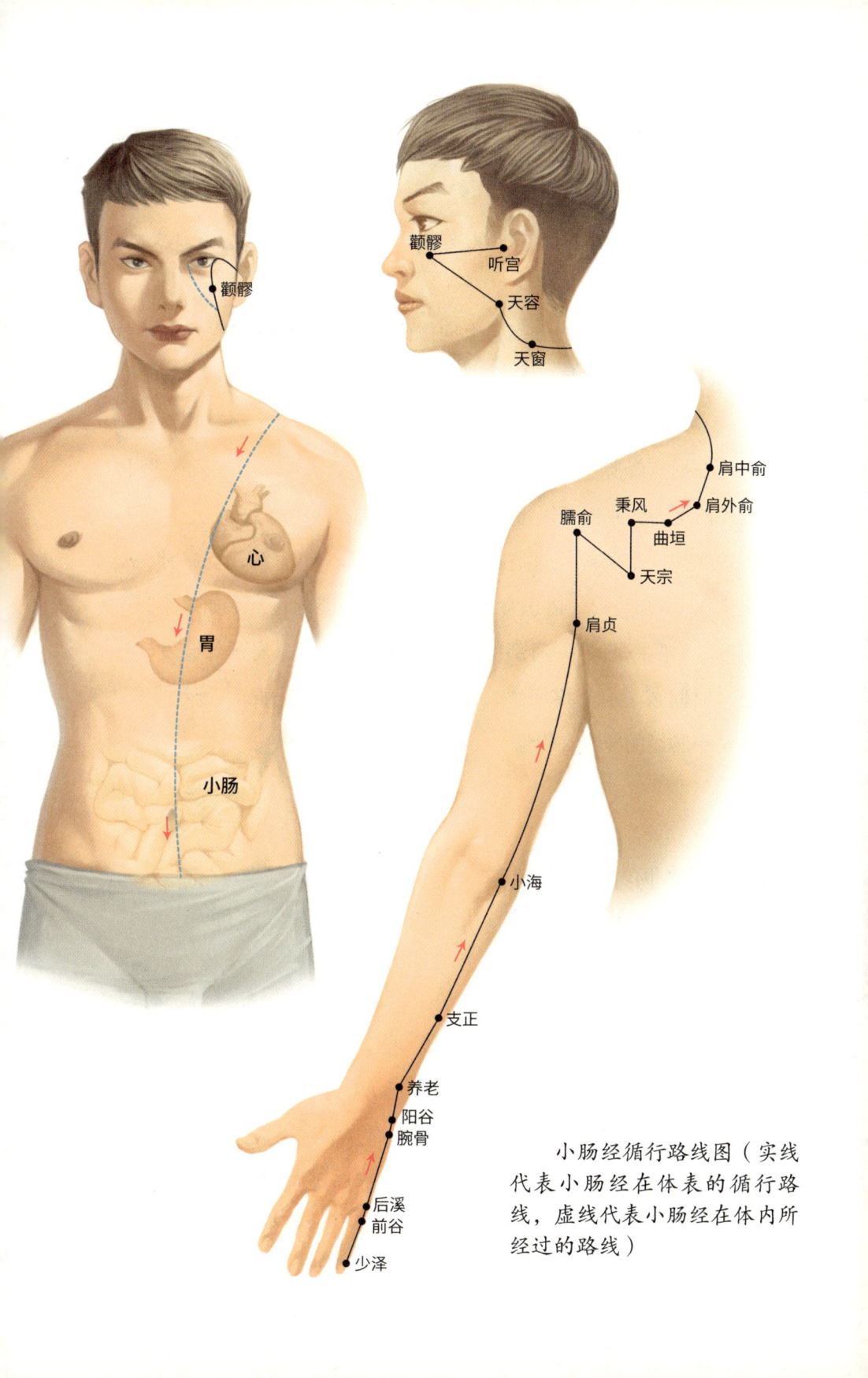

小肠经循行路线图（实线代表小肠经在体表的循行路线，虚线代表小肠经在体内所经过的路线）

眼角，弯向后，进入耳中（其支者，从缺盆循颈上颊，至目锐眦，却入耳中）；

（6）从面颊部的分支，上向颧骨，靠鼻旁，到内眼角，接膀胱经（其支者，别颊、上䪼、抵鼻，至目内眦，斜络于颧）；

（7）小肠与胃经的下巨虚脉气相通。

根据"经脉所过，主治所及"的原则，从以上小肠经在身体内外的走向，我们可以得知哪些毛病是与小肠经有关系的。

比如，小肠经经过肩胛骨以及肩颈部（出肩解，绕肩胛，交肩上），小肠经的气血正常可以保证肩部功能的正常。如果小肠经有寒，"寒主凝滞"，肩部的肌肉气血供应不足，肩颈部会发硬变僵，时间久了会有疼痛感。人们常将此与颈椎病混为一谈，其实这是小肠经的寒气在作怪。

小肠经的易堵点
肩贞穴、天宗穴、后溪穴如何探查、疏理

1. 肩贞穴

肩贞穴位于臂内收时的肩关节后方，腋后皱襞上1寸处。有的人在这里有结节，点揉时要忍住疼痛，坚持3～5分钟，3～5日后结节消散。如此处持续不通，将逐渐影响局部的气血布散，久而久之会引发颈肩痛，因此肩贞穴是治疗肩部疼痛的首选穴位。

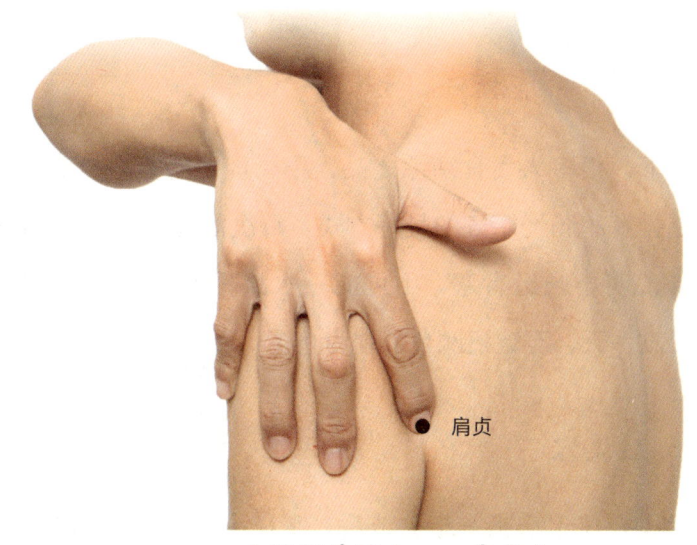

小肠经易堵点——肩贞穴

2. 天宗穴

天宗穴位于肩胛骨（肩胛骨是一块三角形的骨头，轮廓清晰）冈下窝中央。用食指或中指点揉此穴时会有强烈痛感，并向四周发散。坚持几次后，痛感会减轻。

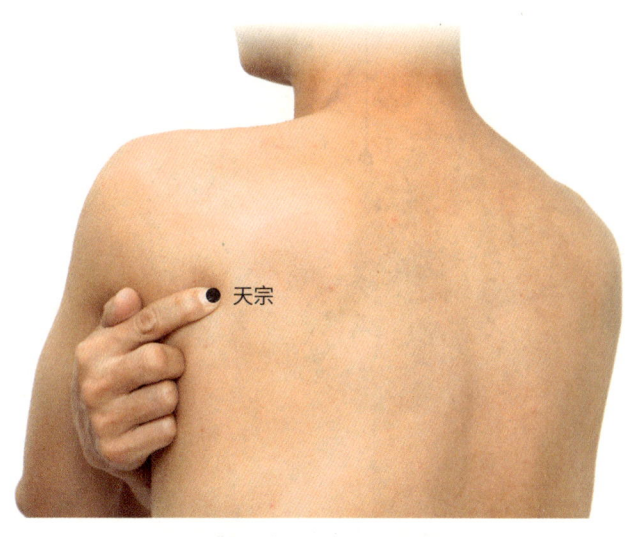

小肠经易堵点——天宗穴

当下，很多人贪食寒凉之品，小肠经容易积寒，而在天宗穴拔罐是排解小肠经寒气的最好方式。每次留罐10分钟，如果颜色黑紫，说明小肠经有寒，不可能一次清理干净，第二天继续拔，拔两天歇一天，至罐痕颜色消褪为止。

3. 后溪穴

后溪穴位于小指掌指关节后，掌横纹头赤白肉际处。用另一手食指点揉，如果没有痛感，说明气血堵在上面。将天宗穴和肩贞穴管理好，后溪穴自会得气。

在疏理后溪穴时，可将小指掌指关节放在桌子边缘，以此来硌后溪穴，边硌边小幅度晃动，痛感会非常明显。

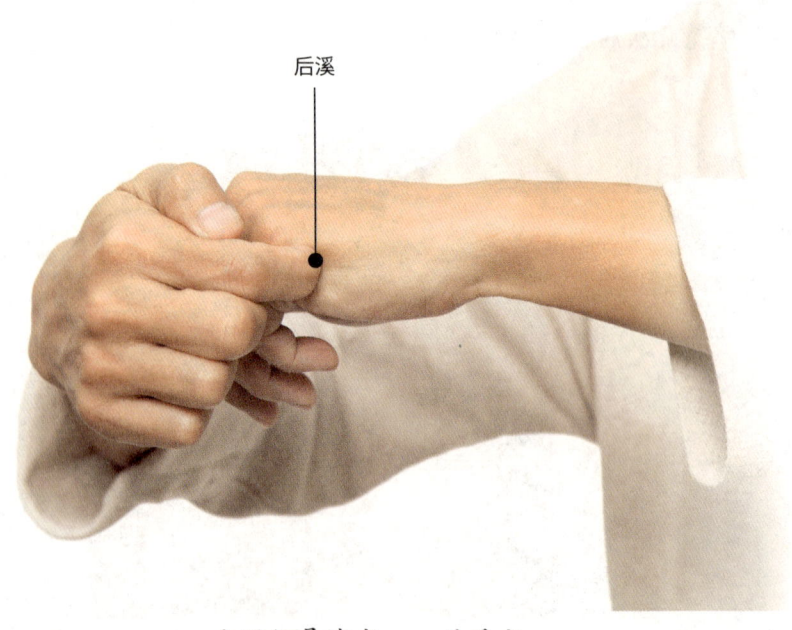

小肠经易堵点——后溪穴

小肠经探查、疏通的顺序和时间

疏理小肠经时，点揉、探查双侧天宗穴、肩贞穴、后溪穴，在痛处按揉、疏理。每个位置2~3分钟，每日2~3次。

探查、疏通小肠经的易堵点，能解决颈肩僵硬、疼痛等问题

1. 点揉小肠经的后溪穴，能够解决颈肩僵硬的问题

有一次，陪朋友去喝茶，茶舍的老板向我求助说："肩部两侧的肌肉僵硬酸痛，很长时间了，特别难受。"当时，我的座位离他有点远，而且我喜欢将方法教给别人，让患者自己动手调理，如果效果显现，则实现了我"求医不如求己"的初衷；如果有人能借此机会开始亲近中医，我会有更大的成就感。

他描述的部位正好在小肠经上，于是我给他演示如何疏理小肠经易堵点后溪穴。我让他将双手的后溪穴放在茶台的边缘，同时小幅度旋转，用茶台边缘的棱角来硌。开始时他没有反应，大约半分钟后，他的双侧后溪穴刺痛。又坚持了大约3分钟，后溪穴痛感明显下降。然后，他活动了一下双侧肩关节，发现轻松了很多。

还有一个例子，某年夏天，一位南方朋友来北京出差，住酒

店时被空调吹了,早晨起来脖子不能向左转,疼得龇牙咧嘴。为此,我先寻找"落枕穴"(属经外奇穴,位于手背部第二、三掌骨之间,落枕时仔细按揉此处会有痛点,但在患侧还是非患侧尚不规律),刚一按揉他就直呼疼痛,5分钟后痛感渐渐消失了,脖子比开始好了很多,但还有痛感。于是我按揉他的左侧后溪穴,结果疼痛异常,让他自己用右手食指按揉,边按边转脖子,我则用掌根帮他按揉天宗穴,不到10分钟,脖子已经可以顺利转动了。

很多朋友觉得经络神奇,肩部的问题揉手,那是因为我们不了解它们之间的联系。其实,我们的身体会自己调理,只要把开关拨动就好了。

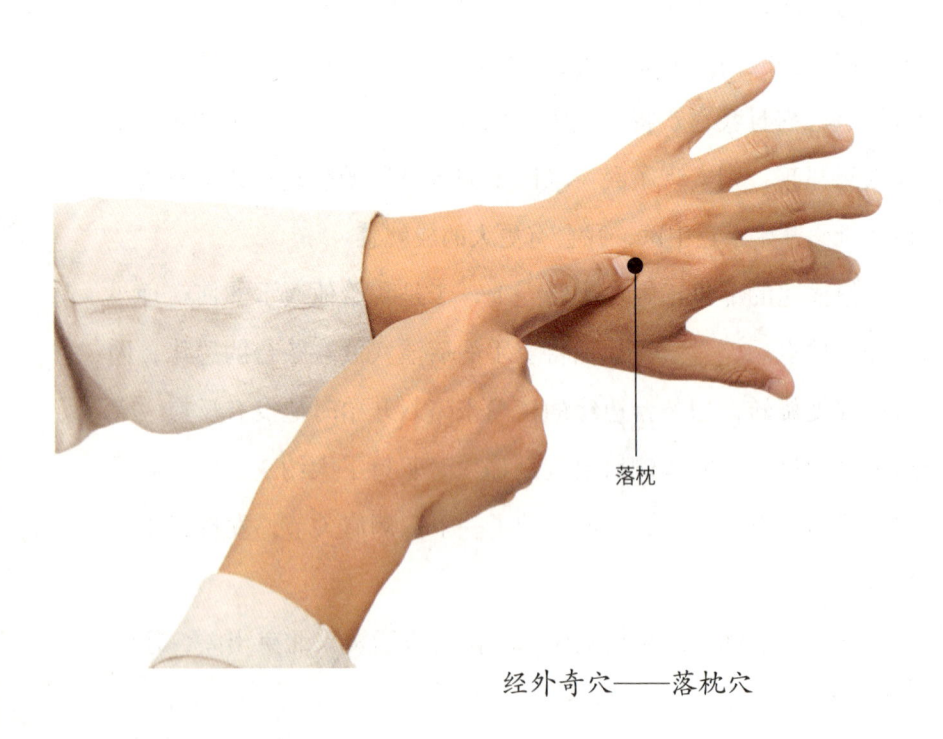

经外奇穴——落枕穴

2. 在天宗穴拔罐，艾灸关元穴能够缓解
受寒后肩膀疼痛活动受限的问题

一年冬天，天寒地冻，一位40多岁身材魁梧的男性友人，左肩膀莫名疼痛，活动受限。我见他颈肩部肌肉僵硬，便问他是不是很久没感冒了。他自豪地说："二十多年了！上大学的时候看《马寅初传记》，发现这位百岁的长寿老人每天洗冷水澡，二十多年来坚持效仿。而后留学英国，饮食上也是以寒凉为主，至此再无感冒。"

我没有讲话，让他趴在诊床上，然后在他的左侧天宗穴上拔罐，留罐10分钟后，出现颜色黑紫、发亮的罐痕，这表明体内寒气很重。我拍了照片给他看，并对他说："当外邪侵袭身体的时候，人体之正气要抗邪，在这个过程中会有病理垃圾出现。正气足，对抗得厉害，代谢产物（致热源）就越多，就会出现发烧、肌肉酸痛的症状；如果正气不足，外邪侵袭无力对抗，身体就不会出现'病态'。因此，长期不感冒不见得身体真的好。当然，也有个别人保养得好，不会感冒。"

我继续对他说："你长期洗冷水澡、饮食寒凉，寒气在体内积聚过多，所以外邪侵袭时身体没有反应，这是你二十几年不感冒的真实原因，黑紫色的罐痕就是证据。你回去后每天在天宗穴拔罐，同时晨起艾灸关元穴（小肠经的募穴），提升小肠经的温度，直到小腹艾灸后马上变暖。"他回去坚持了一个星期，罐痕消失、小腹温热，肩部活动恢复正常。之后，他感冒了一次，我告诉他

这是身体正气恢复的表现。

在这个案例中，我一直没有按揉他的肩部肌肉，而是通过对天宗穴拔罐来驱逐小肠经寒气，以艾灸关元穴来增加小肠经的热度，双管齐下，使气血自己布散到肩颈部，于是肩部柔软了，关节活动得以恢复。

第九章
如何使用"心经、小肠经、大肠经体检法"

如何探查、疏通大肠经的易堵点，让人体排泄正常

一眼看懂大肠经的循行路线

关于大肠经的循行路线，《黄帝内经·灵枢·经脉》是这么讲的：

（1）大肠经从食指末端（靠拇指一侧）开始，沿食指桡侧缘，经过第一、二掌骨间（大肠手阳明之脉，起于大指次指之端，循指上廉，出合谷两骨之间）；

（2）进入腕部两筋——拇指伸屈肌腱之间，沿前臂外侧——桡骨边缘（上入两筋之间，循臂上廉）；

（3）进入肘外侧，经上臂外侧，肱骨的内侧缘（入肘外廉，上臑外前廉）；

（4）沿三角肌内侧上肩，出肩峰部前缘，向上交会到脊柱（督脉）的大椎穴（上肩，出髃骨之前廉，上出于柱骨之会上）；

（5）下入缺盆——锁骨上窝（下入缺盆）；

（6）联络于肺，通过膈肌，进入大肠（络肺，下膈，属大肠）；

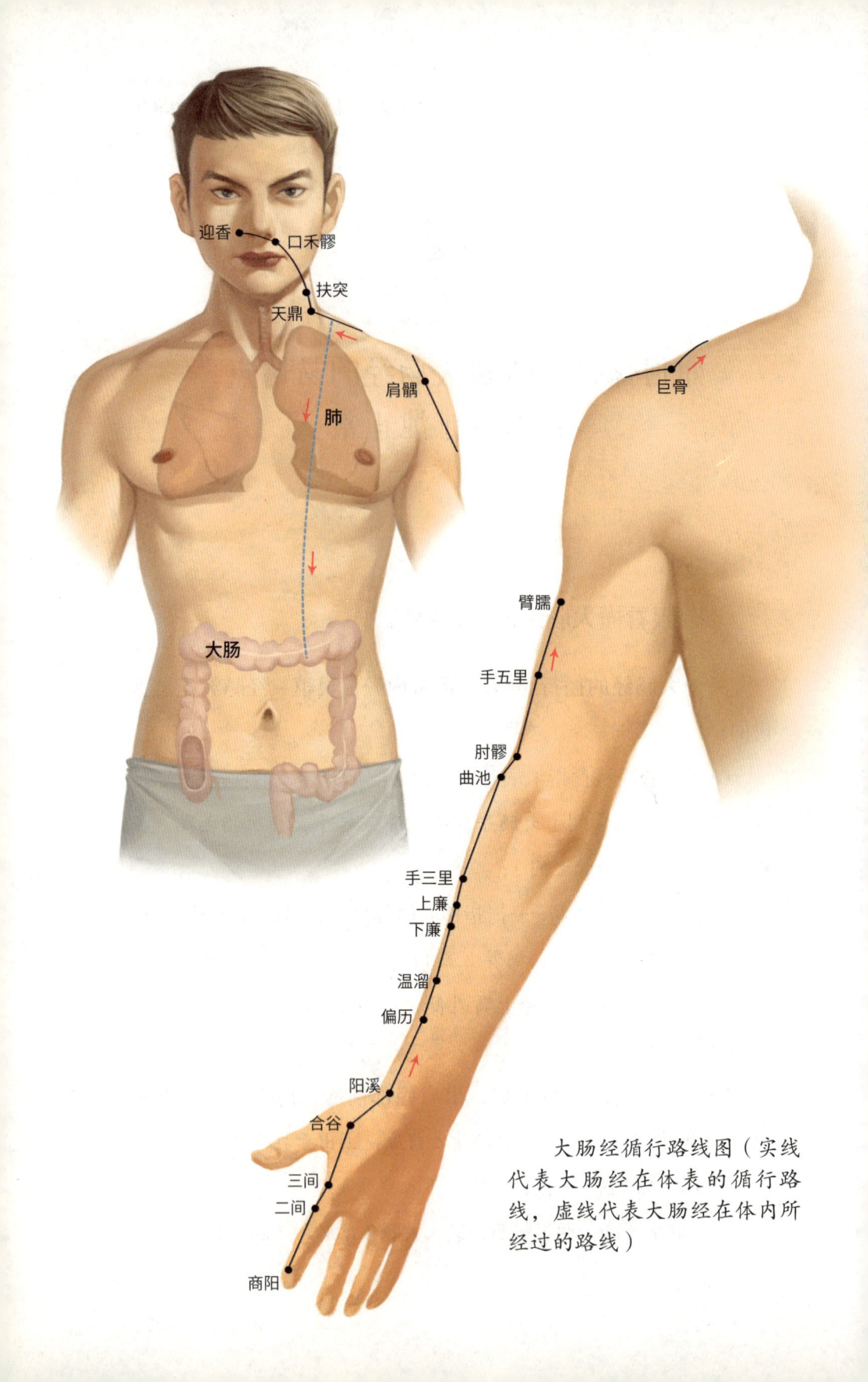

大肠经循行路线图（实线代表大肠经在体表的循行路线，虚线代表大肠经在体内所经过的路线）

（7）从锁骨上窝的分支，上行颈旁，通过面颊，进入下牙，还出口唇，交会人中（其支者，从缺盆上颈贯颊，入下齿中，还出挟口，交人中）；

（8）左边的大肠经向右，右边的大肠经向左，向上夹鼻孔旁，接胃经（左之右，右之左，上挟鼻孔）。

（9）大肠经与足阳明胃经的上巨虚脉气相通。

根据"经脉所过，主治所及"的原则，从以上大肠经在身体里外的走向，我们可以得知哪些毛病是与大肠经有关系的。

比如，大肠经在颈部走正中线旁开3寸（四指宽）路线，这个位置经过甲状腺（从缺盆上颈贯颊，入下齿中）。

甲状腺结节的病人现在很常见，疏通大肠经会有帮助。已故针灸大师"金针"王乐亭擅长用金针从上臂大肠经的肘髎穴透刺臂臑穴治疗"瘿瘤瘰疬"（甲状腺结节），就是应用"经脉所过，主治所及"的原理。

大肠经的易堵点
手五里穴、手三里穴、合谷穴如何探查、疏理

1. 手五里穴

虎口向上，屈肘，肘横纹头外端向上四指宽与肱骨内侧缘交叉点，就是手五里穴。用拇指的指间关节敲击此穴，多数人有刺痛或麻胀感。

手五里

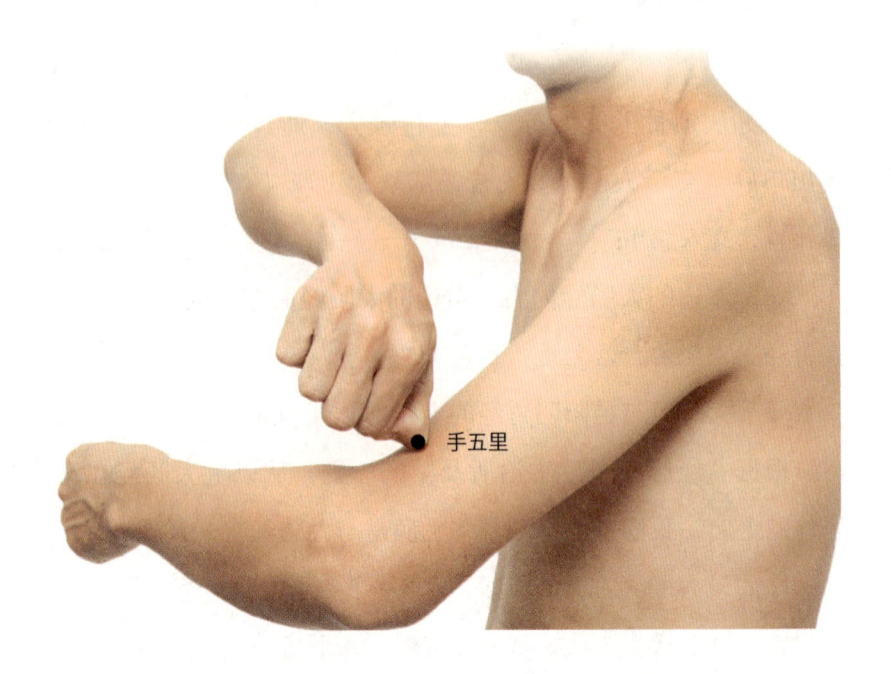

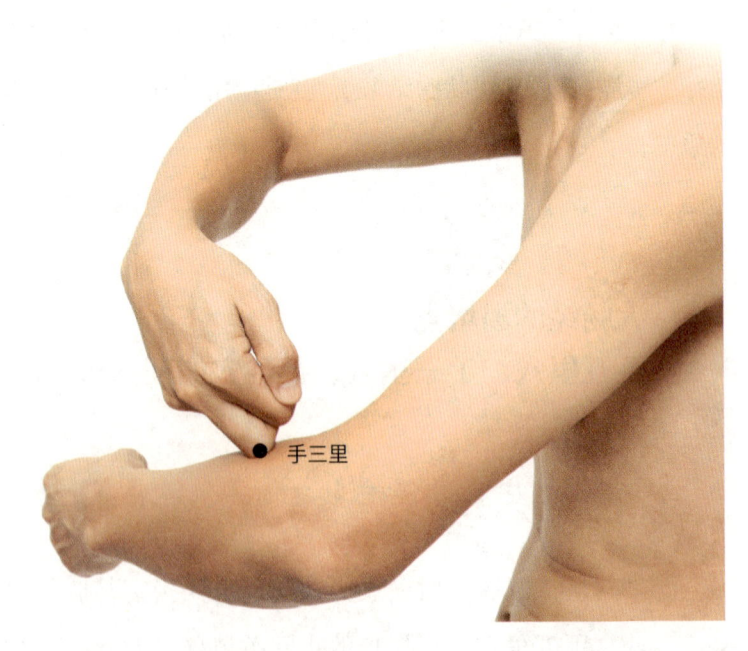

手三里

大肠经易堵点——手五里穴、手三里穴

2. 手三里穴

虎口向上，屈肘，肘横纹下 2 寸（三指宽）就是手三里穴。用中指指间关节敲击此穴，如痛感强烈，在经过按揉、疏理后，有的人会出痧。

3. 合谷穴

合谷穴位于第二掌骨靠拇指一侧的中点处（食指的掌指关节与食指延长线和拇指延长线交会处）。用另一只手的拇指指尖点揉此穴，以最小半径旋转，向下垂直发力。你要有心理准备，可能会感到从没有过的"酸爽"。如果没感觉，就先疏理上面的手五里穴和手三里穴，之后合谷穴自然会得气了。

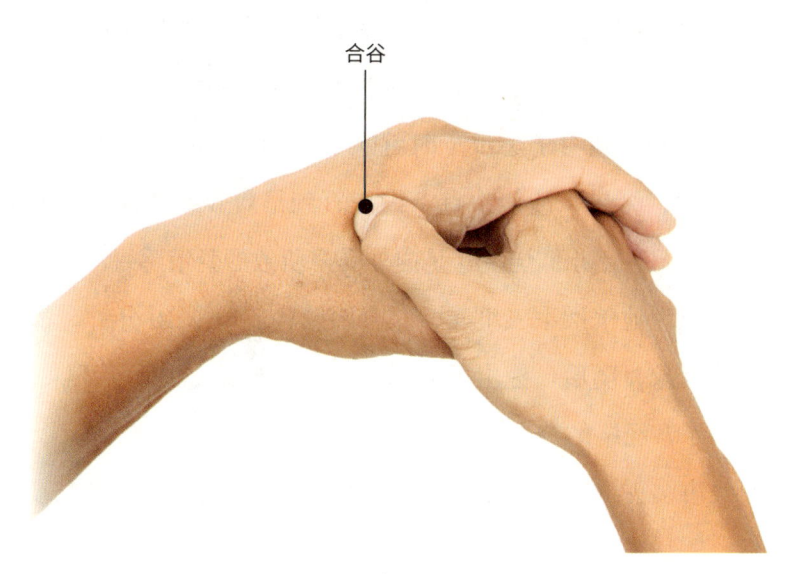

大肠经易堵点——合谷穴

大肠经探查、疏通的顺序和时间

疏理大肠经时，先敲揉双侧手五里穴、手三里穴，点按合谷穴探查，在痛处按揉、疏理。每个位置 2～3 分钟，每日 2～3 次。

探查、疏通大肠经的易堵点，
能解决胃肠感冒、腹泻、便秘等问题

1. 疏通大肠经的手三里穴，
能够缓解胃肠感冒症状

记得 2008 年夏天去广州出差，当地的一位朋友和我聊得很晚才回家，当他第二天 7 点多来酒店接我办事时一脸倦容。原来他昨晚回去冲完澡，在身子还没干时就吹了空调，同时又吃了两块冰镇西瓜解渴，结果从凌晨 3 点多钟一直到早晨 6 点钟，去了五趟厕所，而且还有点儿低烧。这是内外受寒所致的肠道感冒。

于是，我为他按揉手三里穴，左右两侧各疏理了 10 分钟，都出现了出痧现象。随后，他出了一身微汗，额头温度也降了下来，肚子也不痛了。经络的神奇，让他吃惊不已。

平时没事多去疏通大肠经，可以调理腹泻，还可以调理便秘。

2. 大便有问题，尽量不要依靠外力

《黄帝内经·素问·灵兰秘典论》中说："大肠者，传道之官，变化出焉。"意思是人体内大肠是负责传化、运输和暂时贮存五谷的糟粕及浊气，使之转化为有形的粪便，正常排出体外的。如果大肠传导功能正常，小肠消化后的残渣在大肠停留发酵的时间、温度正合适，于是"化腐朽为神奇"，不仅保持肠道通畅，还可以促进肾精的产生。

如果大肠传导功能异常，粪便在体内存放过久，有害菌群多于有益菌群，不仅不能产生精华物质，反而会产生大量有害物质，这样对机体的伤害就严重了。所以，汉代哲学家王充在《论衡》中说："欲得长生，肠中常清。"

对于便秘的治疗，人们喜欢借助外力，比如泻下药、益生菌、酸奶、大量吃水果等方式。其实，人体糟粕有一定的存留时间，而按时将它们排解出去，这是肠道本来就有的能力，所以一旦便秘，应该想着恢复肠道的功能，而不是主要依靠泻下的方法被动排便。

外力只是暂时应用，长期依赖是靠不住的，构建自身肠道环境的正常才是王道。

3. 推腹法可以解决受寒后腹泻的问题

大肠与肺是表里关系，感冒发烧时人们常有便秘情况出现，道理在此。让我深有体会的是2008年夏天的一个晚上，睡前无意

中推腹，推了 5～6 下后，在自己右下腹脐旁 4 寸的大横穴附近，也就是升结肠与横结肠交会处附近，推出一个包块，随着手的动作，出现了咕噜咕噜的水声，继而有哗哗的水声，于是我就在此用力推揉，大约 10 分钟的样子，突然全身大汗淋漓，这时手下的包块随之消失，心情瞬间舒畅。我猛然想起，原来，晚上吃了几块冰西瓜，一定是肠道没有充分吸收而存留在体内一些废水，经过推揉，大肠里的水通过与肺相连的通道，从皮肤排泄了出去。

实践出真知，通过对十二经络循行路线的简单解读，随处可以证明经络是我们中国人的"人体解剖学"。熟知经络，可以了解人体生理结构和功能，明了病理的反映与变化。

很多人不相信身体的本能，以为身体出现了任何不适都必须依靠外力的帮助才能解决。其实，如果我们放下目的和企图心，通过经络体检法重建身体内在的和谐，"奇迹"就会发生。

后记

愿人人身心都有大福报

贾海忠[1]老师说过:"当今时代,了解中医、学习中医、应用中医的人都是有大福报的。"对于这句话,我有深刻的体会和感受。

作为回报,我愿意将十年来学习中医、践行中医、感悟中医后的一些体会总结出来,分享给每一位刚刚亲近中医、学习中医的朋友。

---

[1] 原北京中日友好医院中西医结合科主任,2016年7月离开医院创办中医诊所。

图书在版编目（CIP）数据

徒手祛百病 / 路新宇著 . -- 长春：吉林科学技术出版社，2018.12

ISBN 978-7-5578-5163-7

Ⅰ. ①徒… Ⅱ. ①路… Ⅲ. ①保健－基本知识 Ⅳ. ① R161

中国版本图书馆 CIP 数据核字 (2018) 第 239366 号

徒手祛百病

著　者	路新宇
策　划	紫图图书ZITO®
监　制	黄利　万夏
出版人	李梁
责任编辑	王聪慧　解春谊
特约编辑	马松　张伟超
开　本	710 毫米 ×1000 毫米　1/16
字　数	150 千字
印　张	19
印　数	10 001—38 000 册
版　次	2018 年 12 月第 1 版
印　次	2019 年 6 月第 2 次印刷

出　版	吉林科学技术出版社
地　址	长春市人民大街 4646 号
邮　编	130021
网　址	www.jlstp.net
印　刷	天津联城印刷有限公司

书　号	ISBN 978-7-5578-5163-7
定　价	59.90 元

版权所有，侵权必究

本书若有质量问题，请与本公司联系调换

纠错热线：010-64360026-103

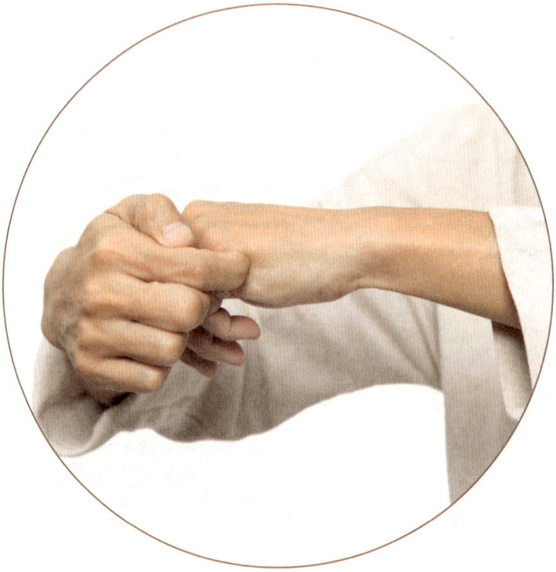